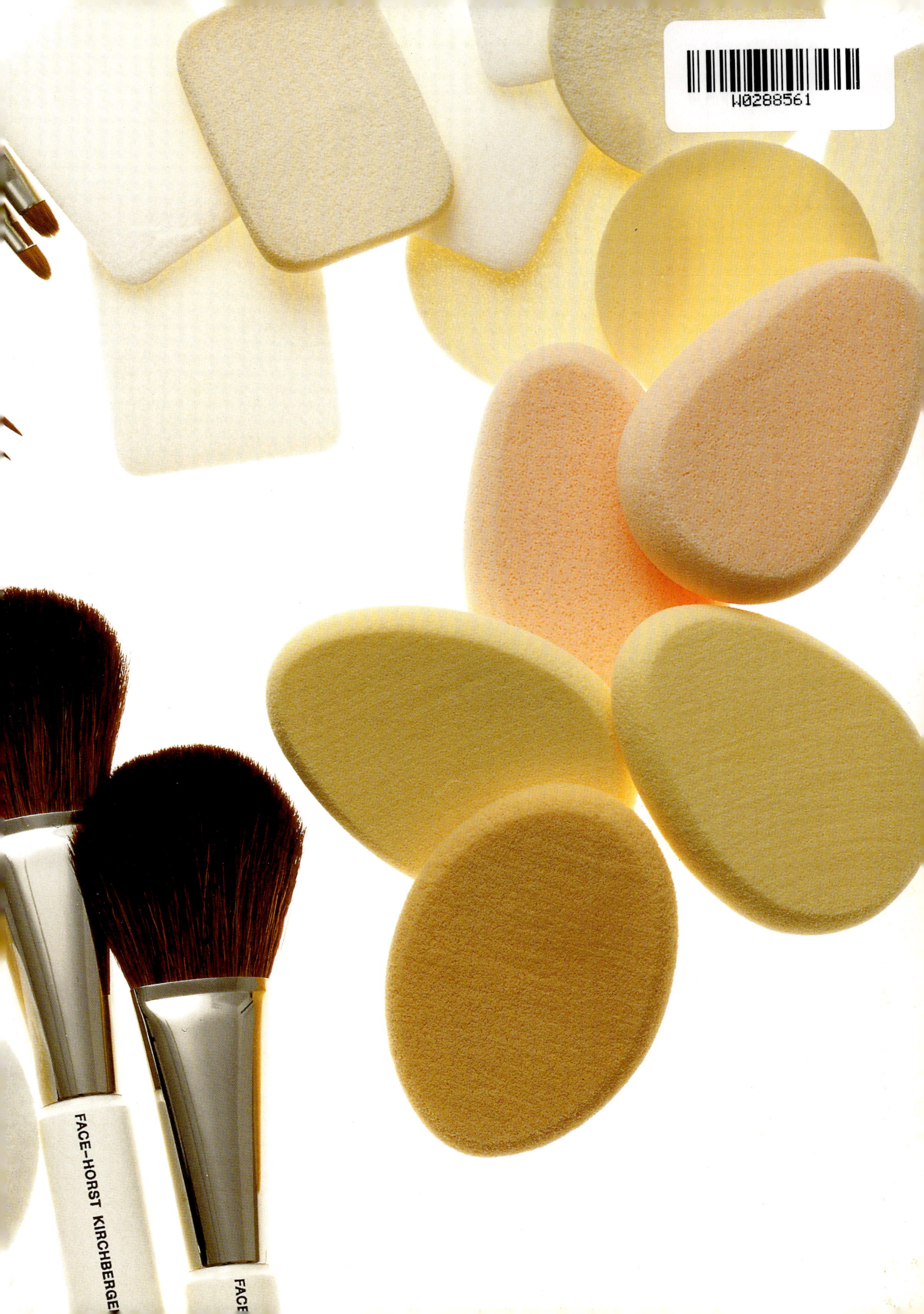
FACE-HORST KIRCHBERGE
FACE

Knaur

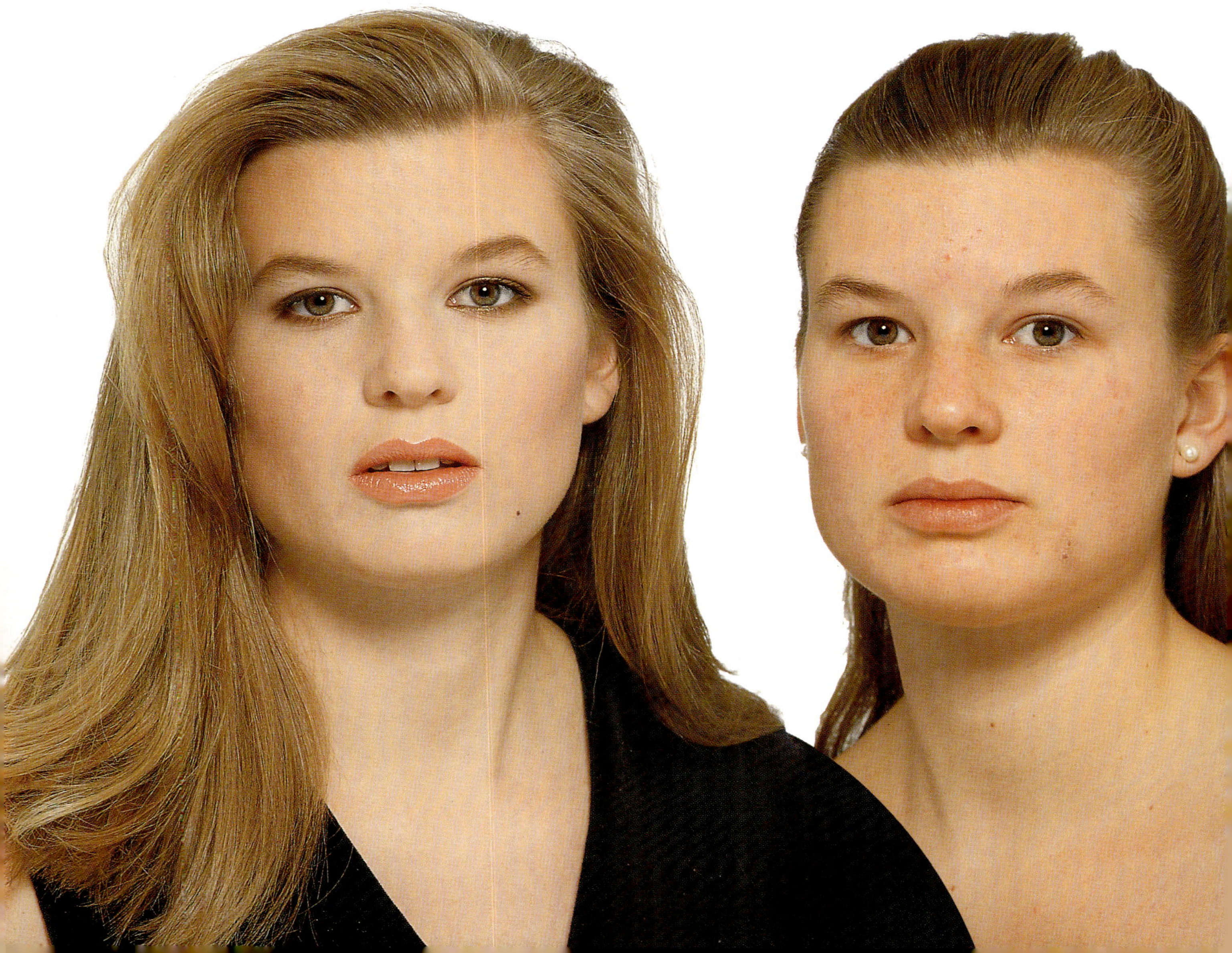

Make up

DIE NEUE SCHULE
VON HORST KIRCHBERGER

www.knaur.de

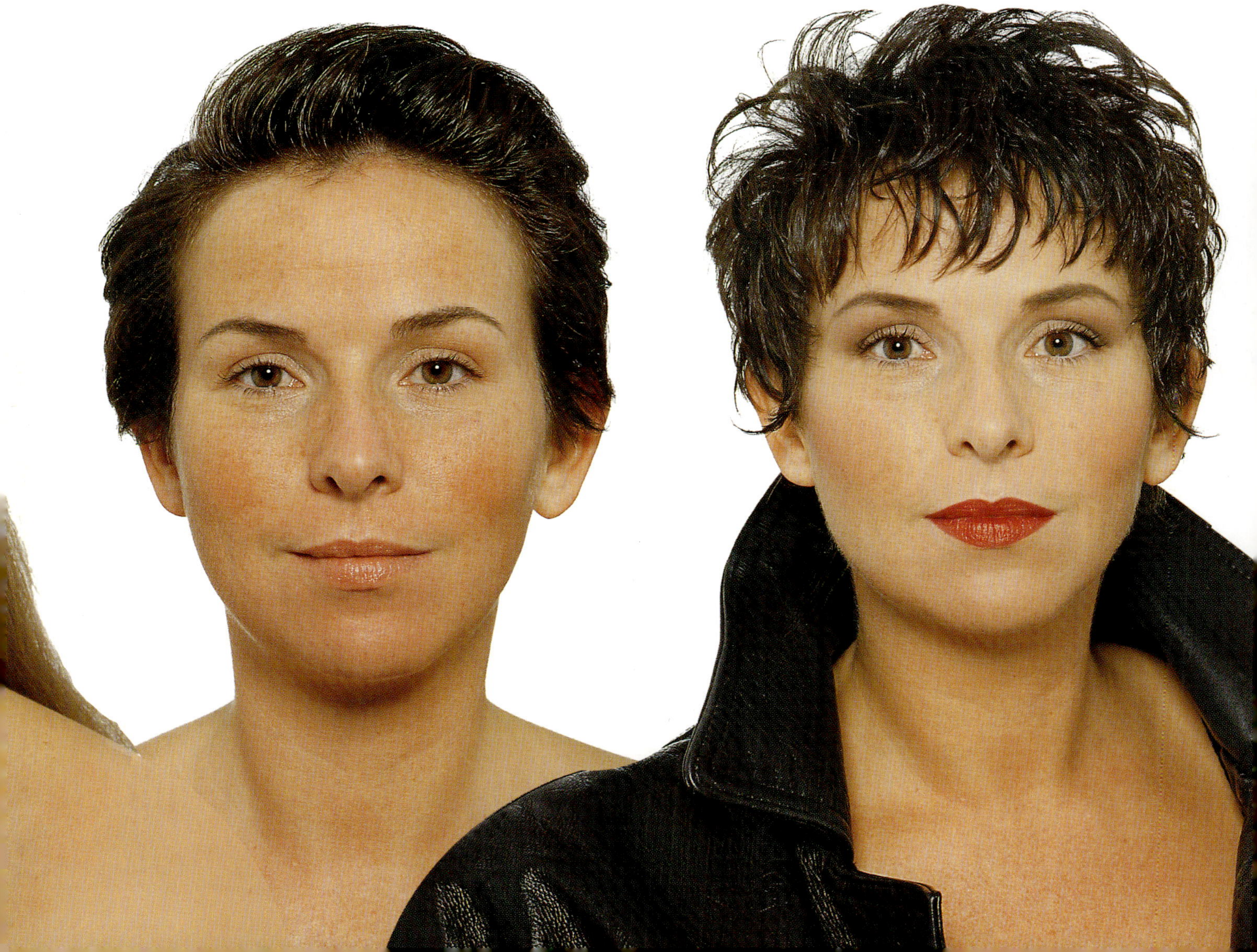

Impressum

**Bibliografische Information
Die Deutsche Bibliothek**
Die Deutsche Bibliothek verzeichnet diese Publikation in der Deutschen Nationalbibliografie; detaillierte bibliografische Daten sind im Internet über http://dnb.ddb.de abrufbar.

Bibliografic information published by
Die Deutsche Bibliothek
Die Deutsche Bibliothek lists this publication in the Deutsche Nationalbibliografie; detailed bibliografic data is available in the internet at http://dnb.ddb.de

Die im Buch veröffentlichen Ratschläge wurden von Verfasser und Verlag sorgfältig erarbeitet und geprüft. Eine Garantie kann dennoch nicht übernommen werden. Ebenso ist die Haftung des Verfassers bzw. des Verlages und seiner Beauftragen für Personen-, Sach- und Vermögensschäden ausgeschlossen.

Fotografie: Otto Rauser, München; Yvonne Kranz, München (Beauty); Klaus Lipa, Augsburg (Stillifes); Eyework, München S. 5, 7, 76/77, 80/81, 82, 96/97, 98/99, 100/101, 104/105, 106/107, 110/111, 14/115, 118/119; Michael Leis, München S. 120/121, 124/125, 126/127.

Redaktion: Isabella Huber, München/Cleo Seidel, München
Umschlagkonzeption: Daniela Meyer; Zero Werbeagentur, München
Umschlagfoto: Eyework, München
Layout: Anton Walter, Gundelfingen
Satz: Gesetzt aus 10 Punkt Futura Light in Quark-X-Press von Walter Werbegrafik, Gundelfingen
Druck und Bindung: Offizin Andersen Nexö, Leipzig
Printed in Germany

Gedruckt umweltfreundlich chlorfrei gebleichtes Papier.

ISBN 978-3-426-66793-4

7 9 10 8 6

**Bitte besuchen Sie uns im Internet:
www.droemer-knaur.de**

Weitere Titel aus den Bereichen Gesundheit, Fitness und Wellness finden Sie im Internet unter www.wohl-fit.de.

VORWORT

Liebe Leserin,

Dieses Make-up-Buch ist entstanden, weil ich Ihnen gerne etwas von meinem Know How aus meiner langjährigen Praxis als international erfolgreicher Visagist weitergeben möchte. Es ist, das kann ich mit Stolz behaupten, ein »besonderes« Buch geworden, das sich von der üblichen Lektüre im Beauty-Bereich stark unterscheidet. Die meisten Schönheitsratgeber konzentrieren sich entweder auf Farbtrends bzw. Farbberatung oder propagieren die meist ohnehin bekannten, sogenannten »Beauty Secrets« von Prominenten oder Models.

Es ist aber für ein gutes Make-up nicht entscheidend, einen bestimmten Trend-Look zu kreieren oder einen Look zu imitieren, sondern die Gesichtsform und den Hautton einer Frau zu erkennen. Die Gesichtsform ist ein unveränderlicher Bestandteil unserer Persönlichkeit. Sie ist unser Kennzeichen und zeigt unsere Individualität. Was ich damit meine? Nun, es gibt Merkmale, die kann man verändern. Sie können sich beispielsweise ein neues Outfit kaufen. Sie können Ihre Haarfarbe verändern oder sich die Frisur von Madonna machen lassen. Sie können sich auch so wie Cindy Crawford in der Kosmetikwerbung schminken. Dadurch verändern Sie zwar äußerlich Ihr Erscheinungsbild, aber ob »Sie« mit diesem Make-up oder mit dieser Frisur »schöner« aussehen, ist fraglich. Denn: Ihre Gesichtsform wird immer so bleiben, wie sie ist. Es wird immer «Ihr« Gesicht sein, und nicht das von Madonna oder Cindy Crawford.

Und genau hier setzt mein Konzept an: Mein Buch ist eine Schule, die Ihren Blick für Formen und damit auch für Ihre eigene Schönheit schärft. Wenn Sie wissen, welche Gesichtsform Sie haben und wo Ihre Schwachpunkte und Stärken liegen, können Sie mit Hilfe meiner Techniken Ihr Gesicht optimal modellieren. Im ersten Kapitel lernen Sie daher, Ihre eigenen Formen zu erkennen und Ihre Gesichtsfärbung (das zweite unveränderbare Merkmal) richtig einzuschätzen. Die darauffolgenden Kapitel über Foundation, Aufheller und Puder beschreiben, wie die Haut optimal behandelt wird. Dazu lernen Sie einige handwerkliche Kniffe und Techniken, die Sie bestimmt noch nicht kennen. Rouge, Schattierungspuder und Augenbrauenkorrektur sind weitere Bestandteile einer perfekten Face-Modellage. Beim Schminken von Lippen und Augenpartie beginnt dann der kreative Part der Maquillage. Auch dazu erfahren Sie raffinierte und praktische Tricks, mit denen Sie Ihre persönliche Note betonen können. Außerdem zeige ich Ihnen, wie Sie modische Trends, z.B. die neuen Glanzfarben, geschickt mit Ihrem persönlichen Make-up kombinieren.

Nach der grauen Theorie folgt natürlich die Praxis. Im zweiten Teil sehen Sie einige Vorher-Nachher-Beispiele für den richtigen Umgang mit Make-up. Ich habe dafür bewußt auf »tolle« Profi-Modelle verzichtet und einige meiner Kundinnen ins Fotostudio gebeten. Damit möchte ich Ihnen nämlich zeigen, wie man mit dem richtigen Know How die Vorzüge einer »normalen« Frau betont.

Ich wünsche Ihnen bei der Lektüre viel Spaß und für Ihr eigenes Make-up viel Erfolg. Zeigen Sie Mut zu Ihrem eigenen Typ und lernen Sie Ihre einzigartige, individuelle Schönheit zu schätzen.

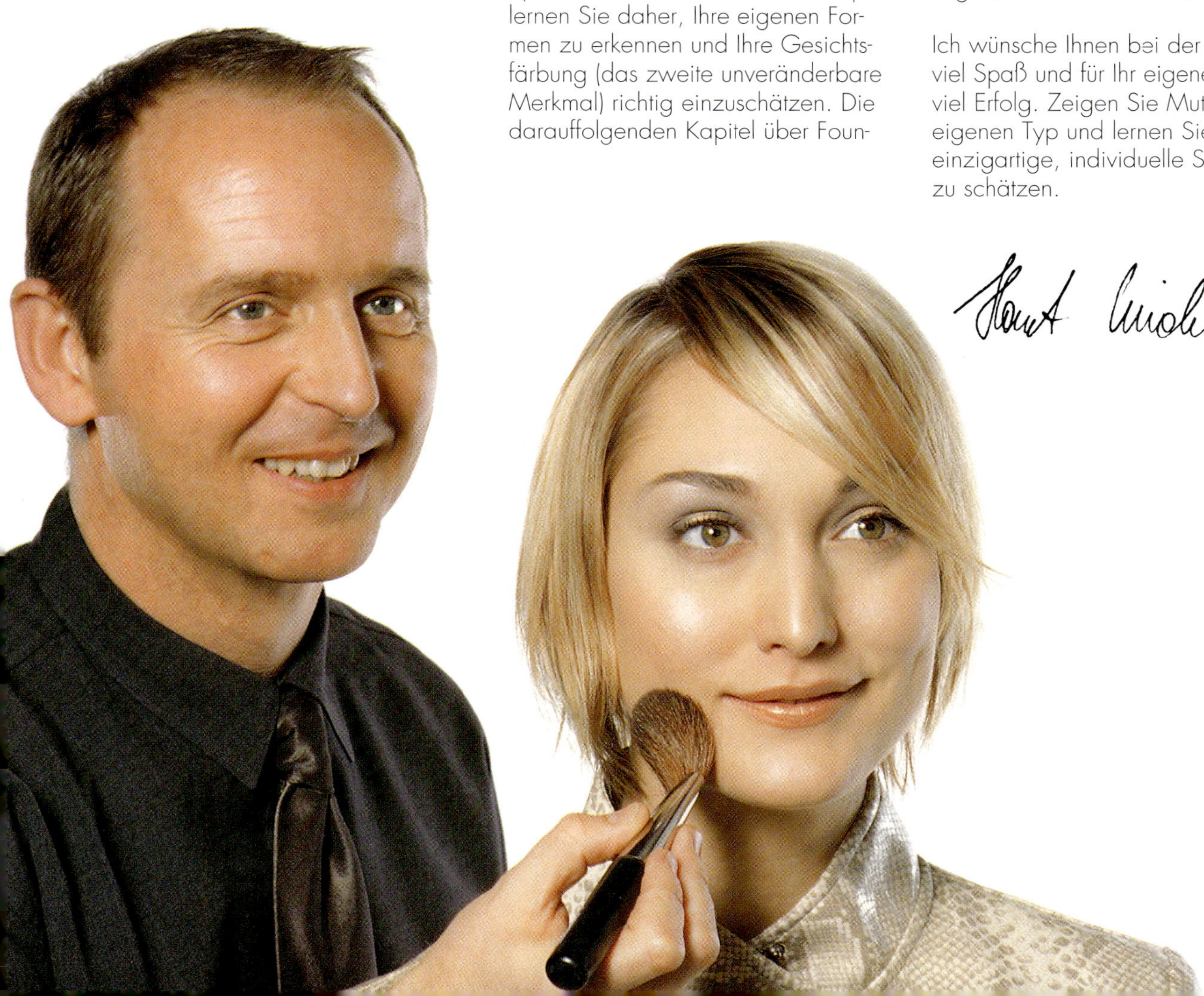

INHALT

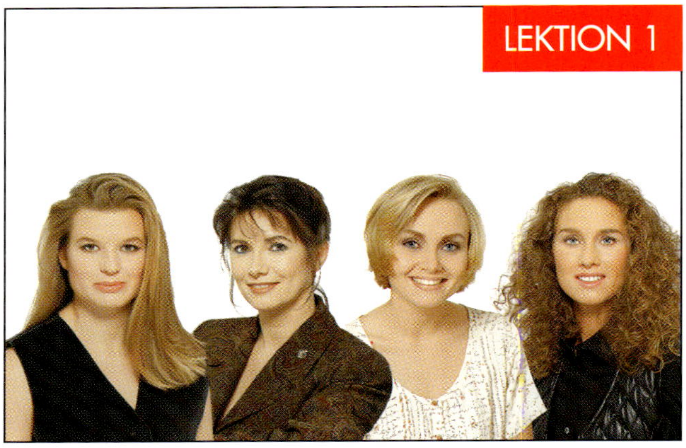

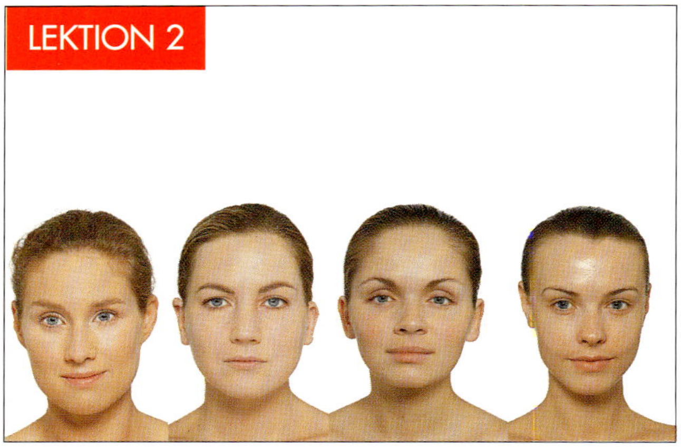

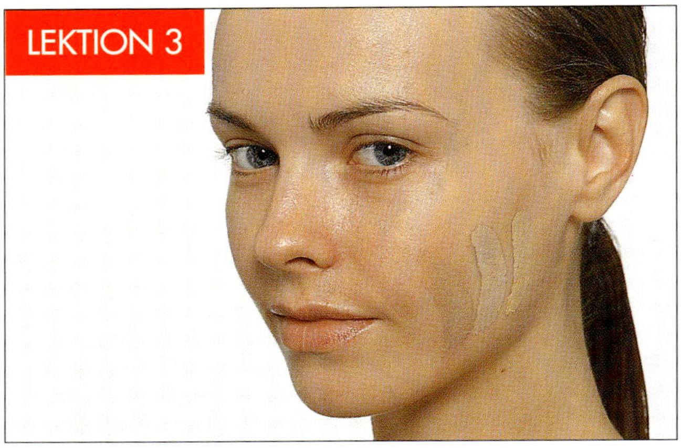

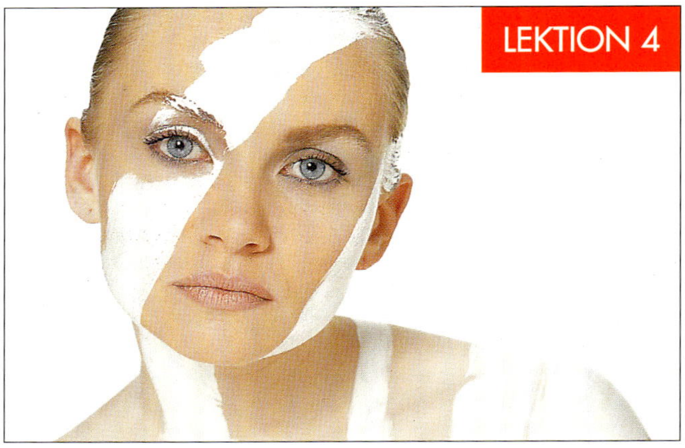

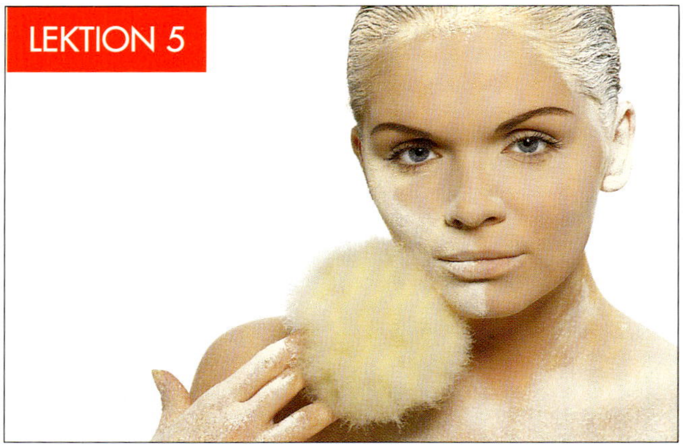

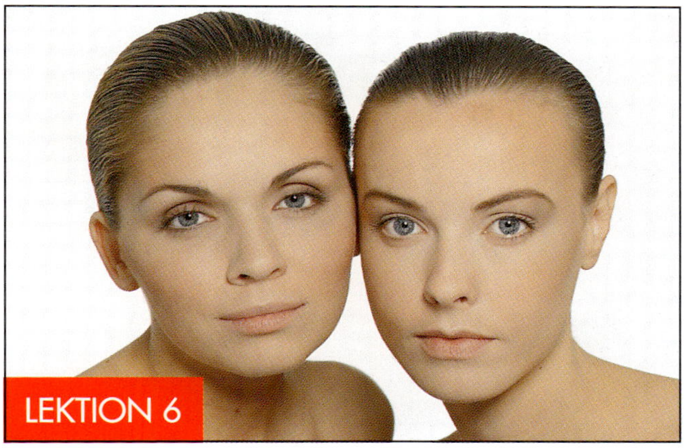
LEKTION 6

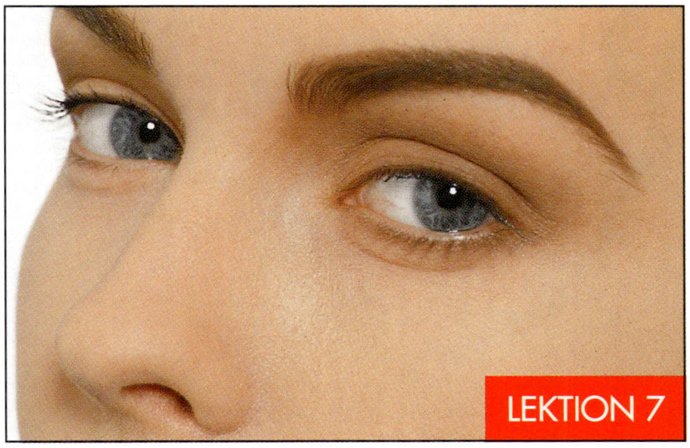
LEKTION 7

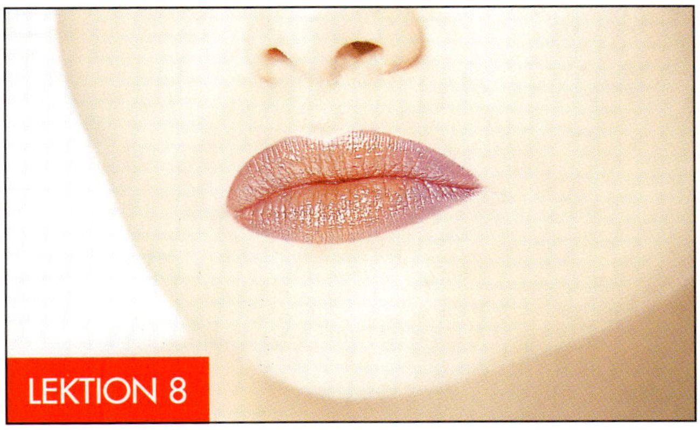
LEKTION 8

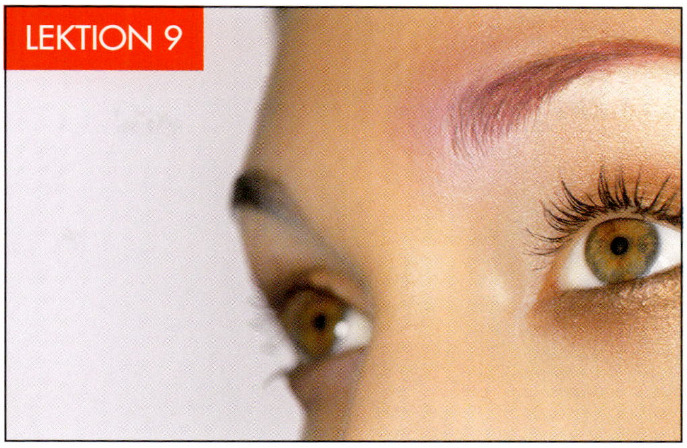
LEKTION 9

GESICHTSFORMEN

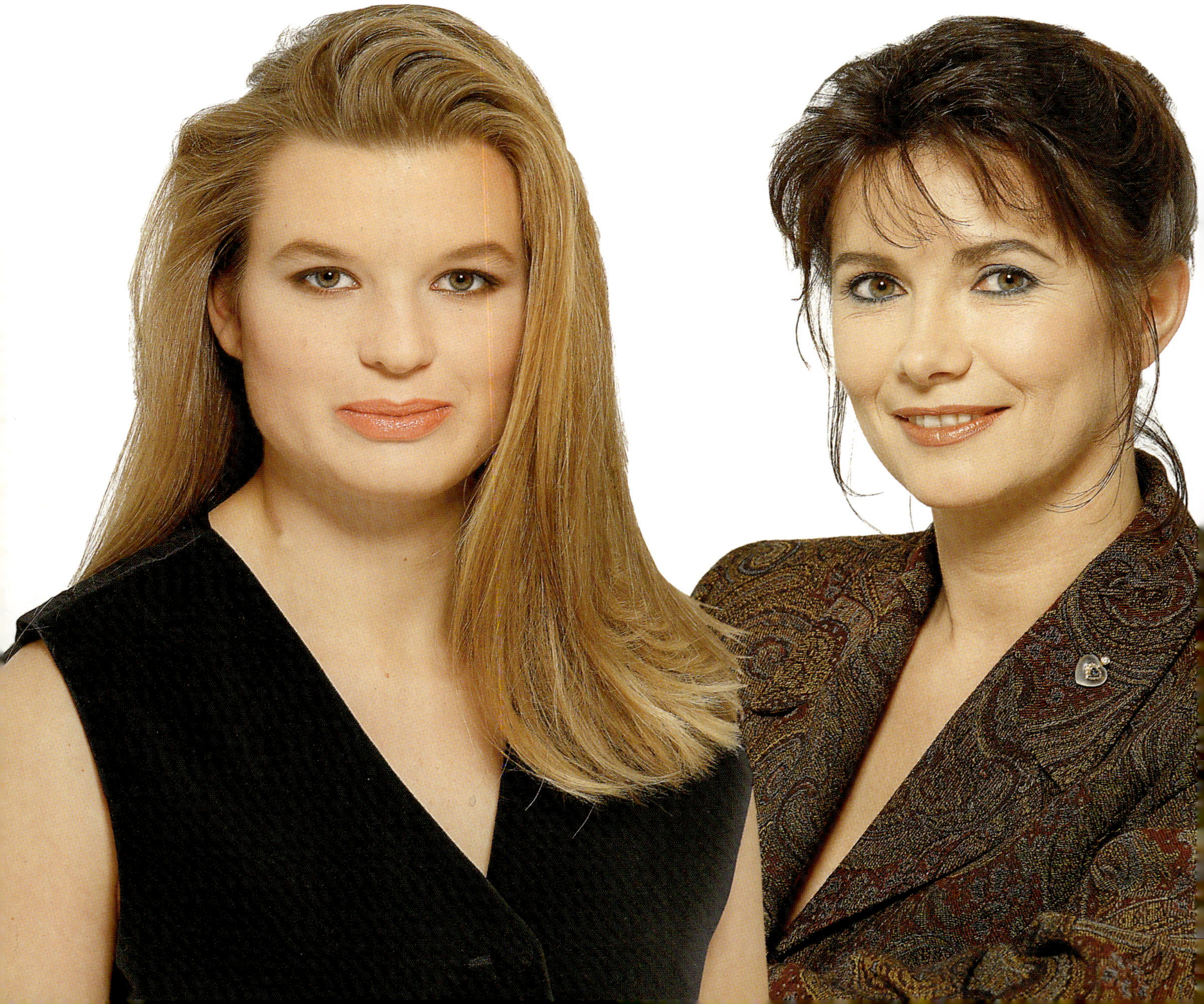

Jedes Gesicht ist individuell und einzigartig: eine breite Stirn, markante Wangenknochen, ein spitzes Kinn oder runde Apfelbäckchen. Alle diese Merkmale beeinflussen die Gesichtsform– und die läßt jeden Typ unverwechselbar werden. kein Gesicht gleicht dem anderen. Trotzdem kann man sie in vier verschiedene Grundformen einteilen: oval, dreickig, viereckig und rund.

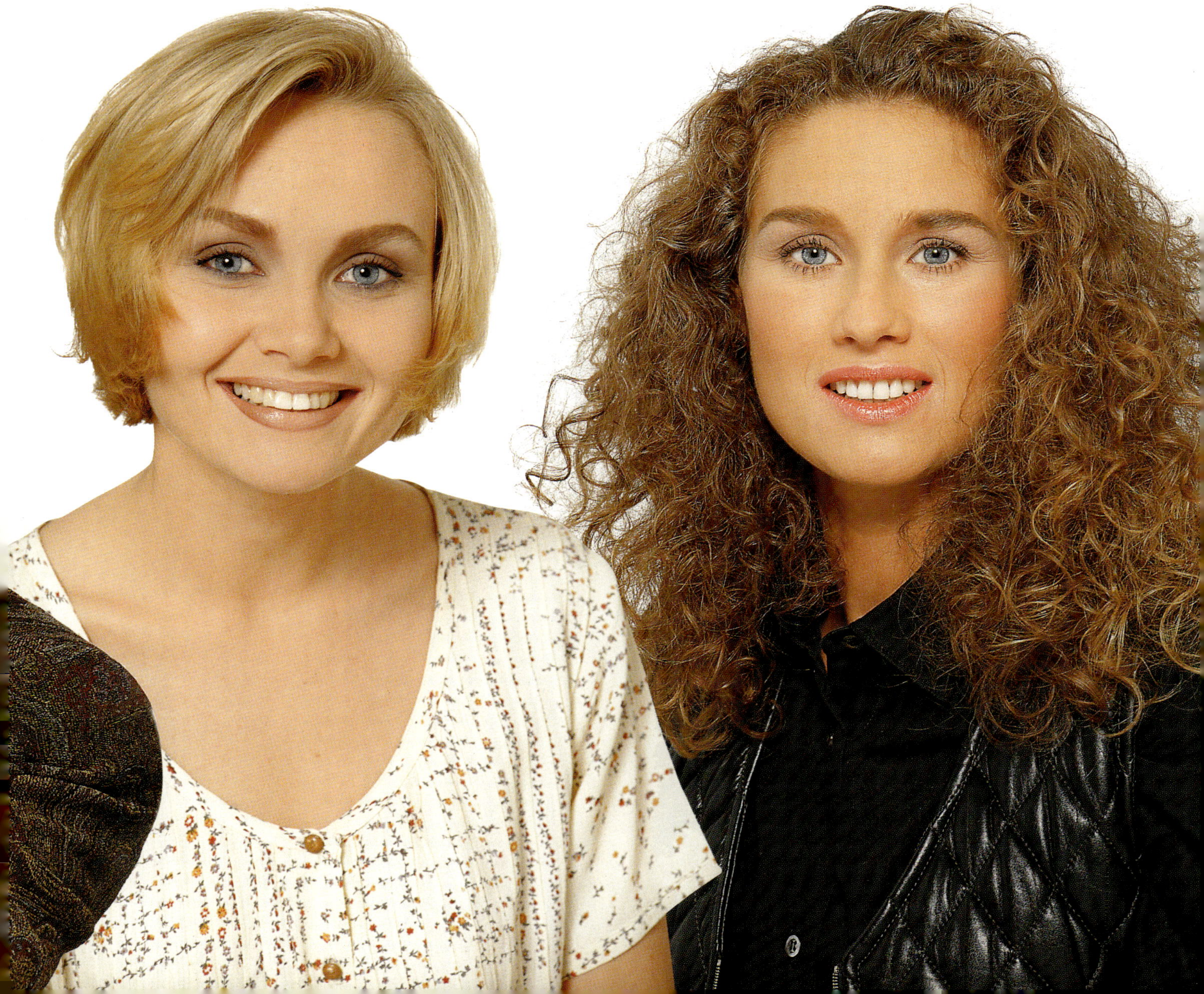

PROTOTYPEN

Auch wenn diese »Prototypen« in der Natur nur sehr selten in reiner Form auftreten, ist es wichtig, ihre Merkmale zu kennen. Nur so kann man feststellen, aus welchen Grundformen sich das eigene Gesicht zusammensetzt – und damit die Vorzüge optimal »in Szene« setzen.

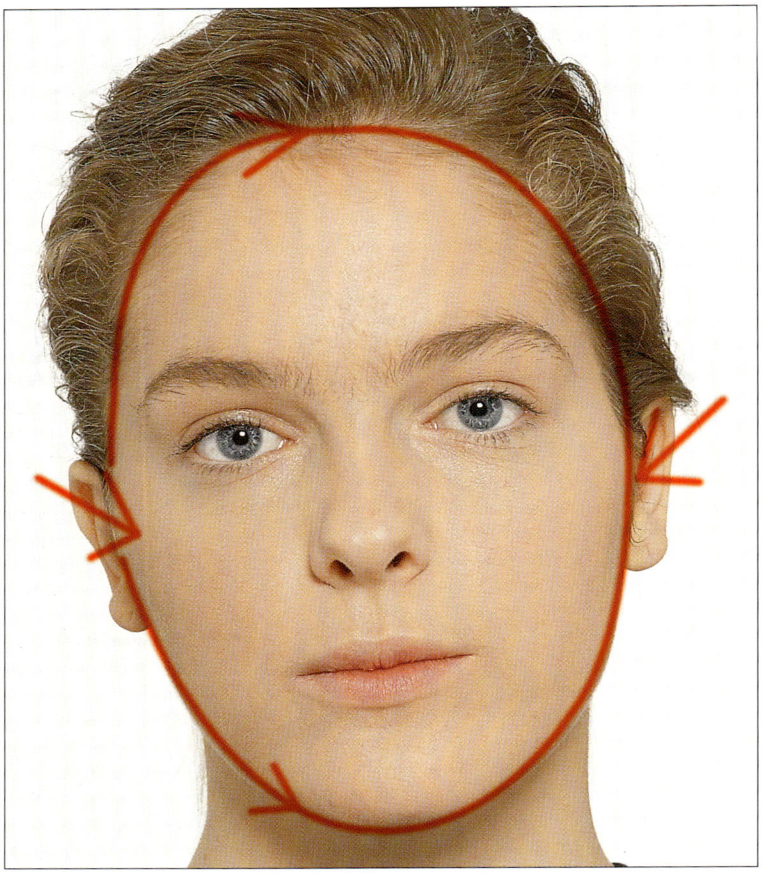

OVAL

Die breiteste Stelle der Gesichtskontur ist der Wangenknochen. Er sitzt in der Mitte des Gesichts. Von dort aus verjüngt sich das Gesicht nach oben und unten. Das heißt, das Gesicht verläuft in einer weicher werdenden Rundung an der Stirn und ebenso zum Kinn hin. Die untere Hälfte ist dabei länger als die obere.

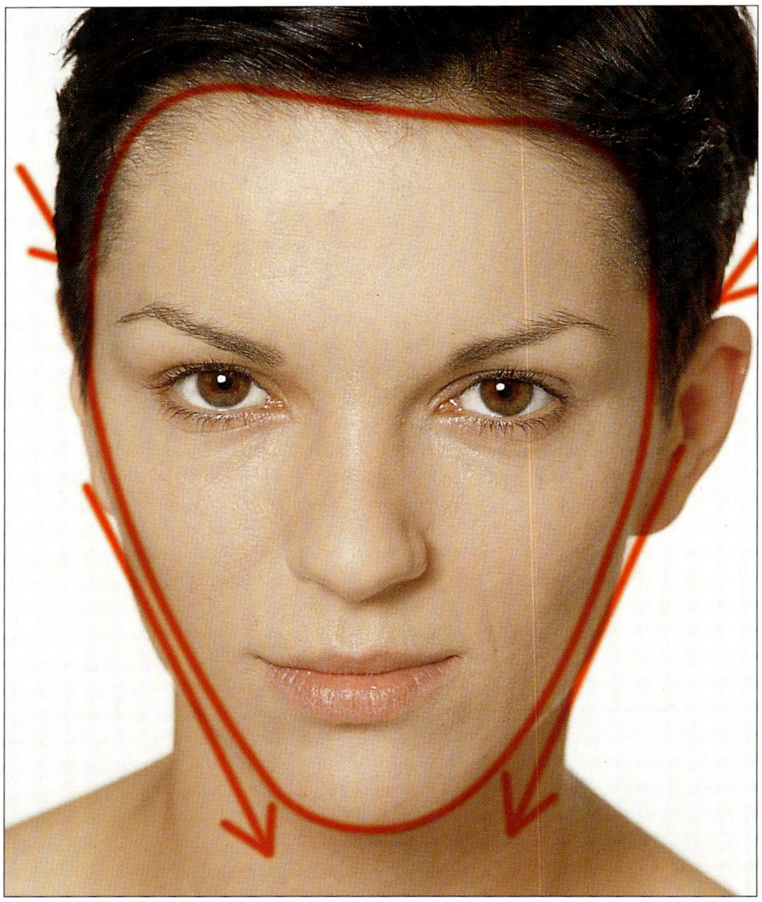

DREIECKIG

Typisch ist eine breite, oft kastenförmige Stirn. Am breiten Haaransatz zeichnen sich oft deutliche Ecken ab. Der Wangenknochen ist höher angesiedelt als beim klassischen Oval. Nach unten hin läuft die Kontur in ein spitz pointiertes Kinn aus. Man sieht eine deutlich schmalere untere Hälfte im Gegensatz zur breiten oberen Form.

VIERECKIG

Das markanteste und dabei gleichzeitig am häufigsten auftretende Gesicht ist das viereckige. Es ergibt sich durch deutliche Ecken am Kinn und an der Stirn. Diese Ecken sind durch gerade Seitenpartien verbunden und bewirken so eine eindeutig viereckige Form.

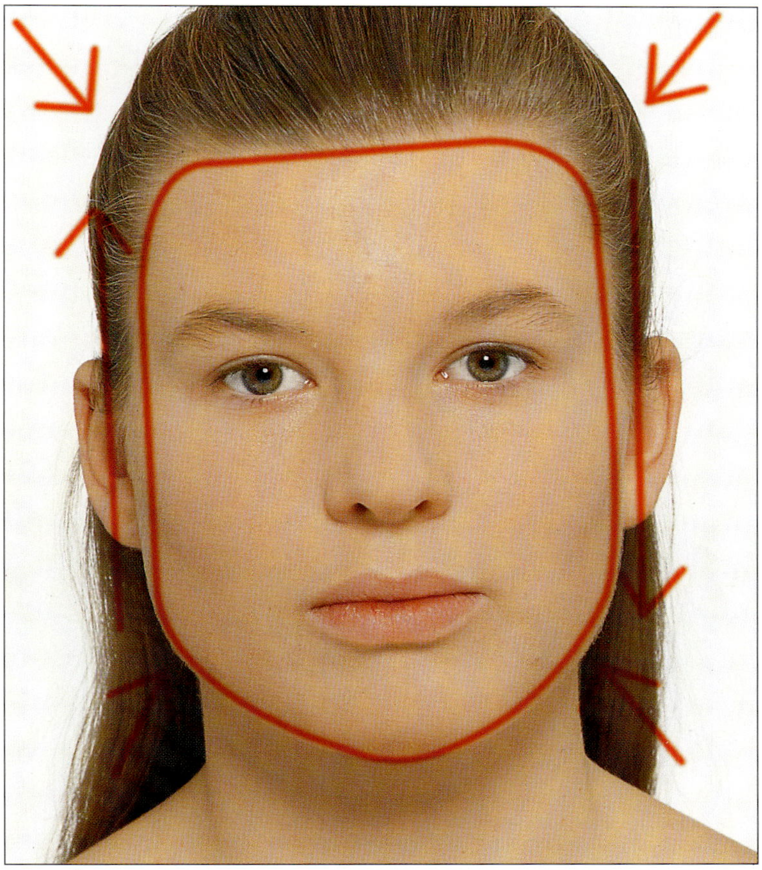

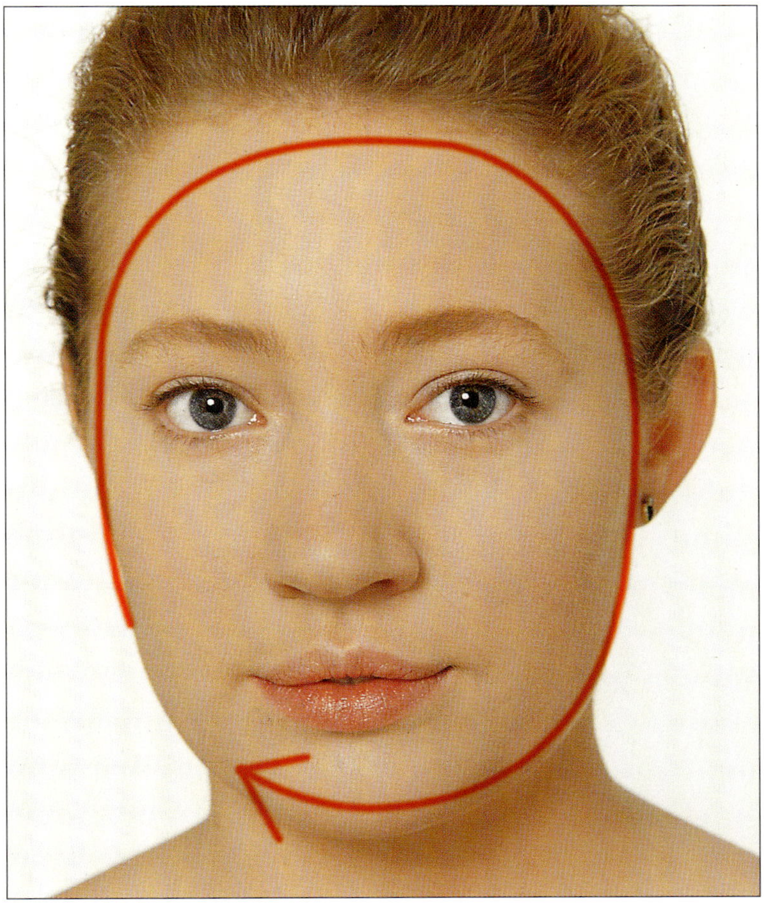

RUND

Typisch für dieses Gesicht ist die Breite im Wangenbereich. Die eigentlich ovale oder eckige Form ist durch »Fülle« zugedeckt und macht so insgesamt einen runden Eindruck.

Neben den äußeren Konturen spielen aber auch die einzelnen Formen im Gesicht eine Rolle, zum Beispiel die Größe der Augen, ihr Abstand voneinander, die Form und Größe der Lippen und vieles mehr. Wenn alle im folgenden beschriebenen Merkmale für ein Gesicht zutreffen, dann erleben wir einen »Prototyp« der entsprechenden Gesichtsform.

DAS OVALE GESICHT

Das ovale Gesicht galt – und gilt zum Teil heute noch – als das Idealgesicht. Noch vor zwei Jahrzehnten gab es in der Werbung ausschließlich Models mit diesen typischen Konturen: ausgeprägte Wangenknochen, schmale Stirn und ein sanft gerundetes Kinn. Den harmonischen äußeren Linien entspricht häufig ein ausgeglichenes Inneres: Große Augen, ihr Abstand ist weder zu groß noch zu klein, die Augenlider sind gut zu sehen. Die Nase hat eine angenehme Größe, das heißt, sie wirkt proportional passend. Der Mund ist meist gut ausgeprägt und weist eine gut gezeichnete Kontur auf. Auch wenn es mir als Visagisten schwer fällt, das zuzugeben: Wer diese idealen Formen hat, wird auch mit einem weniger gelungenen Make-up immer perfekt aussehen. Es ist in der Regel unnötig, durch »Tricks« die ein oder andere Stelle zu betonen, um von eventuellen »Schwächen« abzulenken.

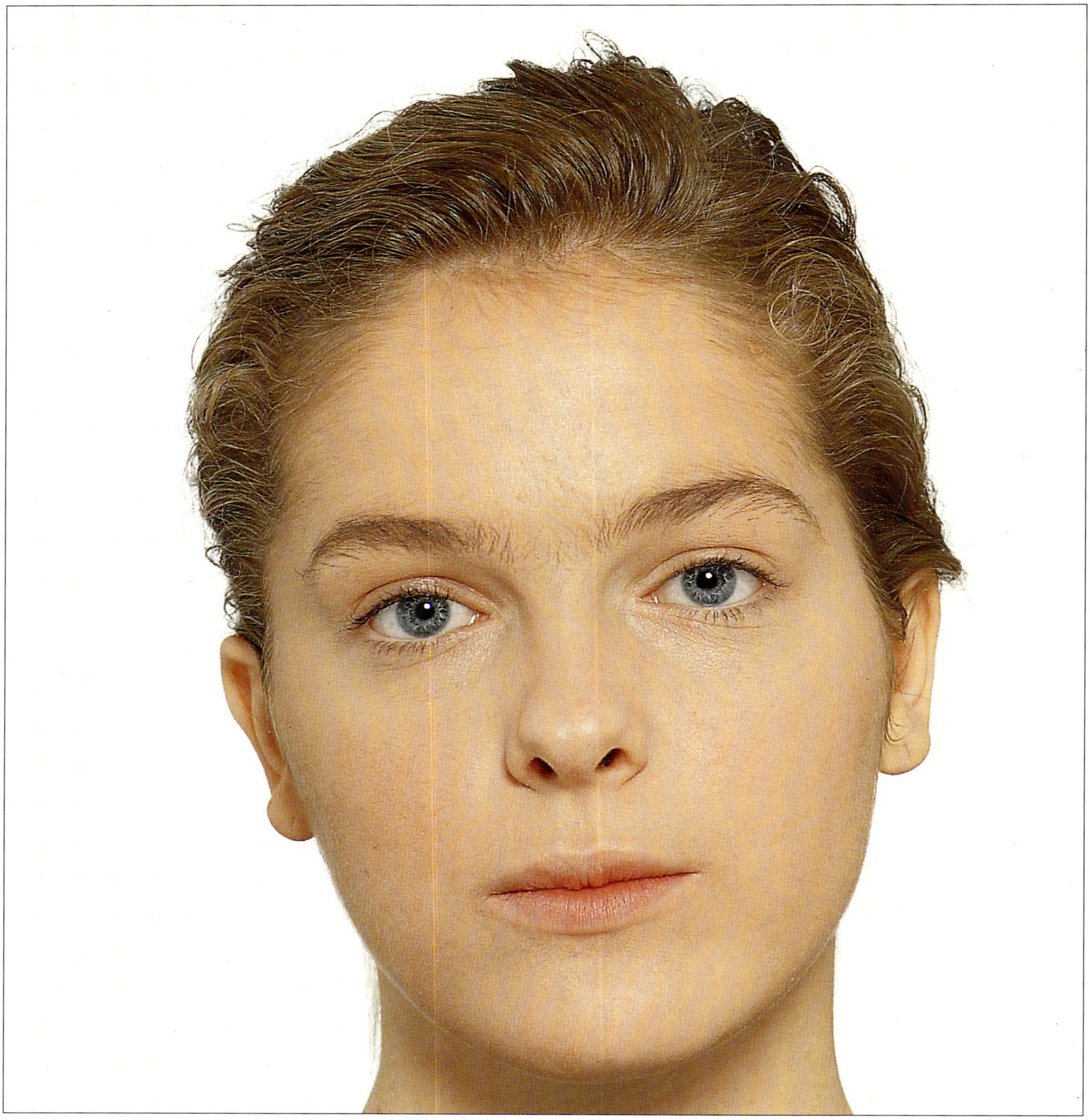

DAS DREIECKIGE GESICHT

Hier wird es extremer: Beim Dreieck ist die Kinnpartie stark verlängert, es ergibt sich ein pointiertes, manchmal sogar ein regelrecht spitzes Kinn. Das Gesicht wirkt durch die auffallende Länge hager und hat eine breite, große Stirn. Dadurch entsteht ein optisches Ungleichgewicht: Die obere Gesichtshälfte hat mehr Fläche als die untere. Die breiteste Stelle des Gesichts bilden auch hier die Wangenknochen, die meist in Augenhöhe – also höher als beim ovalen Gesicht – sitzen. Typisch für den dreieckigen Typ ist ein breiter Mund mit relativ dünnen Lippen und geradestehende schmale Augen.

Die Aufgabe des Make-ups ist es, die manchmal zu extremen Proportionen »zurechtzurücken«.

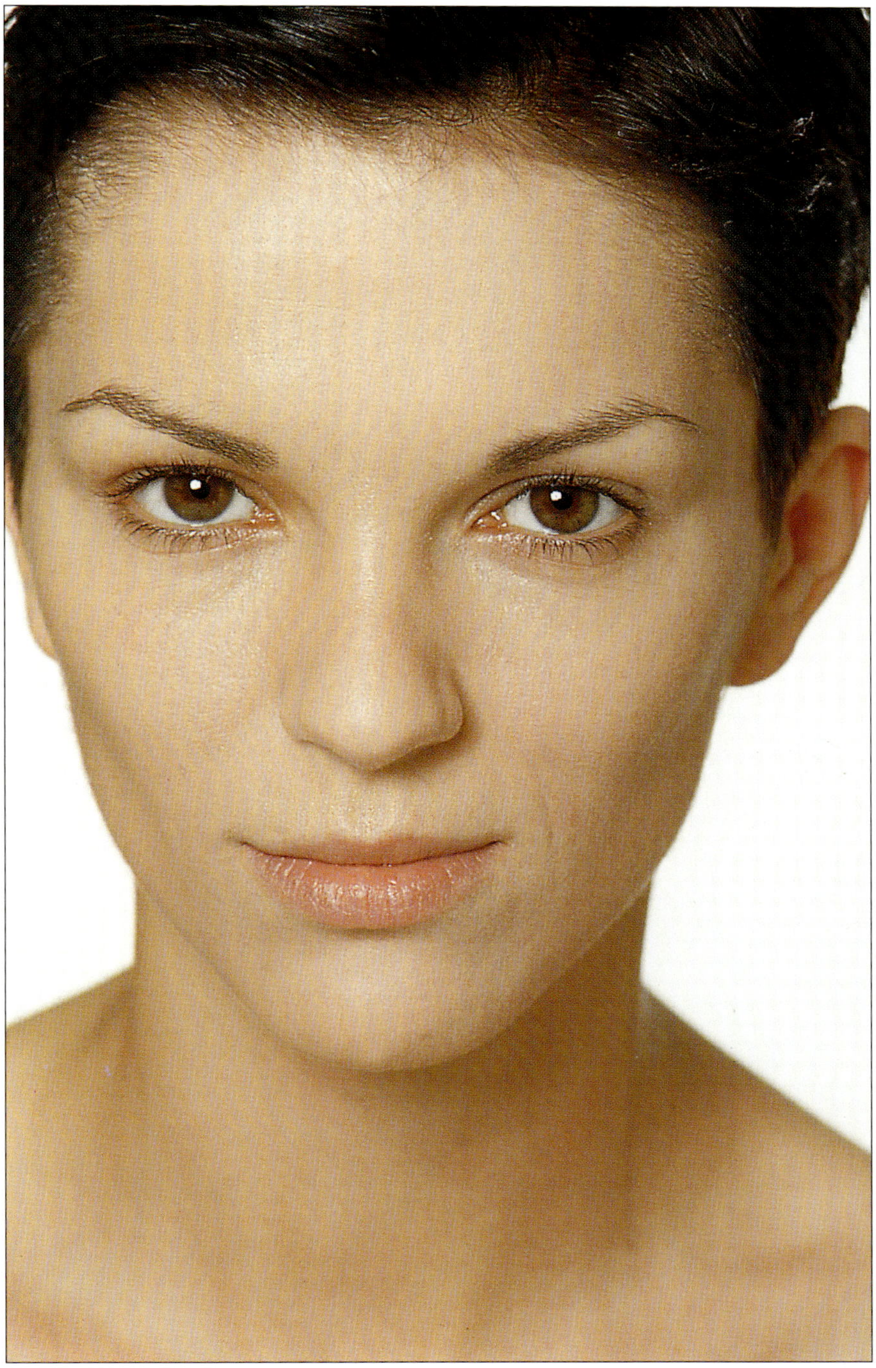

Make up TIP Das Gesicht soll weicher, runder geschminkt werden. Eine zu große Stirn kann durch Abschattieren mit Rouge oder Bräunungspuder an Dominanz verlieren. Mit Wangenrouge muß man hier vorsichtig umgehen. Wer nicht darauf verzichten will, sollte das Rouge am höchsten Punkt des Wangenknochens ansetzen und vorsichtig nach innen hin verlaufen lassen!

DAS VIERECKIGE GESICHT

Die meisten Frauen haben ein – mehr oder weniger stark ausgeprägtes – viereckiges Gesicht. Viele Kosmetikfirmen tragen dieser Tatsache Rechnung: Isabella Rosselini zum Beispiel ist als langjähriges Kosmetikmodell eine typische Vertreterin dieses Typs.

Typisch und auffallend beim viereckigen Gesicht sind die Ecken der Kinnlade. Sie sind stark ausgeprägt und finden ihr Pendant an den Ecken der Stirn.
Das Gesicht ist oben und unten gleich breit, die Seitenpartien laufen als Verbindungslinien gerade durch. Charakteristisch für viereckige Gesichter ist ein voller Mund mit einer rund ausgeprägten Unterlippe. Die Augen sind groß, die Lider ganz zu sehen.

Make up TIP Die großen Flächen dieses Gesichts müssen unterbrochen werden, zum Beispiel durch ein tief angesetztes Rouge.
Ein wirkungsvolles Augen-Make-up und stark betonte Lippen machen das viereckige Gesicht interessant. Die großen Flächen und das ausgeprägte Innenleben erlauben hier ein akzentuiertes Make-up, ohne daß es angemalt wirkt.

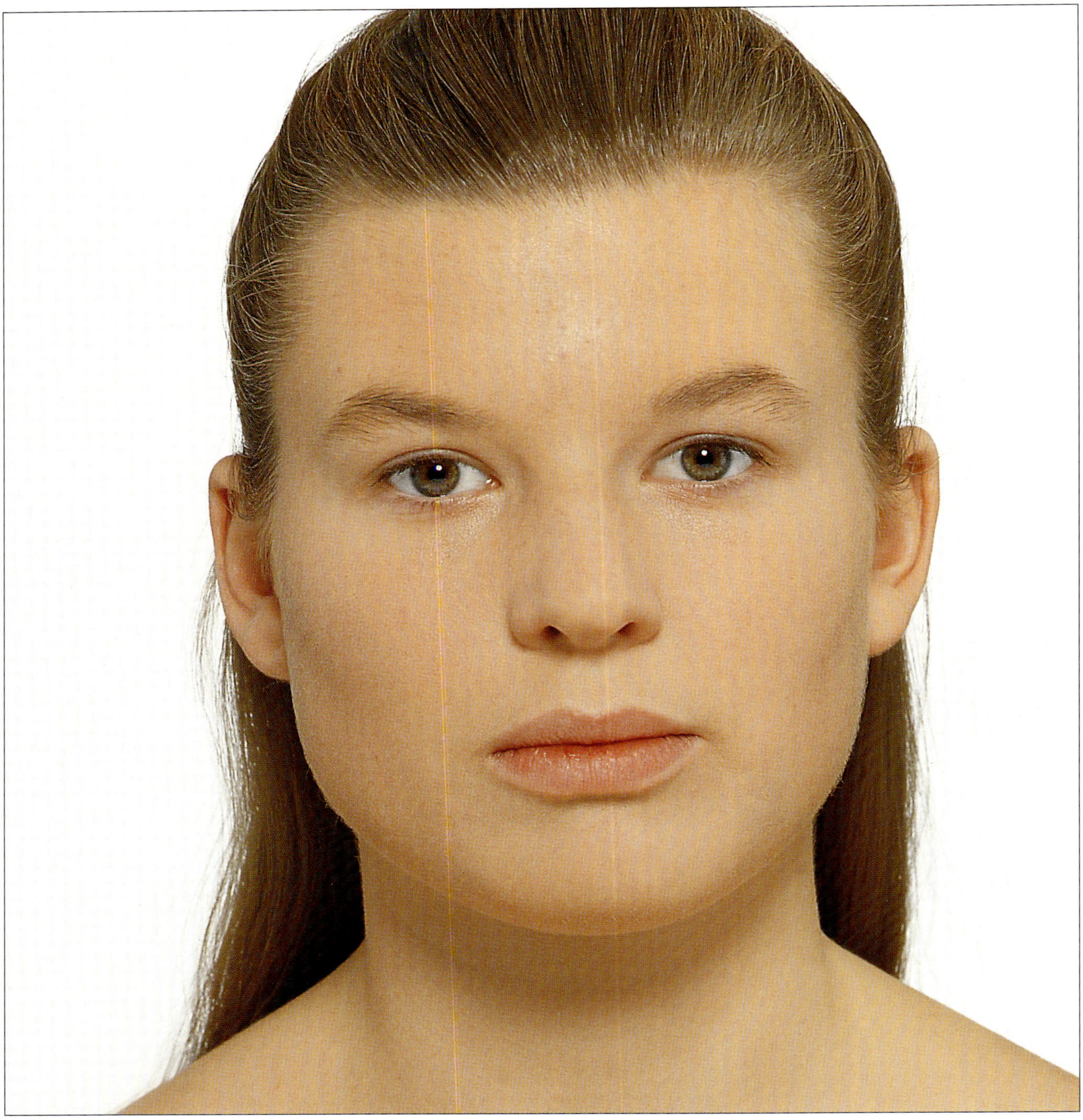

DAS RUNDE GESICHT

Runde Gesichter werden oft unterschätzt. Sind sie langweilig? Keineswegs. Zwar sind die Vorzüge des runden Gesichts nicht immer offensichtlich, weil die Fülle einiges verbirgt, aber mit dem richtigen Make-up sehen sie meist phantastisch aus. Auffallend sind natürlich die breiten Flächen, denn eigentlich liegt dem runden Gesicht eine verbreiterte ovale oder eckige Form zugrunde, die aber durch die vorhandene Fülle zugedeckt ist. Alles wirkt zu rund. Die Wangenpartie ist voll, der Mund oft zu wenig definiert, das heißt, man muß ihm mit dem Lippen-Make-up eine exakte Kontur geben. Die Augen sind häufig zu klein und werden zusätzlich durch Überlider optisch »gedrückt«. Auch die Nase ist manchmal sehr rund ausgeprägt.

Make up TIP Dem Gesicht muß Struktur verliehen werden, damit es härter und klarer wird. Ein geometrischer Aufbau überspielt die Fülle. Dazu sollte man die Augenbrauen betonen und beim Augen-Make-up vorwiegend Linien – wie Eyeliner – und nicht Flächen – wie Lidschatten – verwenden. Ein Muß: der geschminkte Mund in einer definierten Form.

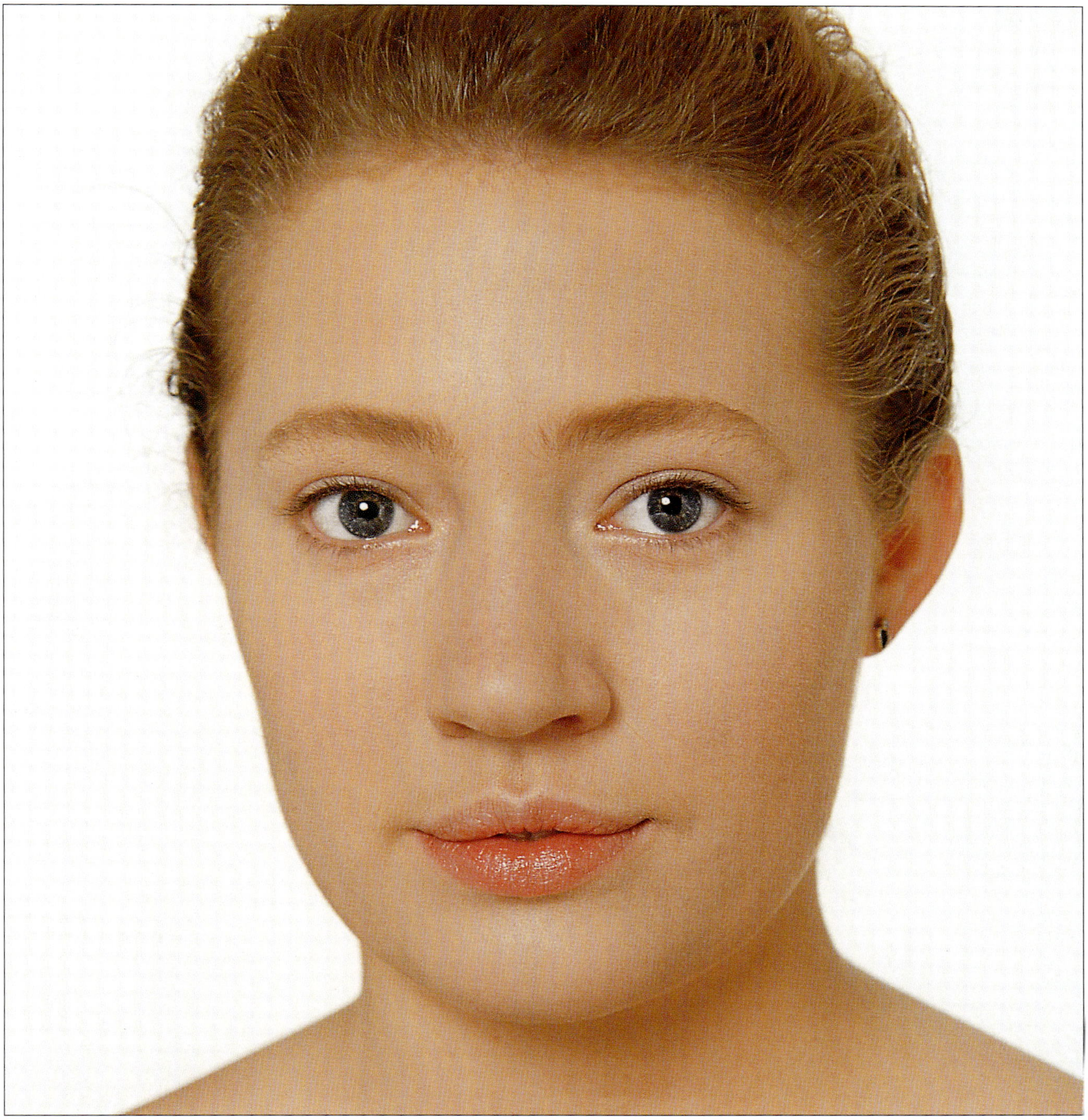

MISCHFORMEN

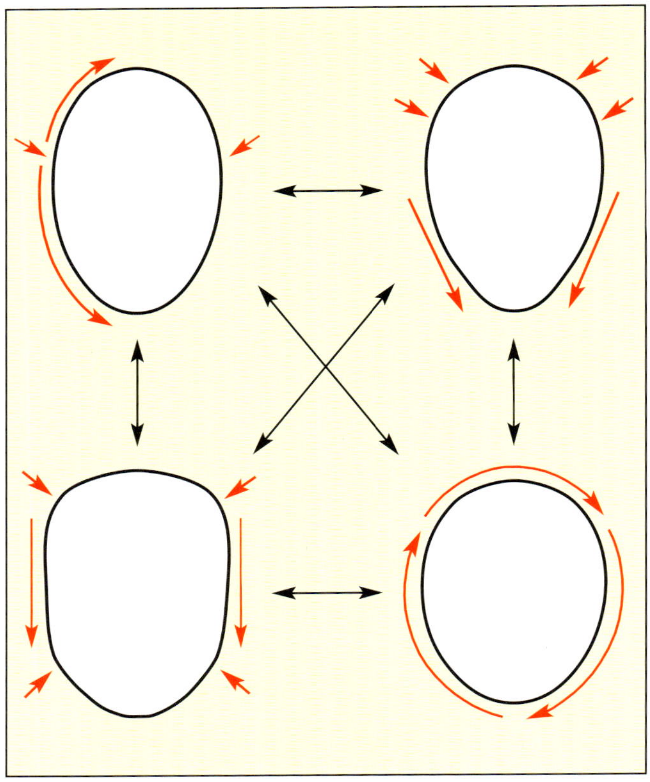

Die wenigsten Menschen haben ein typisch ovales oder rundes Gesicht. Fast alle setzen sich aus den verschiedenen Prototypen zusammen. Der Phantasie der Natur sind hierbei keine Grenzen gesetzt. Ein dreieckig-rundes Gesicht ist genauso möglich wie ein oval-viereckiges oder eine Kombination aus rund, dreieckig und oval. Oft haben diese Mischformen einen ganz besonderen Reiz, sie wirken interessanter als ein glattes, allzu perfektes Gesicht.

Um die eigene Gesichtsform zu bestimmen, darf man nur die Kontur des Gesichts berücksichtigen, die man bei geradem Blick in den Spiegel sieht. Die Haare werden straff zurückgekämmt und die Ohren mit den Händen abgedeckt. Wichtig: Die Oberkante wird vom Haaransatz bestimmt – nicht von der Kopfform.

Nun sind die Konturen klar ersichtlich, wenn auch nicht immer eindeutig. Denn eine exakte Formel für die Gesichtsform kann es natürlich nicht geben. Man kann sich jedoch getrost auf das eigene Gefühl verlassen. Wer sein Gesicht als zu rund empfindet und es entsprechend strenger schminkt, der wird sich mit einem geometrischen Make-up wohler fühlen – und damit auch besser aussehen.

Die folgenden »Tips für Mischgesichter« können nur erste Anregungen geben, wie man mit der individuellen Gesichtsform umgeht. Leider kann nicht auf jedes spezifische Gesicht eingegangen werden. Kreativität – und Geduld – sind gefragt, um das eigene, perfekte Make-up zusammenzustellen.

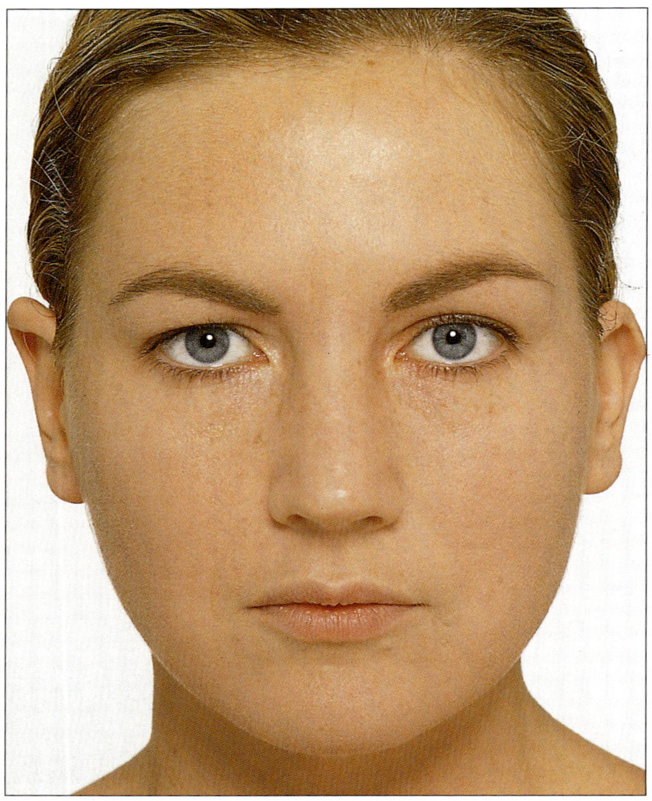

Corinnas Gesicht ist eine Mischung aus Oval und der Fülle eines runden Gesichts. Wenn man die breite Stirn an den Ecken mit einer dunkleren Make-up-Foundation oder einem braunen Puder abschattiert, nähert sich das Gesicht der ovalen Form. Ebenso muß der volle Wangenbereich abschattiert werden. Die Folge: Das Gesicht wirkt schlanker und interessanter.

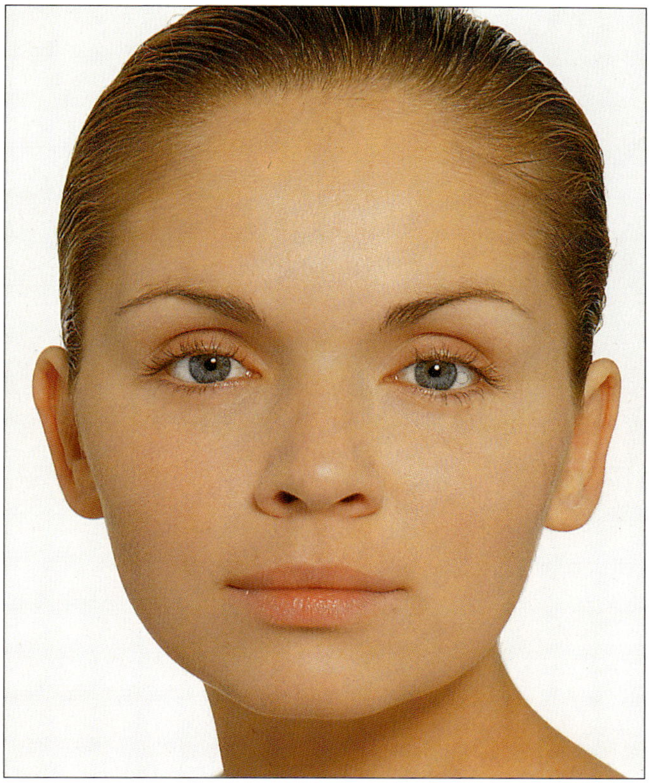

Renatas Gesicht hat die Merkmale eines verbreiterten Ovals. Die Kanten ihrer Konturen sind jedoch eckig. Durch Abschattieren der Stirn und Wangenknochen würde sich ihr Gesicht der ovalen Form annähern. Es ist aber auch möglich, die Ecken zu betonen und das Gesicht markant als Viereck darzustellen.

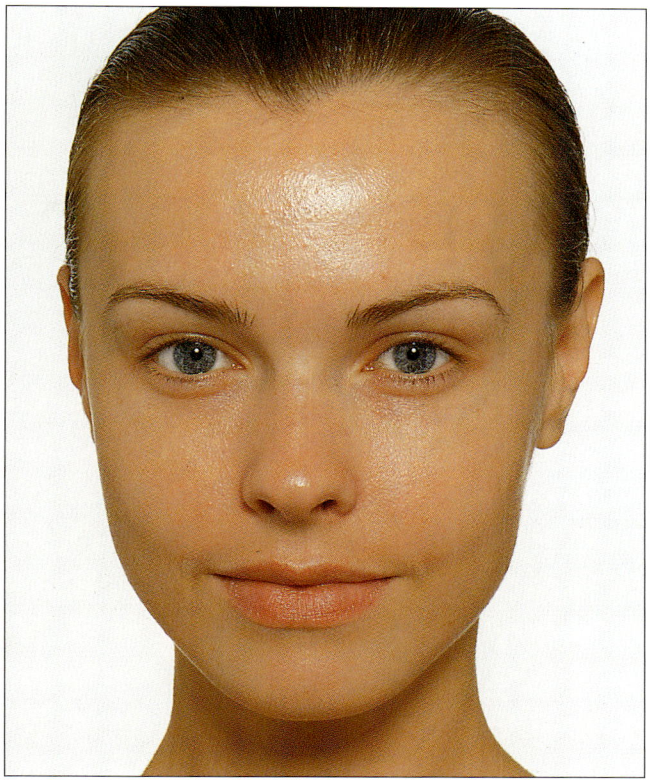

Nadja hat ebenfalls viereckige Konturen, aber eine stark verbreiterte Stirn, so daß die obere Hälfte des Kopfes eindeutig dominiert. Die Gesichtsform ist also eine Mischung aus Viereck und Dreieck. Schattiert man die Stirn ab, geht Nadja als klassisch viereckiger Gesichtstyp durch.

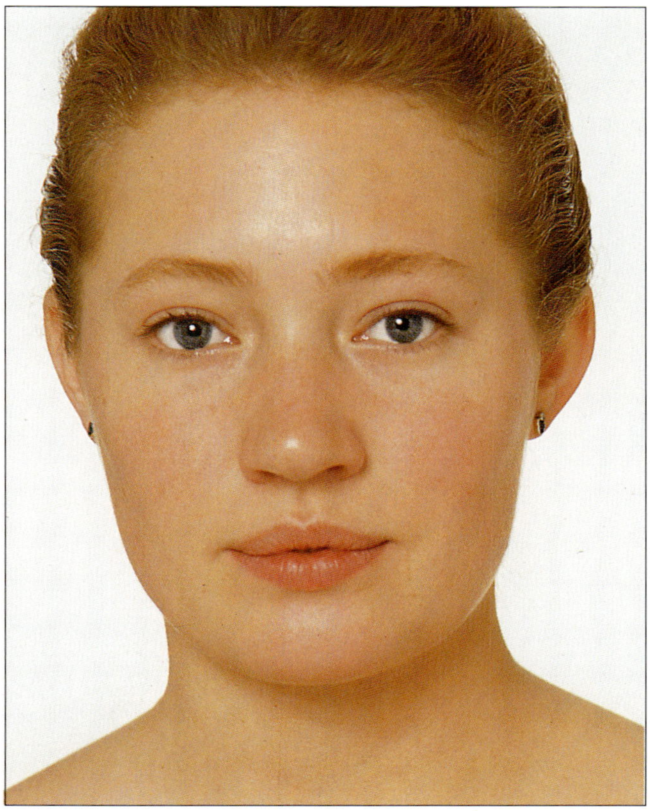

Livia wurde auf Seite 15 bereits als Prototyp für das runde Gesicht vorgestellt. Um ihr aber wirklich gerecht zu werden, muß man zugeben, daß auch bei ihrem Gesicht eine Mischform vorliegt. Ihre kantigen Grundformen weisen das typische Innenleben eines runden Gesichts auf. Auch hier ist also, wenn man es genau nimmt, eine Mischung aus zwei Gesichtsformen vorhanden: Rund und Viereck.

HAUTFARBEN

So unterschiedlich wie die Gesichtsformen sind auch die Hauttypen. Interessant für ein perfektes Make-up ist nicht so sehr der Hautzustand, also wie trocken oder ölig eine Haut ist, sondern vielmehr die typische Hautfarbe. Nach ihr richtet sich die Foundation. Doch die ist oft nicht ganz leicht zu wählen. Grundsätzlich kann man jedoch – zumindest in Mitteleuropa – zwei große Gruppen unterscheiden: die gelbliche und die rötliche Hautfarbe.

Von gelblicher Haut spricht man, wenn sie leicht beige, golden oder gelblich-nußbraun ist. Auch wenn es auf den ersten Blick nicht so wirkt: Die weitaus meisten Frauen bei uns haben eine mehr oder weniger beige-gelbe Grundfärbung, nur knapp 15 Prozent tendieren rötlich. Diese Haut ist dann eher rosig und sommersprossig, manchmal jedoch so blaß, daß sich ihr rötlicher Hautton erst auf den zweiten Blick offenbart.

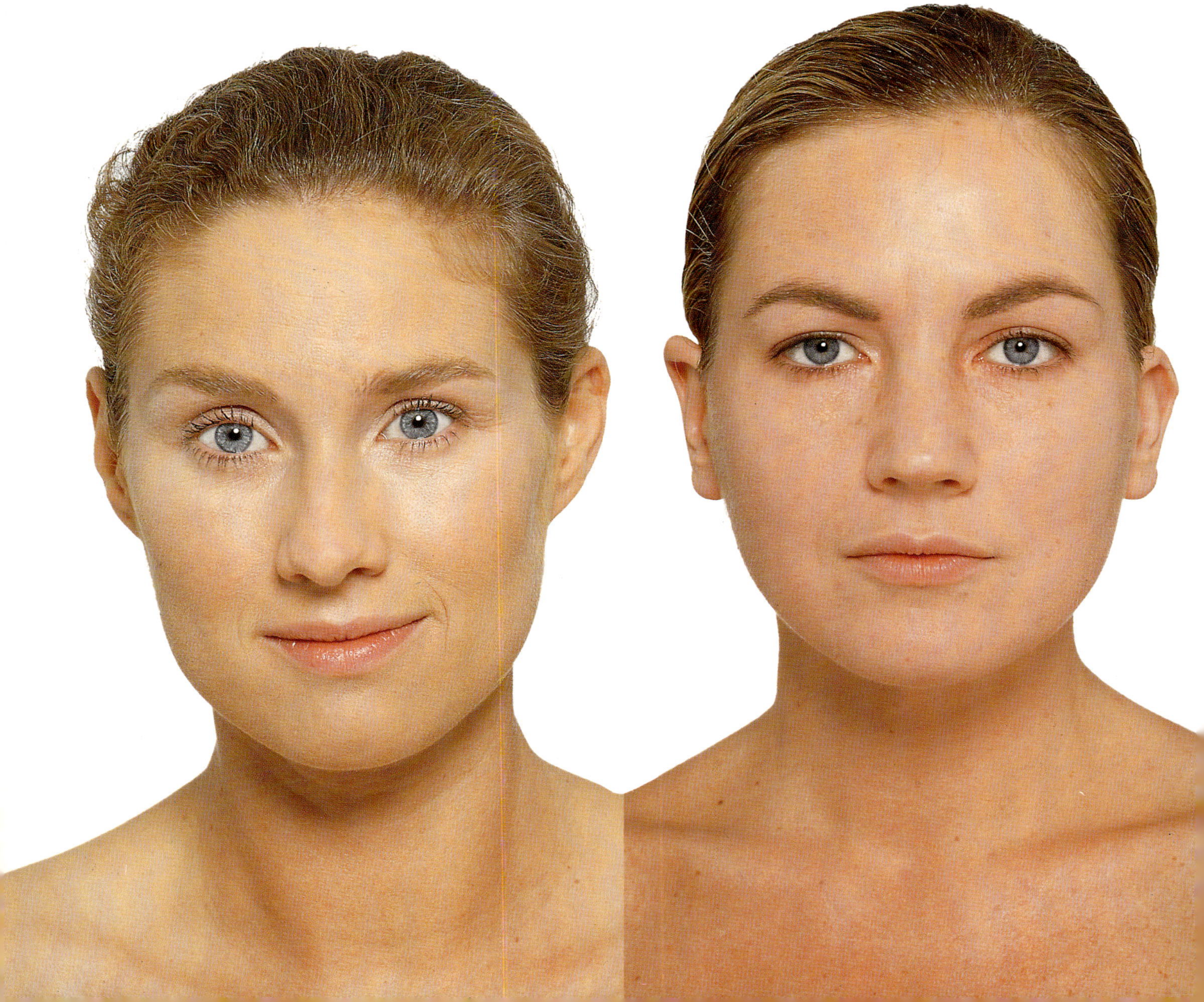

Grundsätzlich gilt: Gebräunte Haut läßt sich leichter einordnen. Gelbliche Haut verfärbt sich im Sommer zu einem deutlichen Gelbbraun, oft mit einem olivfarbenen Unterton. Rötliche Haut sieht nach einem Sonnenbad oft sehr rot und im erholten Zustand eher kupferig aus.

Am schwierigsten ist der Hautton zu ermitteln, wenn der Teint nicht einheitlich klar, sondern optisch unruhig ist. Ein Beispiel dafür sind Frauen, die zu Couperose, also zu roten Äderchen im Gesicht, neigen. Der erste – rote – Eindruck kann dann nämlich falsch sein. Vor allem wenn die Äderchen stark sichtbar sind, können sie über einen zarten, gelblichen Ton durchaus dominieren. Das gleiche gilt für sehr empfindliche Haut, die vor allem im Nasen- und Wangenbereich starke Rötungen aufweist. Die leicht entzündete Haut wird oft fälschlicherweise für den Originalhautton gehalten. Auch Sommersprossen und Hautunreinheiten erschweren die Bestimmung der richtigen Hautfarbe und damit die Auswahl der exakten Foundation. Hilfreich bei einem solchermaßen unruhigen Hautbild kann ein Blick auf Stirn oder Kinn sein. Dort hat man üblicherweise keine Rötungen, und der Hautton ist hier meist deutlich zu erkennen.

Sehr blasse Frauen haben ebenfalls Schwierigkeiten, ihre exakte Hautfarbe festzustellen. Ihr Teint ist durchsichtig-hell, im Augenbereich schimmern bläuliche Adern durch. Tip: Auf Hals, Dekolleté oder dem Unterarm ist die Haut in der Regel stärker pigmentiert. Der Hautton läßt sich hier leichter ermitteln.

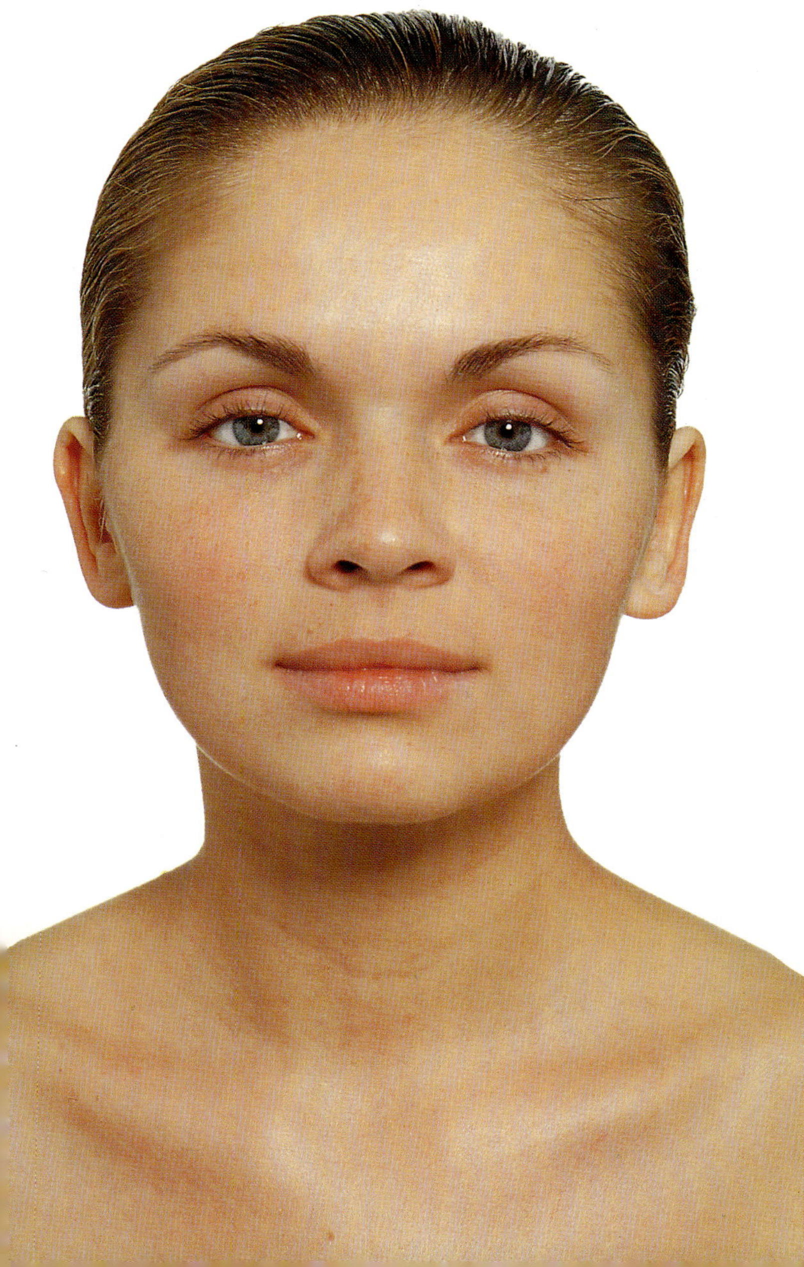

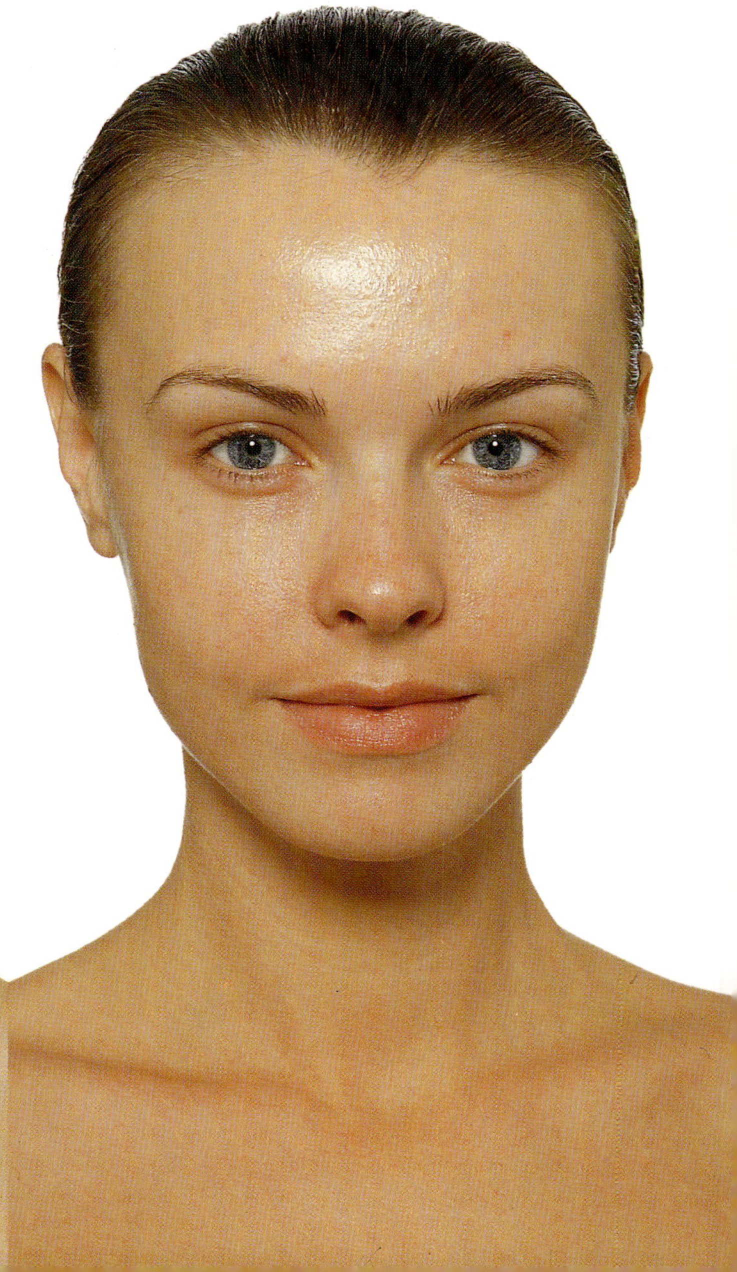

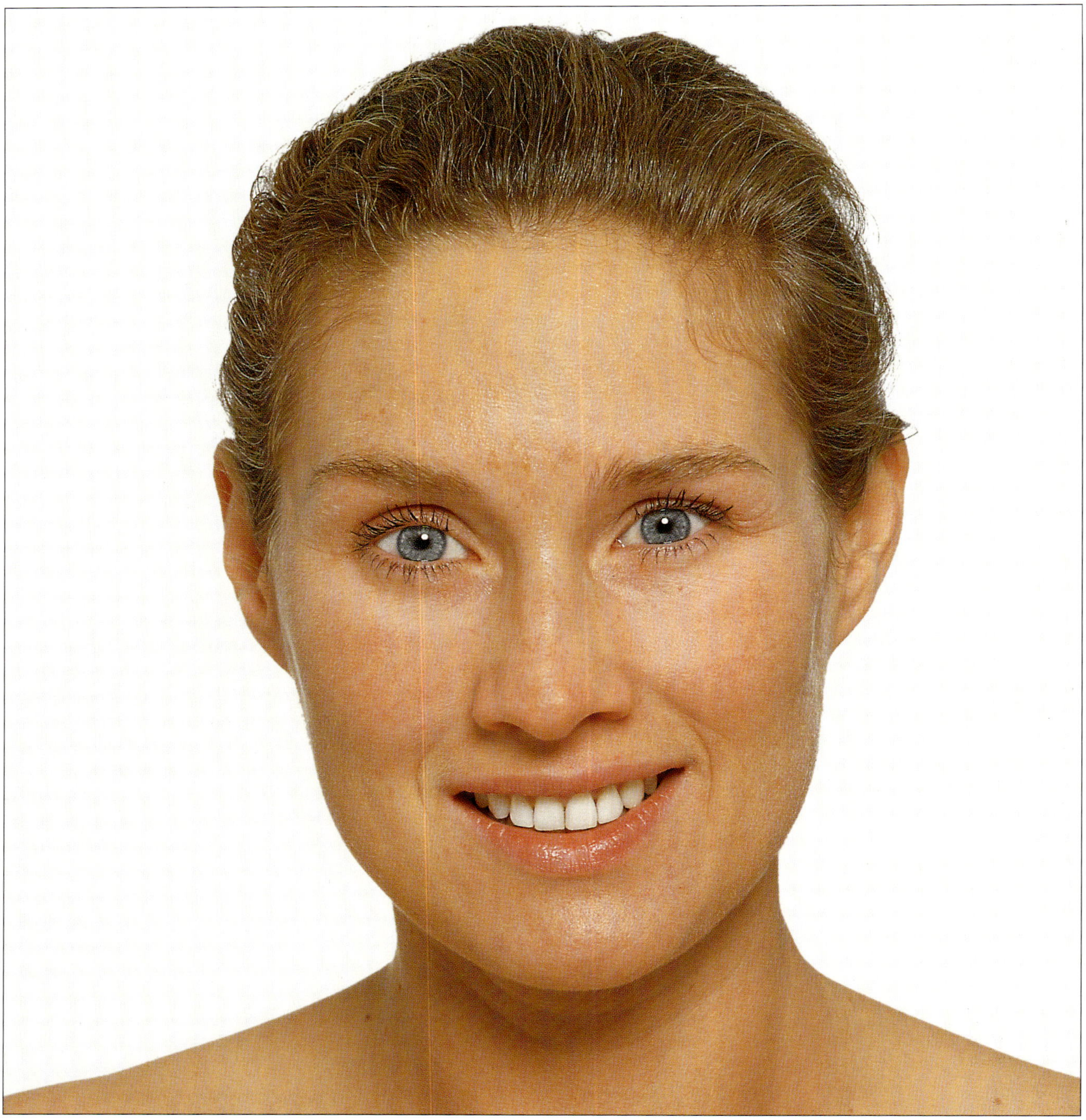

HAUTFARBE – DIE PROTOTYPEN

Grundsätzlich unterscheidet man zwei Hautprototypen: gelblich und rötlich tendierende Haut.

GELBLICHE HAUT

Sie ist die bei uns am häufigsten verbreitete Hautfarbe. Zu ihr zählen alle Frauen, deren Haut im weitesten Sinn einen gelblichen Unterton aufweist. Die Bandbreite »gelber Haut« ist enorm, sie kann sowohl hell als auch dunkel sein, sämtliche Nuancen sind möglich.

Eine sehr hellgelbe Haut stellt sich oft durchsichtig-elfenbeinfarben dar.

Diese sehr blassen Typen haben oft etwas unwirklich Märchenhaftes an sich, die Haut wirkt makellos. Sehr dunkle gelbliche Tönung fällt durch ihre oliv-braune Färbung auf. Dazwischen können alle Nuancen als natürliche Hautfarbe auftreten.

Die Palette reicht von hellbeige, sandfarben und gold bis hin zu einem satten nußbraunen Ton. Mit diesen Farbnamen sind häufig die Make-up-Produkte gekennzeichnet.

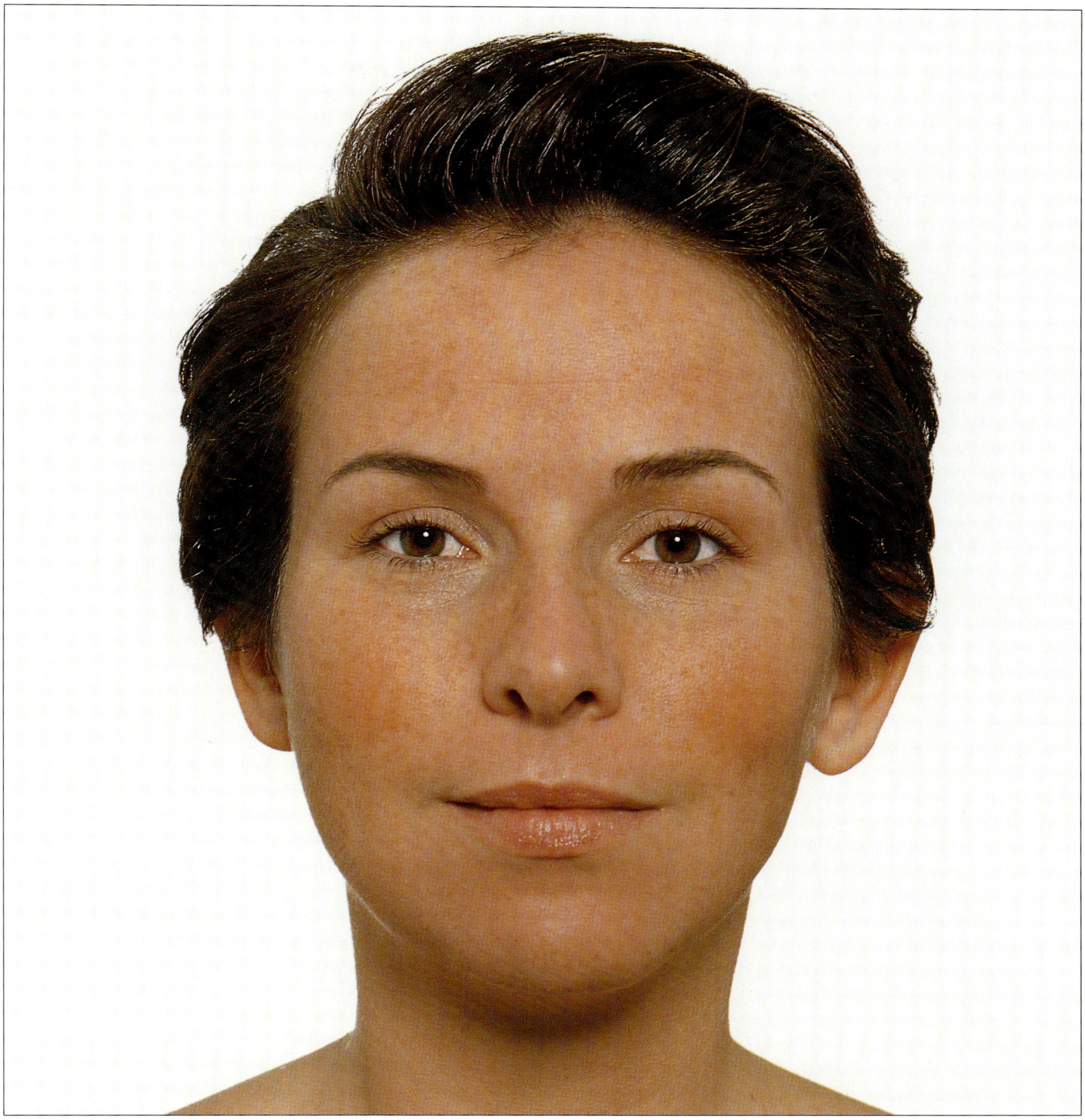

RÖTLICHE HAUT

Auch die rote Haut kann von hell bis dunkel variieren. Auf den ersten Blick wirkt rötliche Haut eher robust, dabei ist sie in Wahrheit sensibel und empfindlich. Wenn sie sehr blaß ist, erscheint sie rosig durchschimmernd und wird manchmal als »Porzellanteint« bezeichnet. Eine dunkle oder gebräunte, rote Haut tendiert eher zu einem satten Kupferton. Die typischen Namen für Make-up-Nuancen heißen dann zum Beispiel: apricot, beigerosé, kupfer oder copperbeige.

Make up TIP Dieser Tip gilt gleichermaßen für den gelblichen wie einen rötlichen Hautton. Am Hals, der Schulter, dem Dekolleté oder dem Unterarm kann man relativ leicht erkennen, zu welcher Farbgruppe man gehört. Anhand der Hell-Dunkel-Skala der passenden Farbgruppe kann man nun bestimmen, wie hell beziehungsweise dunkel die Foundation gewählt werden muß.

HAUTFARBE – DIE MISCHFORMEN

Anhand dieser Auswahl verschiedener Hauttypen wird deutlich, daß es nicht immer leicht ist, den exakten Hautton zu bestimmen. Für ein perfektes Make-up ist die genaue Analyse der Farbe jedoch unumgänglich.

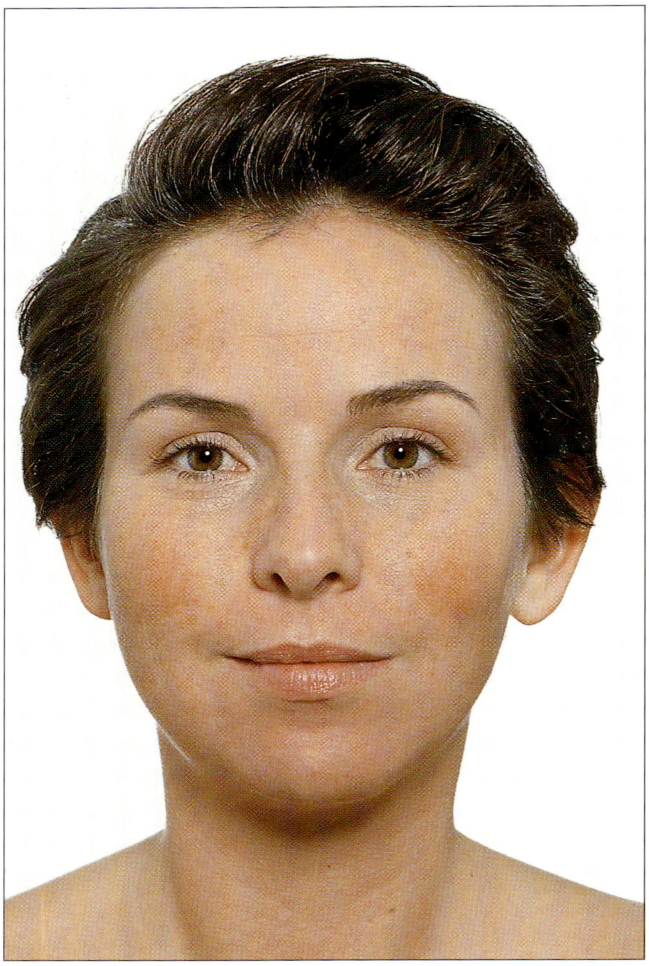

RÖTLICHE SOMMERSPROSSEN-HAUT

Die Haut von Iris wirkt durch die dunklen Sommersprossen, die auch im Winter nie ganz verschwinden, sehr unruhig. Gleichzeitig weist die Haut große, flächige Rötungen auf. Sie kann auf verschiedene Weise geschminkt werden: durch eine ausgleichende, getönte Tagescreme, durch ein sanft deckendes Make-up oder auch mit großer Deckkraft eines kompakten Make-ups zu einer gewissen Makellosigkeit gebracht werden.

Make up TIP Rothäutige Frauen sollten stets mehrere Make-up-Farben auf der Haut ausprobieren, da sich die Haut unter dem Make-up oft »unstet« verhält und gerne nachdunkelt oder ins Grau umkippt.

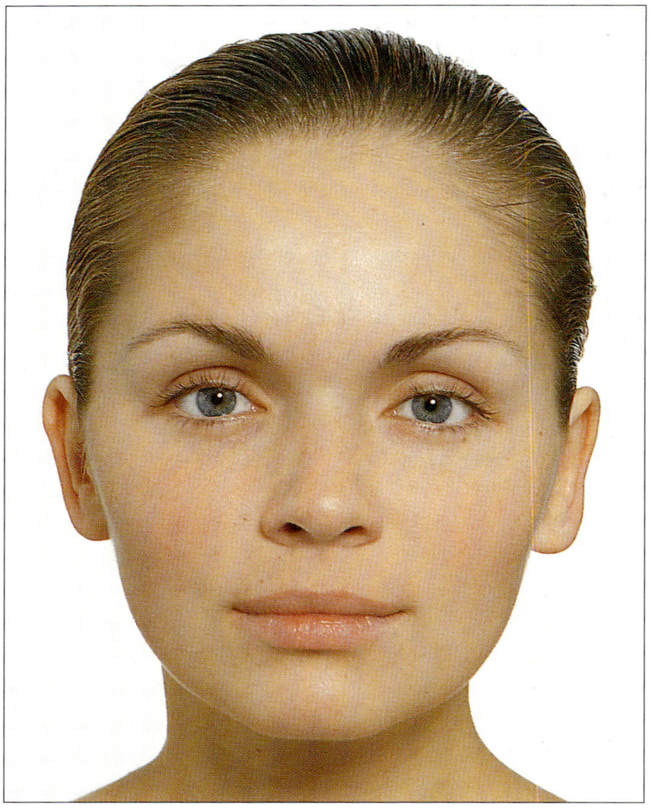

BEIGER HAUTTON

Renatas Haut ist relativ einfach einzuordnen. Sie hat einen deutlich beigen Ton, also eine gelbe Grundfärbung. Sie bräunt langsam, aber dafür hält die Farbe gut. Dieses Indiz kann bei der Hauttonbestimmung hilfreich sein.

Make up TIP Sehr helle, gelbliche Grundierung benutzen. Wenn keine Rötungen vorhanden sind, kann das Make-up eine sehr leichte Konsistenz besitzen. Anschließend Transparentpuder verwenden.

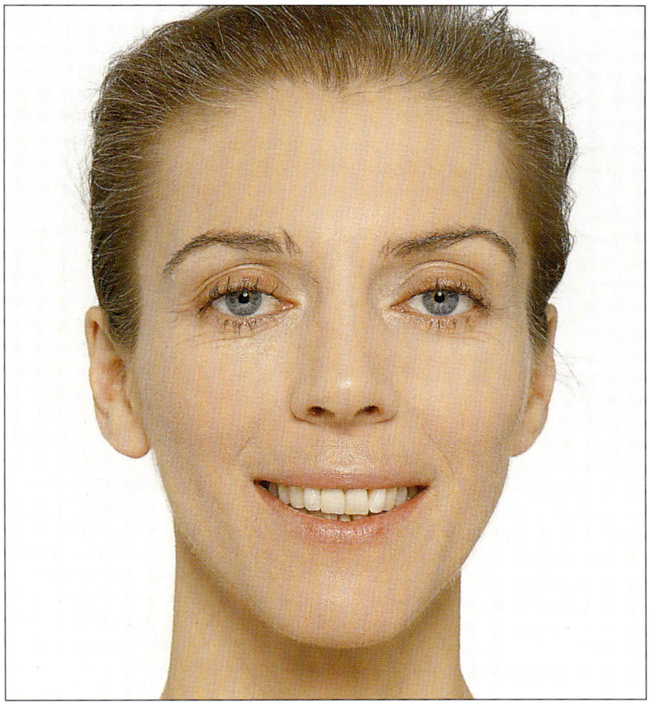

ELFENBEINTEINT

Angies klassisch dreieckiges Gesicht besitzt den dafür typischen hellen, fast weißen Hautton. Er hat eine gelbliche Grundfärbung, die jedoch so hell ist, daß man von »elfenbein« spricht. Es macht Sinn, diese Blässe zu unterstreichen.

Make up TIP Die unregelmäßigen Rötungen kann man am besten mit einem Kompakt-Make-up abdecken, das mit einem Schwämmchen aufgetragen wird. Die Foundation wird so sehr haltbar. Helle Grundierung in den Farben »Sand« oder »Honey« wählen.

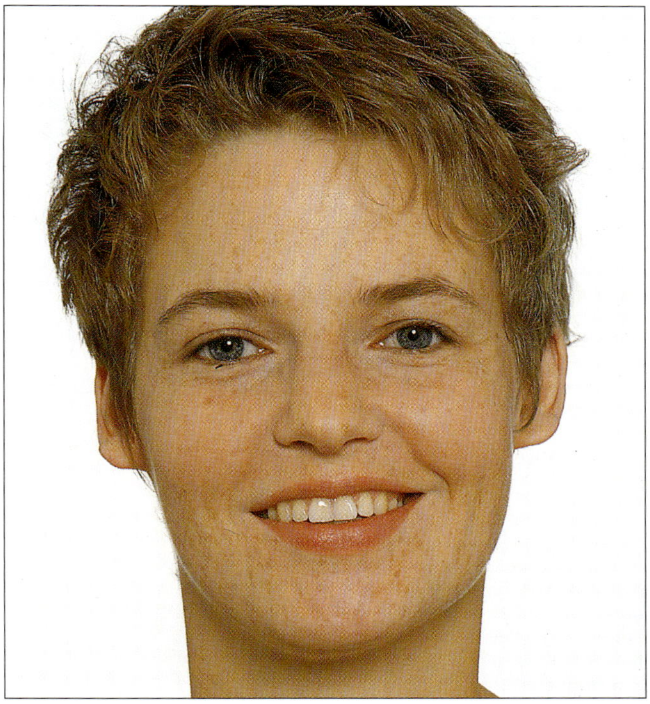

DUNKLE, OLIVE TÖNUNG

Isabella wirkt mit ihrer dunkel pigmentierten Haut sehr sportlich. Die Haut sieht nie blaß aus. Sie behält stets einen eindeutigen Oliv-Ton und gehört damit zur Gruppe der gelblichen Hauttypen.

Make up TIP Kräftige, beigefarbene Grundierung, farblich passend abpudern.

HAUTUNREINHEITEN

Pia ist noch sehr jung, ihre Haut ist deshalb empfindlich und von leichten Rötungen geprägt. Sie ist ein Beige-Typ, und es ist klar, daß die Rötungen durch Make-up abgedeckt werden sollten.

Make up TIP Flüssiges Make-up in beigem, warmem Goldton benutzen. Falls mehr Deckkraft benötigt wird, sollte ein Kompakt-Make-up verwendet werden.

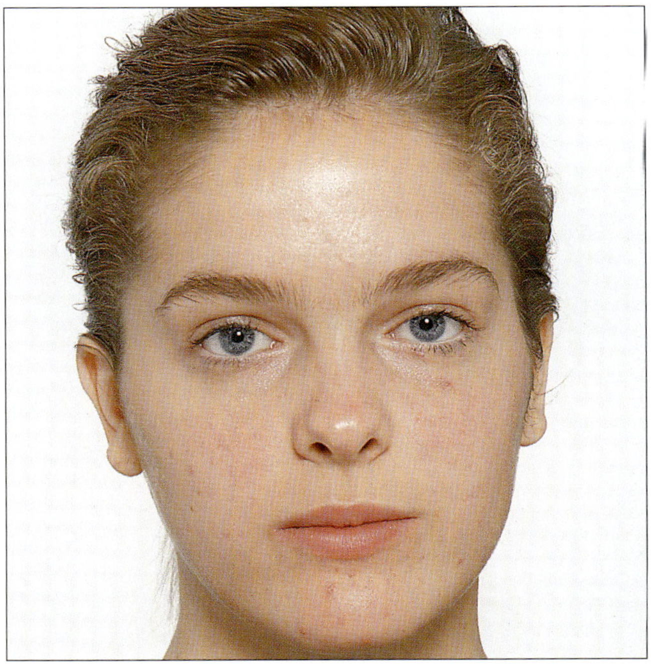

FOUNDATION

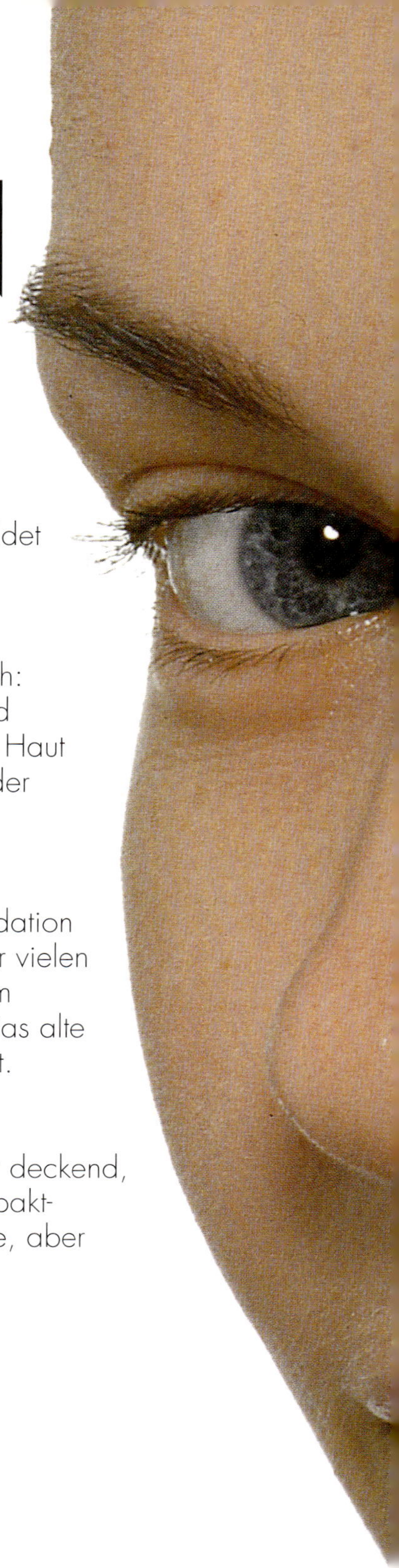

Foundation, Grundierung, Make-up, Base - alle diese Begriffe beschreiben dasselbe Produkt: Die erste Schicht, die »frau« auflegt, um das Hautbild zu verbessern. Make-up läßt die Haut fein und strahlend erscheinen, gleicht Unreinheiten aus und deckt Überpigmentierungen ab. Diese Grundierung bildet die Basis eines gut geschminkten Gesichts.

Die Auswahl der Produkte ist heute so groß, daß sich für jede Haut das richtige Produkt findet. Denn die individuellen Bedürfnisse sind unterschiedlich: Ein gutes Make-up soll den Teint ebenmäßig machen, Fehler überdecken und ausgleichen und dabei gleichzeitig hauchdünn sein, natürlich aussehen, die Haut pflegen und vor übermäßiger Sonnenstrahlung schützen. Jede Frau – und jeder Schminkprofi – stellt bestimmte Bedürfnisse in den Vordergrund.

Eine moderne Grundierung hat nichts mehr zu tun mit den dicken, pastigen Materialien, die noch in den 60er Jahren üblich waren. Heute ist jede Foundation auf der Basis einer pflegenden Creme aufgebaut und mit mehr oder weniger vielen Farbanteilen angereichert. Make-up – egal ob es in fester oder flüssiger Form vorliegt – spendet Feuchtigkeit, hält die Haut geschmeidig und schützt sie. Das alte Vorurteil – Make-up schadet der Haut – hat sich längst ins Gegenteil verkehrt.

Das gilt vor allem für die bei vielen Frauen beliebte, getönte Tagescreme. Sie ist eigentlich eine Zwischenstufe aus Pflegeprodukt und Make-up. Stärker deckend, dafür aber leider auch dicker, und damit schwerer zu verarbeiten, sind Kompakt-Make-ups. Die beste Lösung für ein feines Make-up ist eine stark pigmentierte, aber flüssige Foundation.

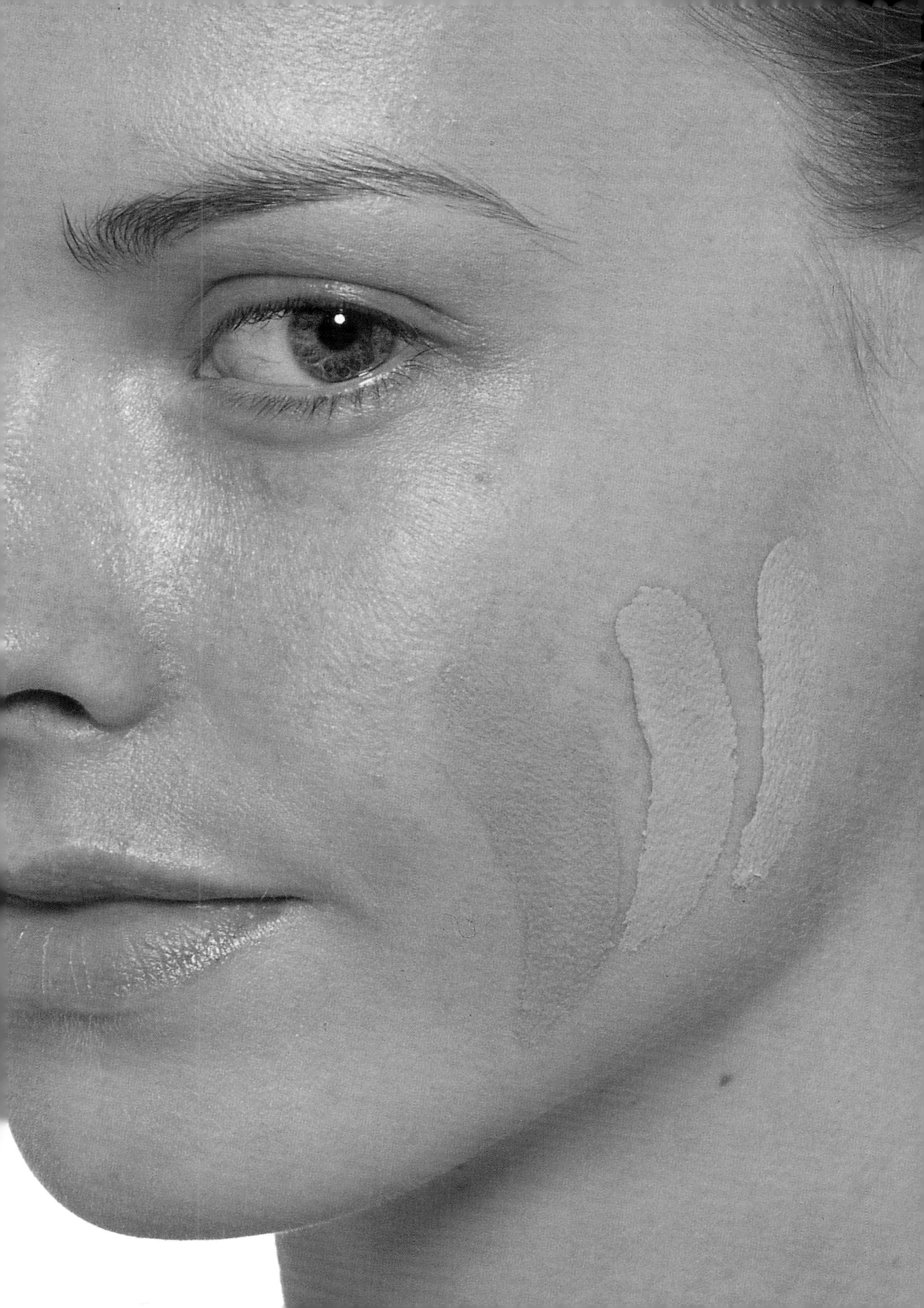

AUSWAHL DER RICHTIGEN FOUNDATION

Viele Frauen wählen die Farbe ihres Make-ups aus, indem sie auf der Innenseite des Handgelenks ein wenig Farbe auftragen. Aber mal ehrlich: Ist das die Stelle, die später tatsächlich geschminkt werden soll? Viel logischer scheint es deshalb, den richtigen Make-up-Ton direkt im Gesicht auszuprobieren. Stirn- und Kinnpartie bieten sich für solche Testzwecke an, weil dort meistens weniger Rötungen und Überpigmentierungen anzutreffen sind als im restlichen Gesicht. Sinnvoll: Zwei verschiedene Make-up-Farben auftragen. Dann sticht sofort ins Auge, welcher Farbton sich am besten mit der Haut verbindet, Rötungen schluckt und trotzdem mit Hals und Dekolleté harmoniert. Am schönsten ist immer die Farbnuance, die – ohne sich abzuheben – harmonisch in den normalen Hautton übergeht. Im günstigsten Fall sieht man nach dem Auftragen des Make-ups keinen Unterschied zwischen Gesicht und Hals. Vorteil: Der Hals braucht nicht mitgeschminkt werden.

GELBLICHE FOUNDATION

Die hier gezeigte Ansammlung gelblicher Make-up-Produkte zeigt Foundations in unterschiedlichen Konsistenzen: flüssiges, cremiges bis festes Make-up. Die Farbnuancen unterscheiden sich enorm, die Palette reicht von gelblich-beige, über sonnig-gelb, sand- und aschfarben bis zu bronze und olivbraunen Tönen. Um herauszufinden, welche Farbe die richtige ist, muß man das Make-up am besten bei Tageslicht direkt im Gesicht ausprobieren.

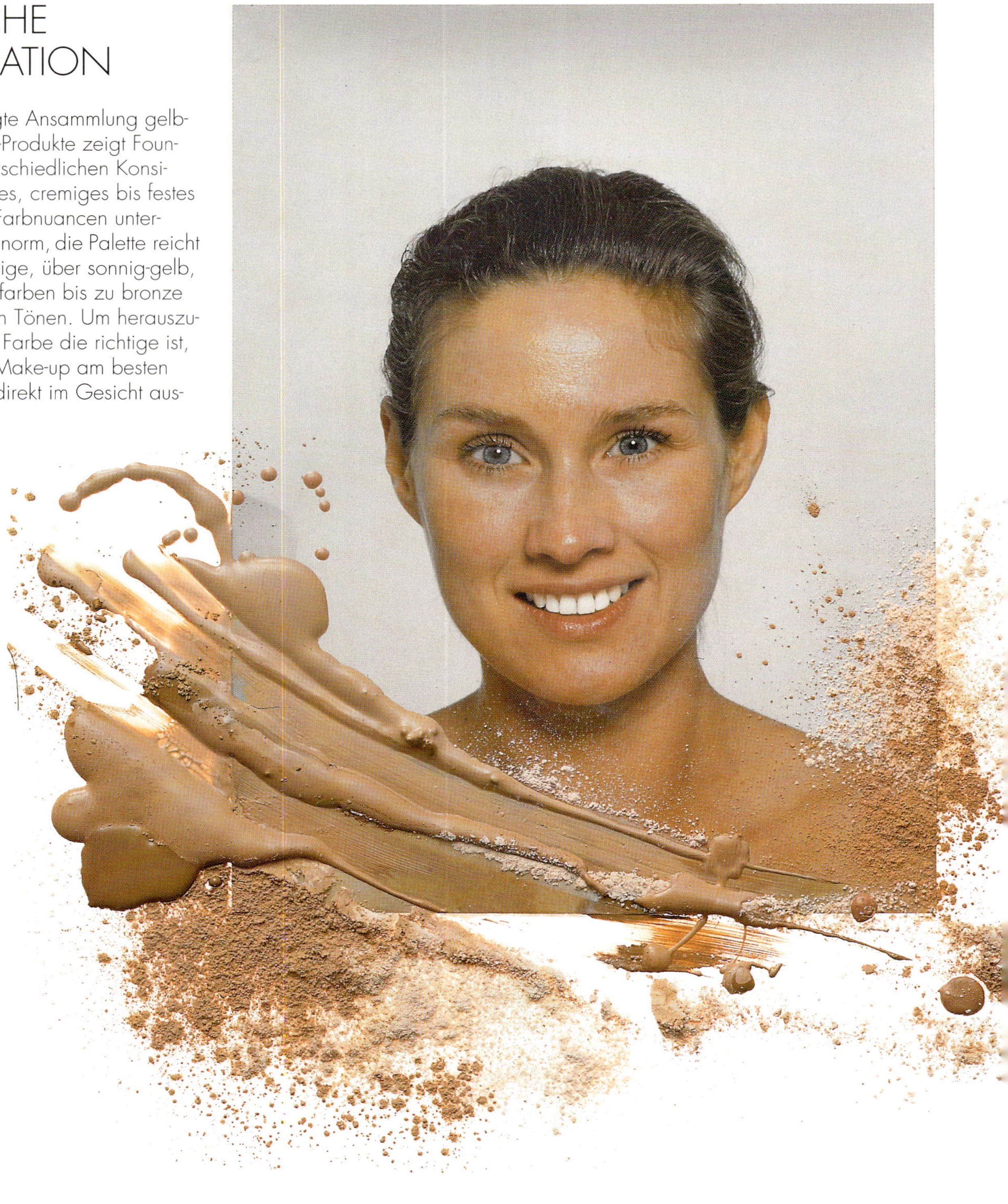

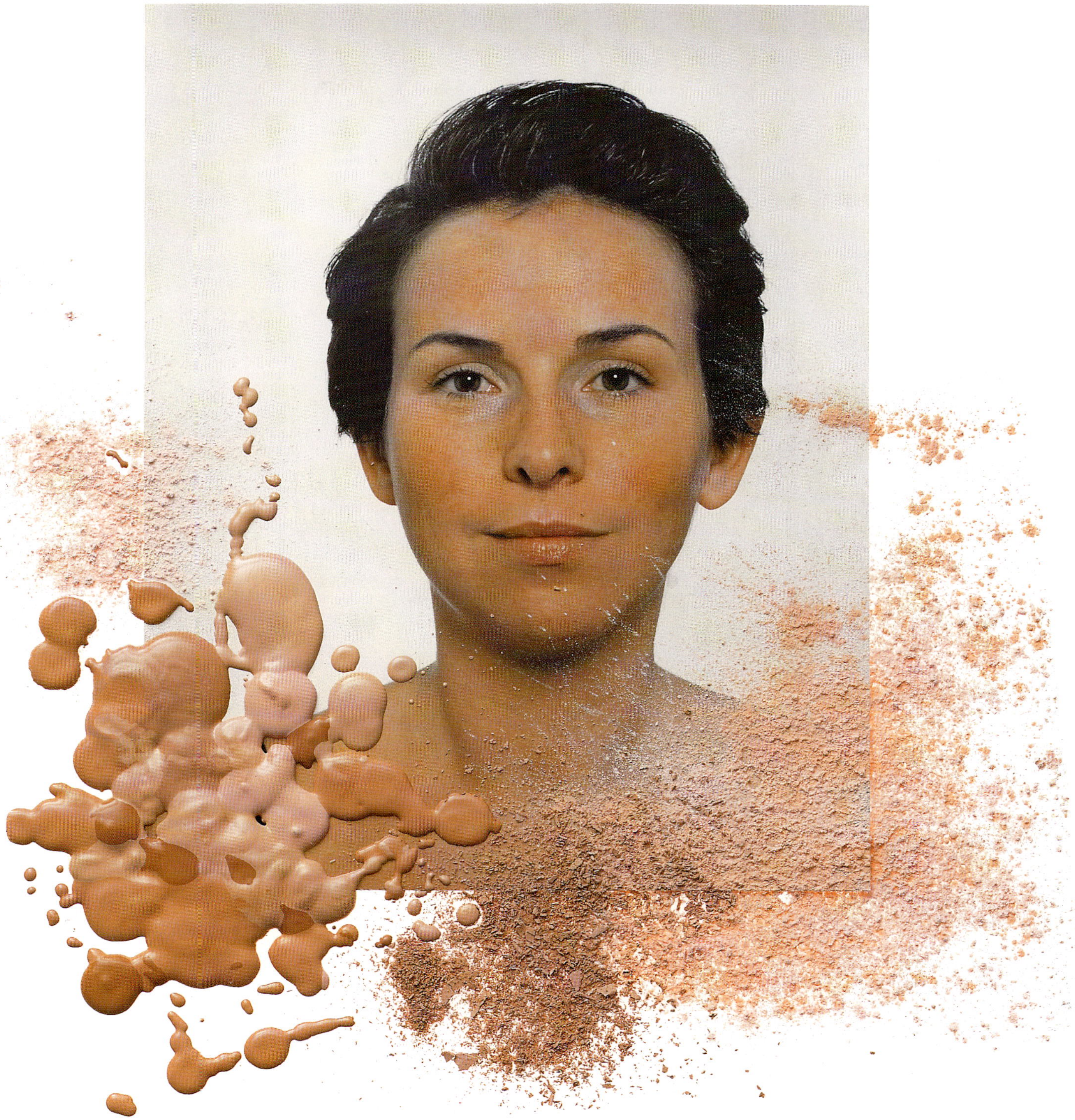

RÖTLICHE FOUNDATION

Die Make-up-Farben der rötlichen Gruppe reichen von porzellan-rosé über rotgold bis hin zur kupferbraunen Grundierung. Die Auswahl der Produkte dieser Farbgruppe ist allerdings weniger reichlich als bei gelblichen Make-ups, da auch die rötlichen Hauttypen seltener sind.

Make up TIP Wer als rötlicher Hauttyp Schwierigkeiten hat, die richtige Foundation zu finden, sollte einmal eine getönte Tagescreme ausprobieren. Bei dieser Produktgruppe ist das Angebot an rötlichen Nuancen größer.

MAKE-UP – EINE ÜBERSICHT

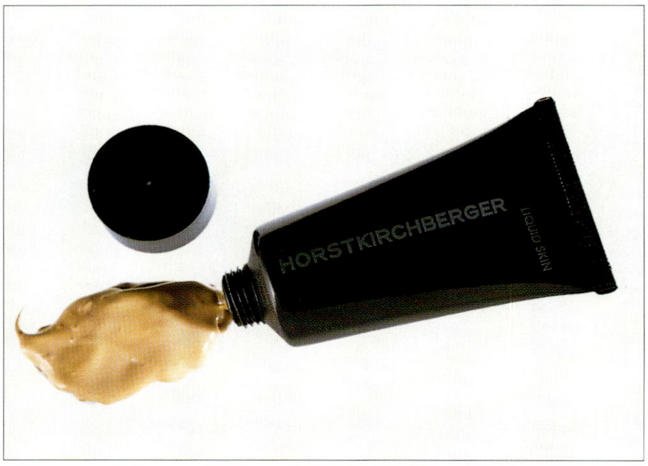

FLÜSSIGES MAKE-UP

ist die am häufigsten angebotene Make-up-Form. Sie ist in sämtlichen Farbnuancen erhältlich und je nach Marke stärker oder schwächer pigmentiert. Man erreicht damit in der Regel eine sehr gute Deckkraft und erzielt so ein langanhaltendes Schminkresultat. Dieses Make-up kann sowohl Feuchtigkeit spenden als auch mattierend wirken. Es eignet sich für jede Haut, die keine allzu großen Unreinheiten aufweist.

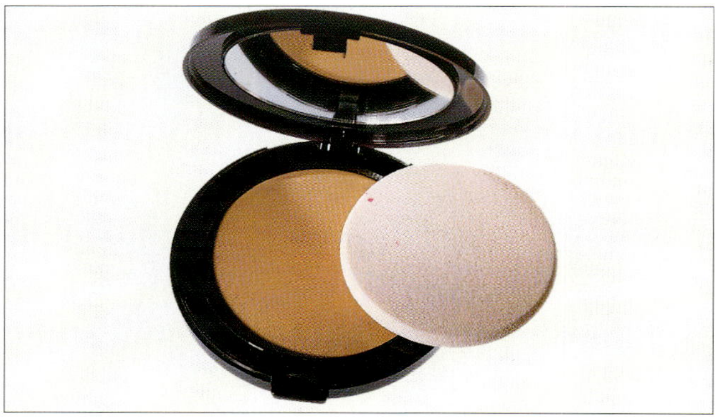

KOMPAKT-MAKE-UP

wird im Tiegel oder im Drehstift angeboten. Durch die hohe Pigmentsättigung eignet es sich bestens für alle, die perfekt abdecken müssen. Es wird in relativ feuchten, aber auch fetteren Konsistenzen angeboten und muß unbedingt mit einem Puder fixiert werden. Durch die hohe Haltbarkeit läßt sich diese Make-up-Form problemlos anwenden und ist für jeden Hauttyp geeignet.

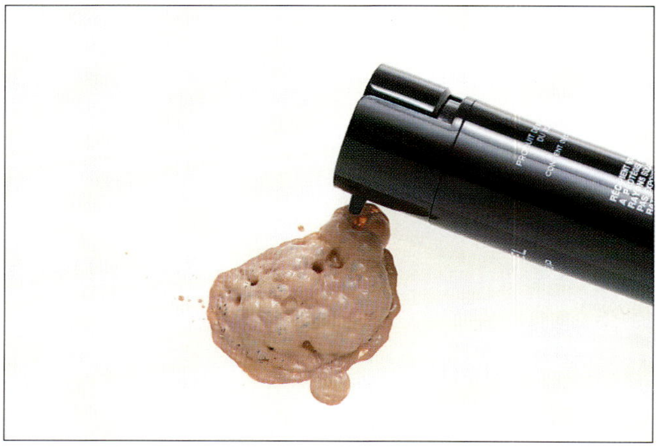

SCHAUM-MAKE-UP

ist ein leicht pigmentiertes Produkt, das in einer Spenderflasche angeboten wird und bei der Verarbeitung aufschäumt. Wird in allen Farbnuancen angeboten und eignet sich für jeden Hauttyp. Schaum-Make-ups sind allerdings – wohl auch wegen des zunehmenden ökologischen Bewußtseins – zur Zeit nicht sehr gefragt.

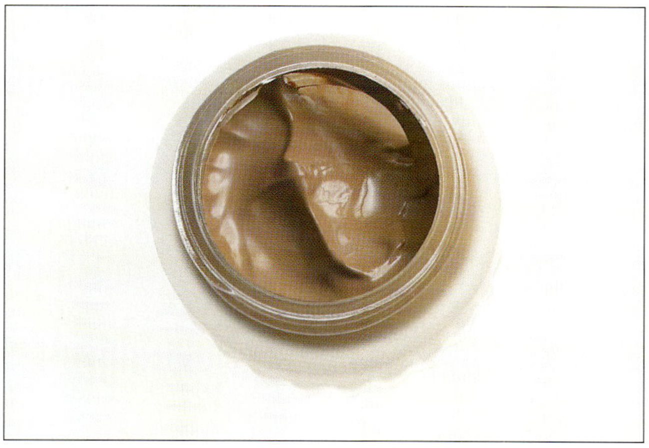

CREME-MAKE-UP

hat eine stark pflegende Wirkung und ist deshalb in erster Linie für trockene Haut geeignet. Die Farbpigmentierung von Creme-Make-up ist relativ hoch, es deckt Hautunreinheiten und Überpigmentierungen gut ab. Zur Zeit ist diese Make-up Form allerdings nicht so beliebt, und deshalb auch entsprechend weniger auf dem Markt vertreten.

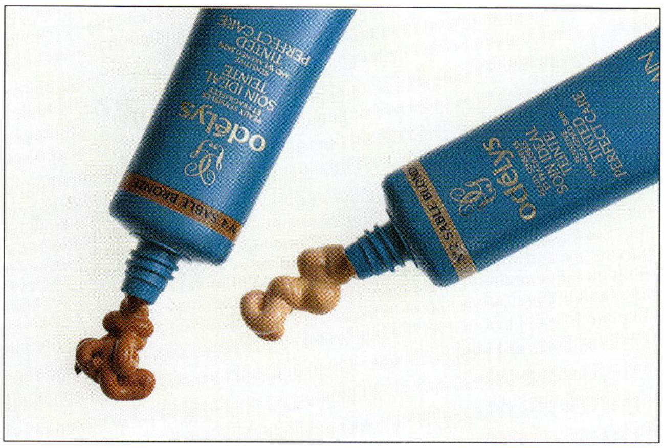

GETÖNTE TAGESCREME

gibt es in allen hell bis dunklen Farbnuancen. Sie ist eine Zwischenstufe aus Pflegeprodukt und Make-up. Die Farbpigmentierung ist in der Regel sehr leicht, das heißt: Die getönte Tagescreme deckt nicht, sondern gleicht die Unregelmäßigkeiten der Haut nur aus. Man verwendet sie bevorzugt, um eine leichte Bräunung während des Tages zu unterstreichen. Wird meist in Tuben angeboten.

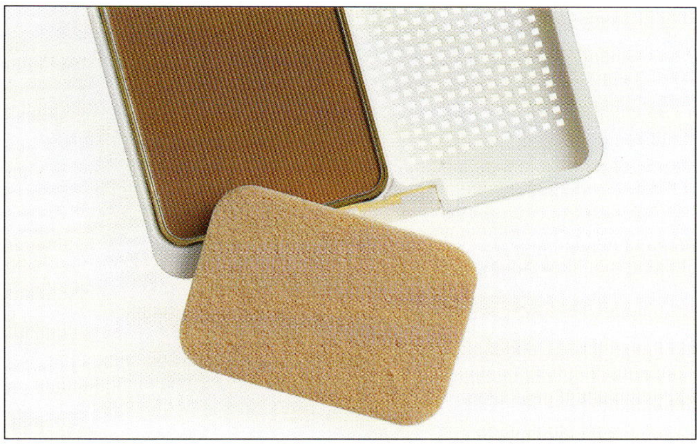

PUDER-CREME-MAKE-UP

Diese relativ neue Make-up-Form ist eine Errungenschaft der jüngsten Forschung. Sie stellt eine Kombination aus Kompakt-Make-up und Puder dar. Aufgetragen wird das Puder-Creme-Make-up mit einem Schwämmchen, die Trägerin erzielt schnell ein perfekt deckendes Ergebnis. Eignet sich für alle Frauen mit wenig Zeit.

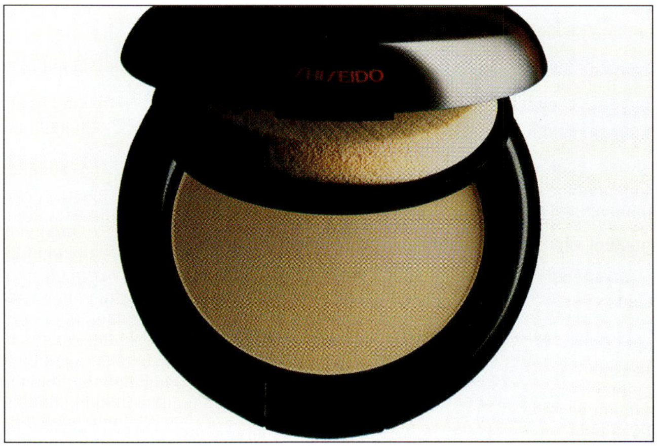

PUDER-MAKE-UP

Dieses Make-up ist sehr populär geworden und stellt eine echte Alternative dar für alle, die schnell ein leichtes, mattes Ergebnis erzielen wollen. Puder-Make-up gibt es in fast allen Hautfarben und wird häufig auch als Refill angeboten. Eignet sich für jeden Hauttyp (Ausnahme: sehr trockene Haut) und kann unmittelbar nach dem Auftragen der Tagescreme angewendet werden.

Dies sind die bekanntesten Make-up-Arten, wie man sie in guten Parfümerien findet. Die Entwicklung auf dem Kosmetikmarkt ist jedoch so rasant, daß sich die Produktpalette in einem halben Jahr vermutlich vergrößert haben dürfte.

Welche Foundation für welche Haut geeignet ist, hängt von den individuellen Bedürfnissen ab. Vor dem Einkaufen sollte man per Checkliste klären, welche Kriterien das Make-up erfüllen soll. So kann man für sich persönlich das beste Produkt auswählen und auch der Verkäufer kann gezielter beraten.

CHECKLISTE

Ich bevorzuge

	JA	NEIN
Deckkraft	____	____
Transparenz	____	____
Eigenmattierung des Make-ups	____	____
Hohen Feuchtigkeitsgehalt	____	____
Leichten Fettgehalt	____	____
Hohe Farbintensität	____	____
Farbgleichheit mit der Haut	____	____
Feste, kompakte Form	____	____
Flüssiges, Liquid-Make-up	____	____
Cremige Form	____	____
Auftragetechnik mit dem Schwamm	____	____
Auftragetechnik mit dem Finger	____	____

AUFTRAGEN DER FOUNDATION – DIE TECHNIKEN

Grundsätzlich gilt: Je dünner ein Make-up aufgetragen wird, desto natürlicher wirkt es. Bis vor wenigen Jahren hat man deshalb – vor allem im Profibereich – die Foundation ausschließlich mit einem Schwämmchen aufgetragen. Das ist heute nicht mehr nötig. Die Konsistenz vor allem der flüssigen Make-ups hat sich immer weiter verfeinert, so daß man sie heute auch mit den Fingern sehr exakt verarbeiten kann.

AUFTRAGEN MIT DEM FINGER

Am leichtesten läßt sich Liquid-Make-up, also eine flüssige Foundation, mit den Fingern verarbeiten. Ein weit verbreiteter Fehler ist jedoch, einige Tupfer ins Gesicht zu geben und die Foundation dann wie eine Tagescreme zu verteilen. Das Make-up wird dabei oft unregelmäßig und fleckig. Besser: Einen Klecks Make-up auf den Handrücken geben und es von dort aus mit zwei Fingern Schritt für Schritt in das Gesicht einarbeiten. Neben der Gleichmäßigkeit wird so eine optimale Deckkraft gesichert, weil man mit den Fingern ein gutes Gefühl für die richtige Menge hat. Weiteres Plus der »Fingermethode«: Das Make-up bleibt länger matt. Auch bei kompakten Make-ups bietet sich das Auftragen mit den Fingern an, weil sich die feste, fast zähe Form so am leichtesten verarbeiten läßt. Kompakt-Make-ups gibt es als Drehstifte oder in kleine Schächtelchen eingegossen. Sie enthalten mehr Puderpigmente und sind deshalb wegen ihrer höheren Deckkraft vor allem bei einem unruhigen Hautbild sehr zu empfehlen. Ein optisch perfektes Ergebnis erzielt man beim sogenannten »Pattern«: Die Foundation wird in die Haut eingeklopft. Mit schnellen leichten Bewegungen läßt man die Finger über die Haut federn und nimmt immer wieder etwas Material auf.

Make up TIP Wenn man aus dem Handgelenk heraus arbeitet und nicht mit dem ganzen Arm »anschiebt«, wird das Make-up leichter und haltbarer.

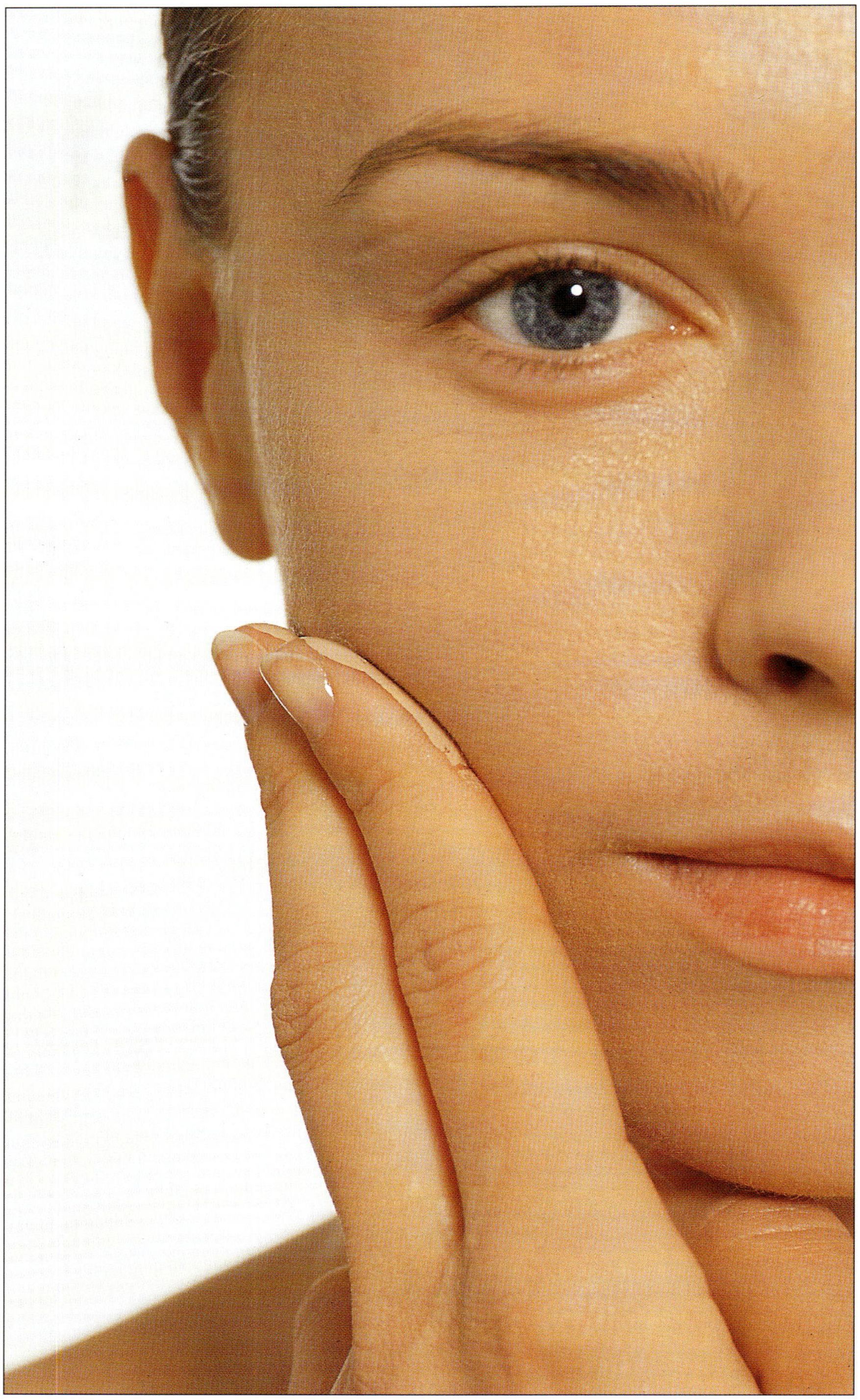

AUFTUPFEN MIT EINEM FEUCHTEN SCHWAMM

Mit einem Schwämmchen kann man extrem dünne Make-up-Schichten auftragen, die durch nochmaliges Abtupfen mit einem feuchten Schwamm immer weiter verfeinert werden. Entscheidend für diese Methode ist allerdings die Qualität des Schwämmchens, mit einem gröberen wird das Ergebnis weniger perfekt als mit einem feineren. Die besten Schwämme sind aus einem Silikonkautschuk, der aus acht Komponenten besteht und eine fast hautähnliche Oberfläche besitzt. Diese Schwämme nehmen die Foundation an und geben sie – ohne allzuviel Material zu schlucken – an die Haut weiter. Das perfekte Ergebnis rechtfertigt den – leider relativ hohen – Preis eines guten Make-up-Schwammes.

Vor dem Auftragen der Foundation sollte der Schwamm angefeuchtet werden. Das hat zwei Vorteile: Das Make-up wird feiner und der Verbrauch ist sparsamer, weil der Schwamm bereits mit Feuchtigkeit gesättigt ist. Es läßt sich sowohl festes als auch flüssiges Material verarbeiten. Kleine Portionen werden vom Schwamm aufgenommen und dann mit schnellen, gleichmäßigen Tupfern auf die Haut aufgebracht und anschließend gut verklopft.

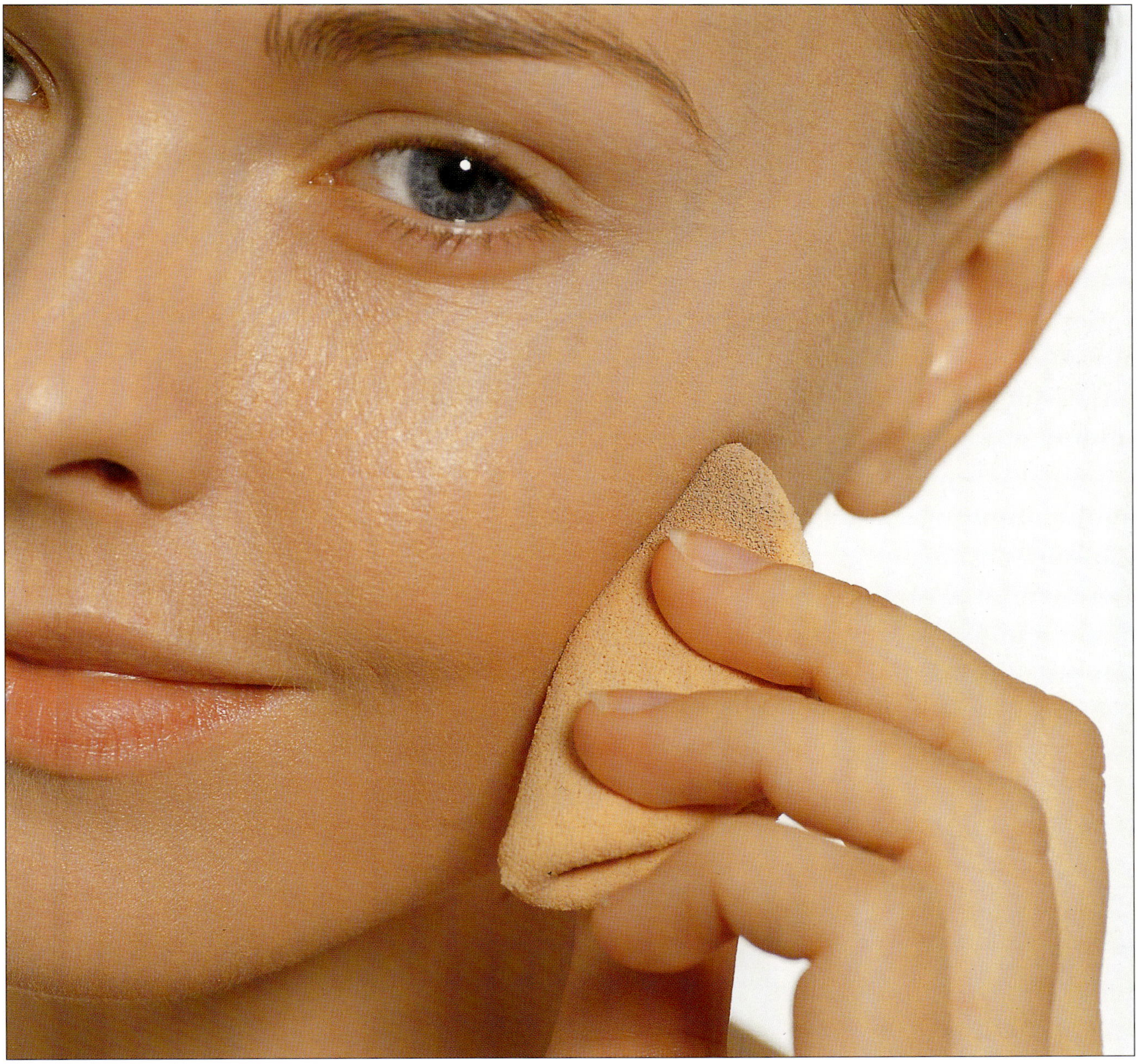

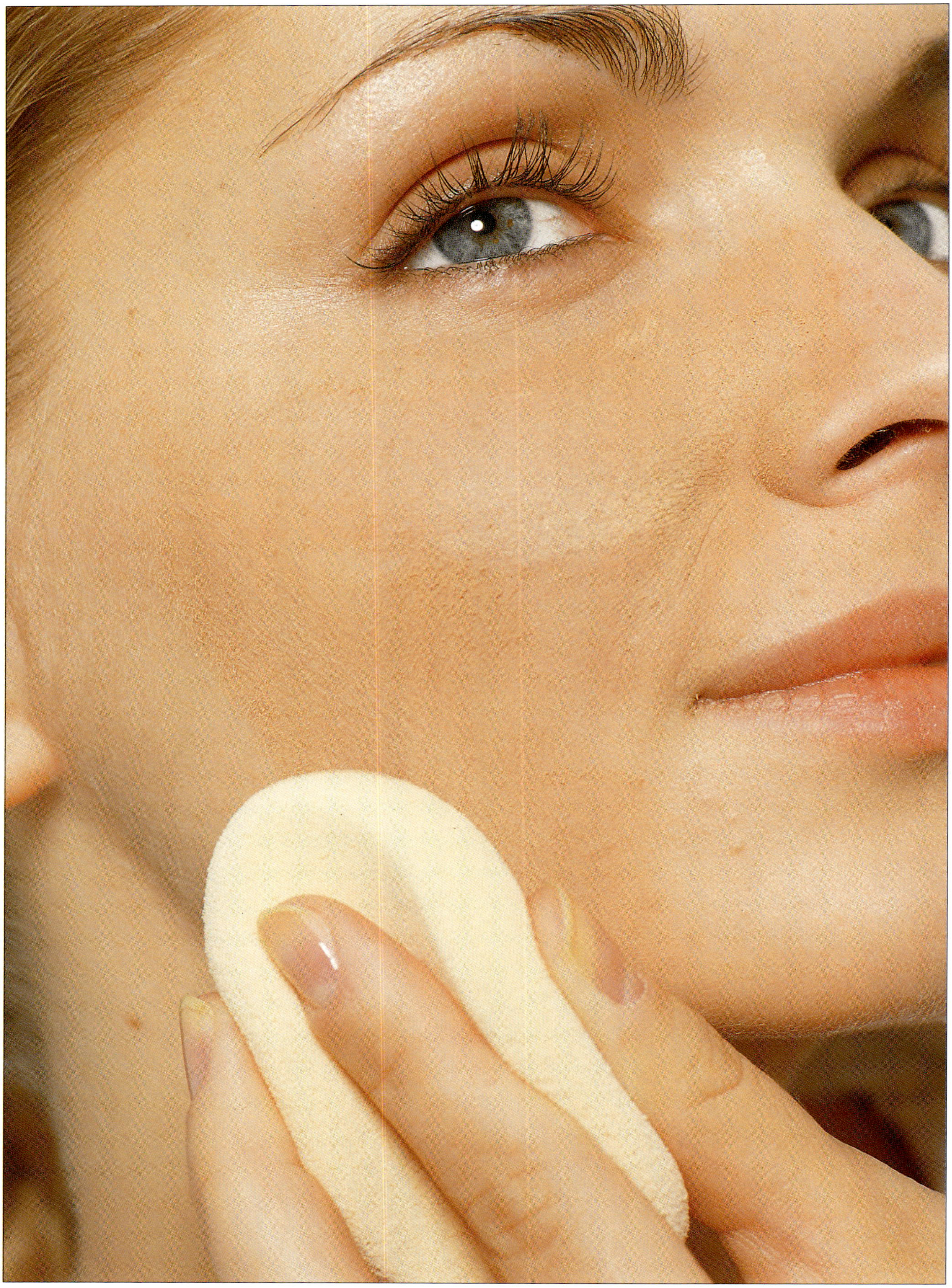

AUFWISCHEN MIT EINEM FEUCHTEN ODER TROCKENEN SCHWAMM

Diese Technik ist völlig vom Make-up abhängig. Sie funktioniert nur bei der modernen Variante des sogenannten »Puder-Make-ups« (siehe Kapitel Puder, Seite 42). Man kann das Material sowohl trocken als auch feucht auftragen. In beiden Fällen geht man mit schnellen Wischern erst über das Make-up und dann auf das Gesicht. Am besten arbeitet man sich systhematisch von der Stirn zum Kinn vor. Vorteil: Nach dem Eincremen kann man sofort mit dem Schminken beginnen und muß nicht warten, bis die Tagescreme eingezogen ist. Diese Konsistenz eignet sich jedoch nicht für großporige oder trockene Haut, die zu Knitterfältchen neigt.

DOs UND DON'Ts

DOs

❍ Make-up, das mit einem – in der Regel feuchten – Schwämmchen aufgetragen wird, wirkt sehr fein. Mit dem Finger aufgetragen, ist das Make-up haltbarer und bleibt länger matt.

❍ Make-up mit System auftragen: am besten von der Stirn zur Kinnpartie »runterarbeiten«.

❍ Rötungen oder Überpigmentierungen werden von einem eher dunklen Make-up besser geschluckt.

❍ Bei großen Poren: Make-up nicht aufstreichen, sondern einklopfen.

❍ Wenn sich durch die Foundation kleine Fältchen und Linien stärker abzeichnen, mit einem Wattestäbchen das überschüssige Make-up abnehmen.

❍ Die dünne Haut der Augenpartie beim Grundieren aussparen. Hier setzt man in der Regel eine Aufhellcreme – und zwei Schichten sind zuviel.

❍ Für sehr braune Haut findet man nur schwer ein passendes Make-up. Deshalb auf eine getönte Tagescreme ausweichen. Sieht sportlich und natürlich aus.

❍ Wenn zuviel Make-up aufgetragen wurde, kann man den Überschuß mit einem Zelltuch abnehmen.

DON'Ts

❍ Nie mit zuviel Make-up arbeiten, es verklebt am Haaransatz und sieht unnatürlich aus.

❍ Zu wenig Make-up bewirkt einen fleckigen und unsauberen Teint.

❍ Getönte Tagescreme und Make-up nicht vermischen. Die verschiedenen Konsistenzen gehen nur selten eine gute Verbindung ein.

❍ Angebrochenes Make-up nicht länger als ein Jahr verwenden. Die Pflegebestandteile leiden, die Foundation wird fleckig.

❍ Make-up nie auf die Handinnenseite geben. Der Hautschweiß könnte die Substanz verändern und die Farbe zerstören. Besser: der Handrücken.

❍ Flüssiges Make-up nicht sofort nach dem Eincremen auftragen. Es wird zu dünn und deckt nicht.

❍ Nie dunkles Make-up zum »Färben« des Gesichts verwenden. Das sieht unnatürlich aus. Besser: ein leichter Selbstbräuner.

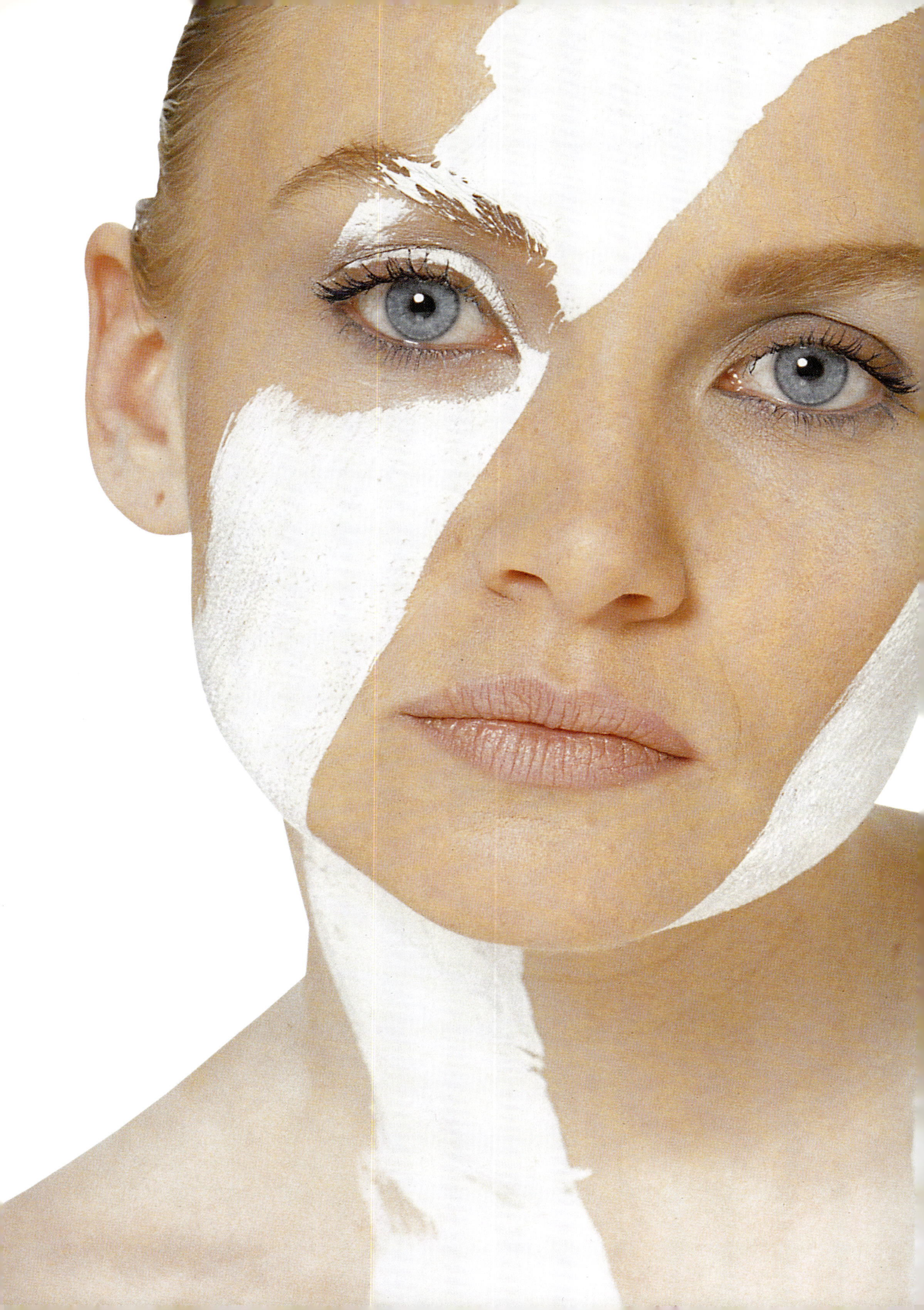

AUFHELLER

Aufhellcremes sind wahre Wunderwerkzeuge, denn mit ihnen lassen sich ganze Gesichter modellieren. Augenringe verschwinden, stark ausgeprägte Stirn- oder Nasolabialfalten werden optisch korrigiert, eng beisammen stehende Augen werden auseinandergemogelt.

Das Grundprinzip ist denkbar einfach: Zu tief liegende Gesichtspartien werden mit hellen Tönen optisch angehoben. Im umgekehrten Fall kann man zu dominante Stellen – zum Beispiel eine breite Stirn – mit dunkleren Tönen abschattieren (siehe Kapitel Rouge Seite 48).

Dabei sind Aufhellcremes noch gar nicht solange in Gebrauch. Ende der sechziger Jahre war ein stark glänzender Puder, der direkt über dem Rouge auf den Wangenknochen aufgetragen wurde, der letzte Schrei. Der perlmuttartige Glanzfleck machte den Übergang vom Rouge zum normalen Hautton weicher, das Make-up wirkte insgesamt feiner und durchsichtiger.

Aus diesem glänzenden Puder sind die modernen Aufheller entstanden, die direkt in die Foundation eingearbeitet werden. Aufheller werden meist in ähnlichen Konsistenzen wie Make-up-Foundations angeboten, als Creme im Tiegel, als Flüssigkeit im Fläschchen, als zähe Creme in der Phiole oder als Augencreme im Spender. Andere Bezeichnungen für Aufheller sind »Cover-Cream«, »Coverstick«, »Anti-Cernes« oder »Under-Eye-Cover«. Die Auswahl ist groß, die verschiedenen Marken halten für jeden Hauttyp das passende Produkt bereit.

Oberstes Prinzip ist: Die Aufhellcreme muß farblich auf die Foundation abgestimmt sein. Wenn die Foundation gelblich gewählt wurde, dann muß auch der Aufheller einen gelblich-beigen Grundton haben. Das Ergebnis wird am natürlichsten, wenn die Aufhellcreme ein bis zwei Nuancen heller ist als das Make-up.

Auch zum Abdecken dunkler Flecken im Gesicht (Überpigmentierungen) sind Aufheller hervorragend geeignet, weil sie stärker pigmentiert sind als die meisten Make-ups. Allerdings wählt man dann eine Aufhellcreme, die exakt dem Hautton entspricht.

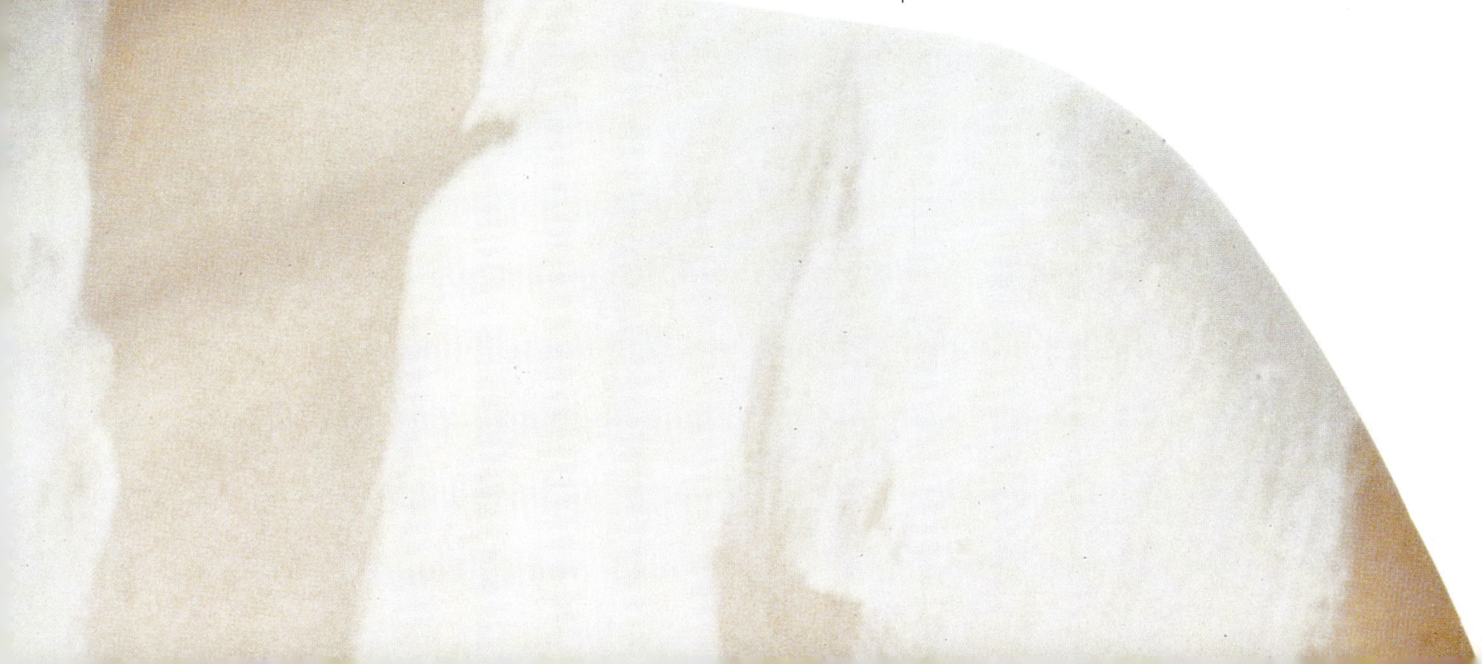

AUFHELLER – WIE SIE PLAZIERT WERDEN

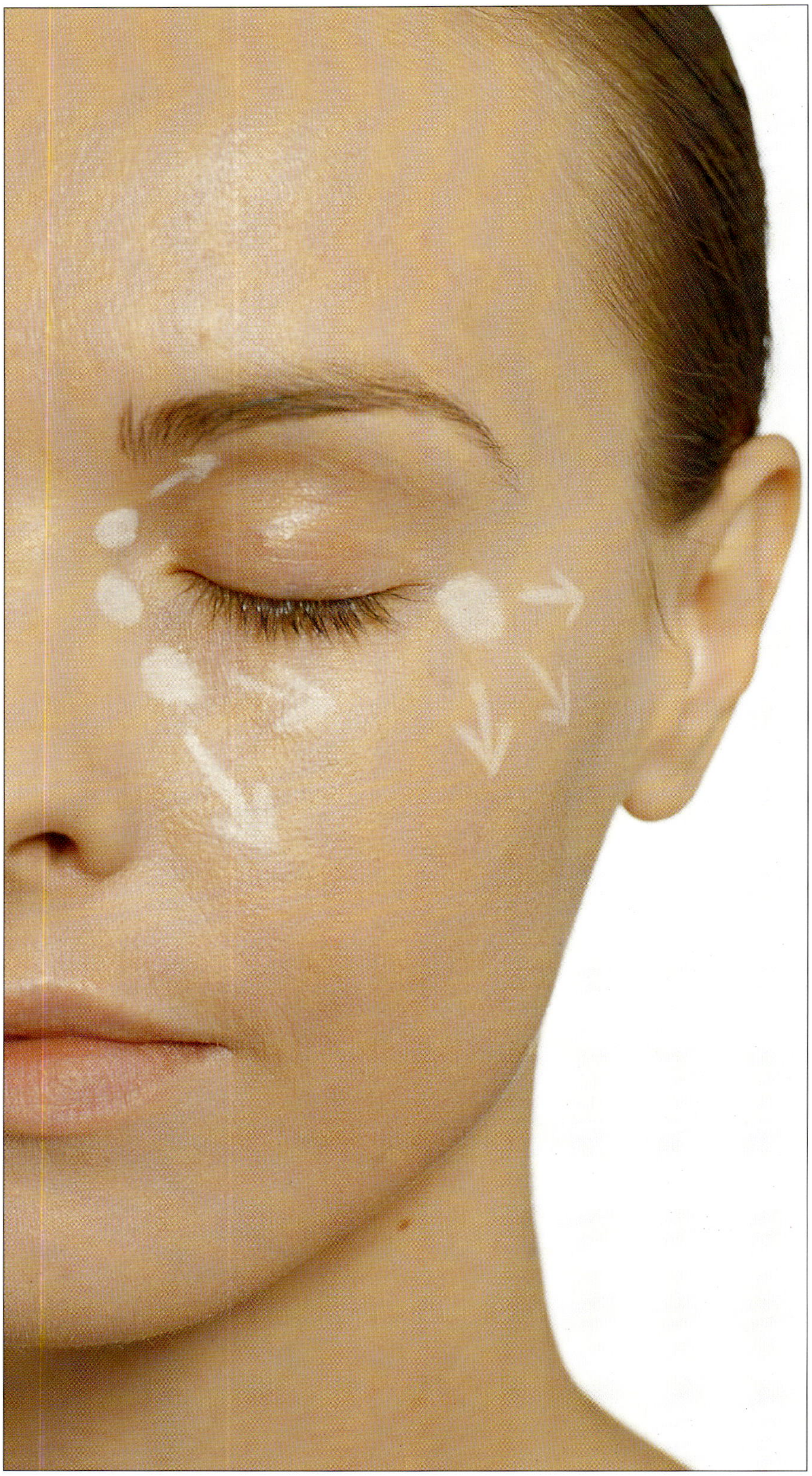

IM INNEREN UND ÄUSSEREN AUGENWINKEL

Diese klassische Aufhellung schmeichelt fast jedem Gesicht. Nötig ist sie immer dann, wenn die Haut im Augenbereich sehr dünn ist, und die Äderchen bläulich oder bräunlich durchschimmern.

Grundsätzlich gilt: Diese empfindliche Hautpartie nicht zweimal abdecken. Also kein Make-up auflegen und anschließend mit Aufhellcreme darübergehen, sondern die Stelle beim Grundieren aussparen und nur den Aufheller plazieren. Hier kann man gut mit dem Mittel- oder Zeigefinger arbeiten, weil man in der Hand ein gutes Gefühl für den extrem fragilen Hautbereich hat. Das ist jedoch nur mit relativ kurzen Fingernägeln möglich, bei langen Nägeln kann man nicht mit der Fingerkuppe tupfen. In diesem Fall wäre es besser, mit einem breiten Aufhellpinsel zu arbeiten.

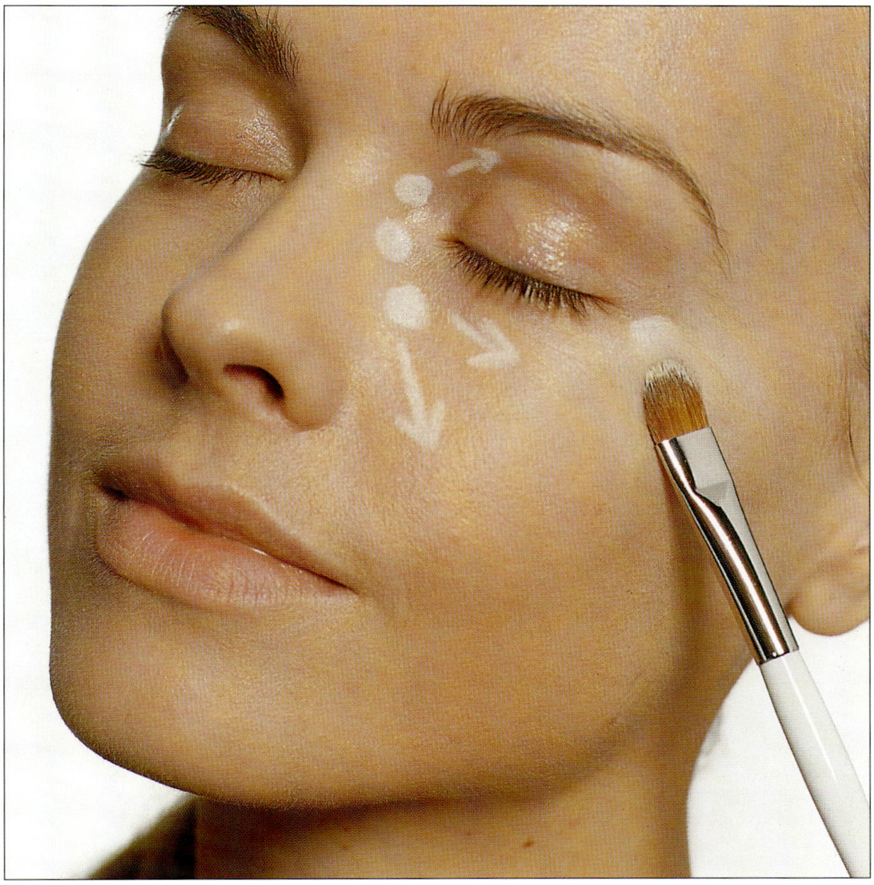

Der Aufheller wird an der tiefsten Stelle am Augeninnenwinkel angesetzt, die Farbe soll flächig nach oben und unten auslaufen. Auch die Lider selbst dürfen mit einem Farbrest abgedeckt werden.

Der Außenwinkel der Augen sollte immer aufgehellt werden, wenn eine dunklere Hautpartie das Auge optisch nach unten zieht. Das ist vor allem dann der Fall, wenn man Überlider oder einen sehr markanten Knochen über dem Auge hat. Der Aufheller wird direkt am äußeren Augenwinkel plaziert und verläuft von dort aus flächig zum Wangenknochen.

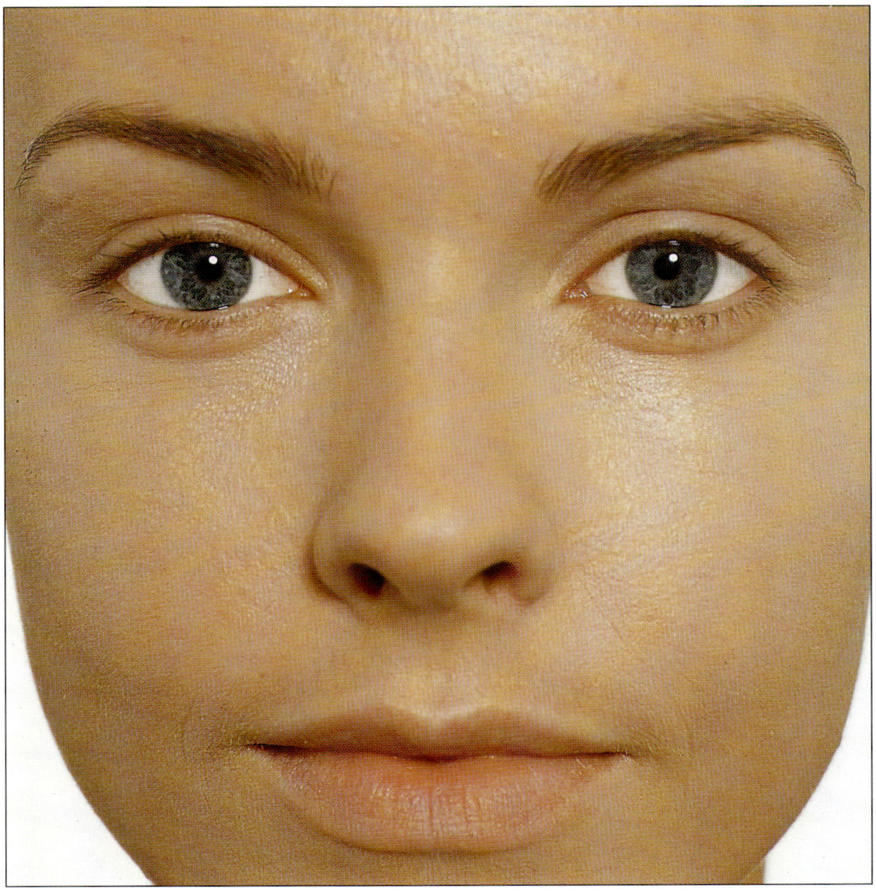

Ergebnis:
Der Aufheller am Auge läßt die Augenpartie flacher, glatter und jünger wirken. Er hebt tiefliegende Augen und bringt müde zum Strahlen.

FLÄCHIG UNTER DEM GANZEN AUGE

Diese Aufhellung ist vor allem bei kleinen Augen sinnvoll. Plaziert wird auch hier klassisch am äußeren und inneren Augenwinkel. Wichtig ist jedoch, daß der Aufheller unter dem Auge zusammenläuft, es entsteht ein imaginäres Dreieck. Dieses Dreieck wird vorsichtig in die Haut eingepattert, bis eine aufgehellte, weiche Fläche unter den Augen entstanden ist, anschließend vorsichtig abpudern.

Wichtig: Nicht zuviel Material unmittelbar am Auge auftragen, das betont kleine Fältchen unnötig.

Ergebnis:
Ein Make-up, das im Zentrum Licht einfängt und damit auch kleine oder tiefliegende Augen lebendig wirken läßt.

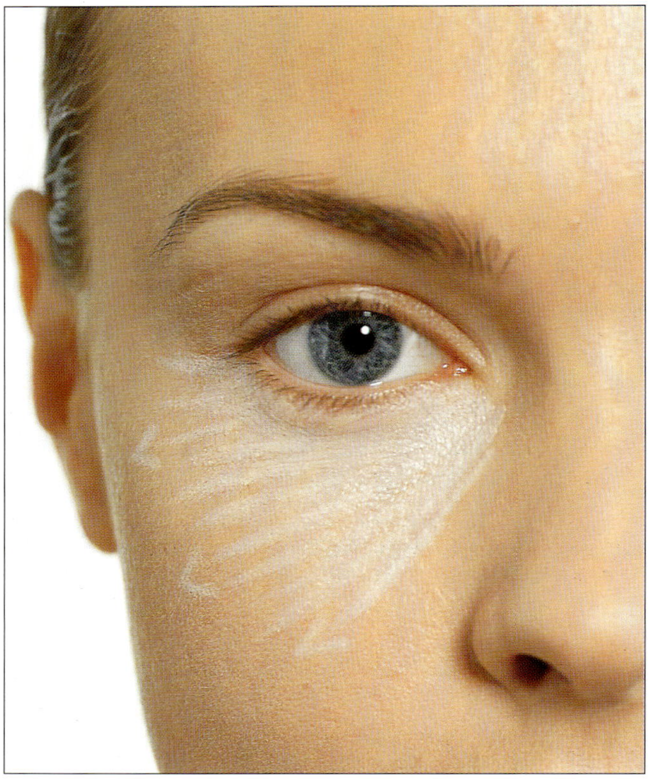

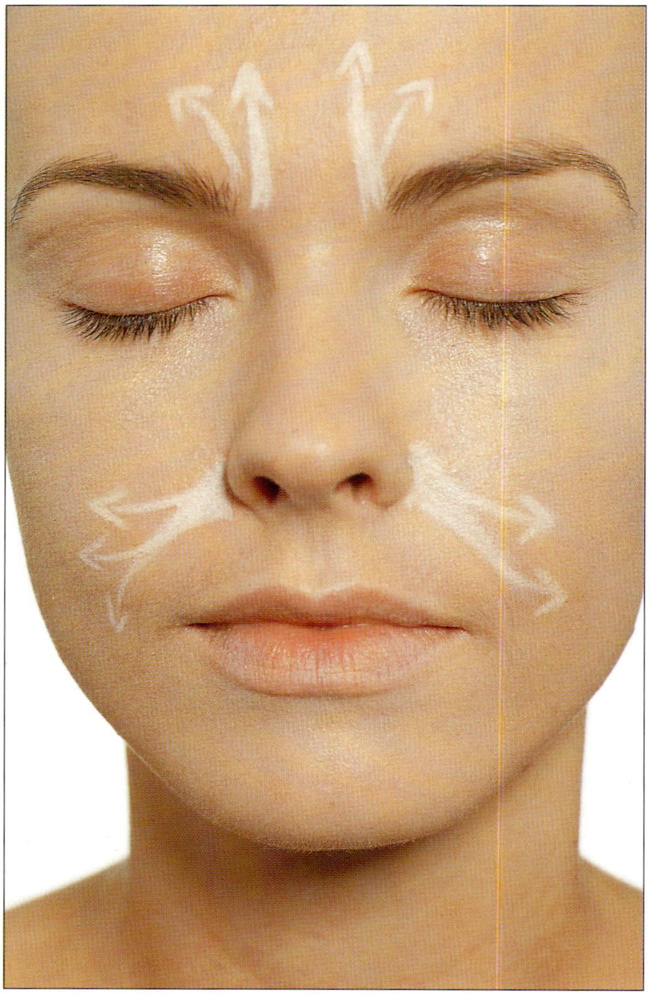

NASOLABIAL– UND STIRNFALTEN

Ein beliebter, aber selten wirklich guter Tip ist das Aufhellen der Nasolabialfalte. Hier ist Vorsicht geboten, weil sich eine deutliche Falte, wenn man Material hineingibt, nur noch stärker abzeichnet. Besser: Die Stelle über der Falte aufhellen, wo die Rundung der Wange kein Licht fängt. Meist ist das nur eine Strecke von ein bis zwei Zentimetern seitlich neben den Nasenflügeln abwärts. Um den Aufheller exakt plazieren zu können, sollte man hier mit einem Pinsel arbeiten. Nach dem Auftragen muß der Aufheller gründlich in das Make-up eingeklopft werden.

Ergebnis:
Die Mundpartie wirkt glatter und straffer.

Mit Skepsis ist auch das Aufhellen der Stirnfalten zu betrachten. Die Gefahr, daß Stirnfalten, die vor allem am Brauenansatz entstehen, unnötig betont werden, ist groß. Empfehlenswert ist diese Technik nur dann, wenn man durch Ausprobieren – leider gibt es kein Patentrezept – herausgefunden hat, wieviel Aufheller dem Gesicht wirklich gut tut. Auch hier gilt: Den Aufheller mit dem Pinsel auftragen und anschließend flächig in das Make-up einarbeiten.

Ergebnis:
Hat man die individuelle Lösung für sich gefunden, ist das Resultat phantastisch. Eine glatt wirkende Stirnpartie sorgt für einen entspannten Augenausdruck.

RUND
UM DEN MUND

An der Lippe sind Aufhellcremes sehr gut einzusetzen. Damit werden nicht nur Unebenheiten im Bereich der Mundwinkel ausgeglichen, sondern auch Lippenfältchen weggemogelt.

<ins>Wichtig:</ins> Sparsam mit dem Aufheller umgehen. Nicht die Menge, sondern die Plazierung entscheidet.

Tief liegende Mundwinkel können dem Gesicht einen mürrischen Ausdruck verleihen. Der Aufheller wird mit dem Finger oder Pinsel direkt in die Kerbe der Mundwinkel gegeben und anschließend gründlich mit dem Make-up verwischt.

<ins>Ergebnis:</ins>
Der Mund wirkt frischer und lebendiger.

Lippenfältchen, die sich meist an der Oberlippe zeigen, können retuschiert werden, wenn man die Kerbe an der Lippe mit Aufheller füllt und ihn dann am Lippenrand rechts und links auslaufen läßt.

<ins>Ergebnis:</ins>
Der Mund wirkt straffer.

Zusätzlich wird ein Auslaufen des Lippenstifts verhindert. Wer wenig Platz zwischen Nase und Oberlippe hat, sollte diesen Nasensteg korrigieren. Der Aufheller wird exakt plaziert und eingeklopft.

<ins>Ergebnis:</ins>
Es streckt und schafft Abstand.

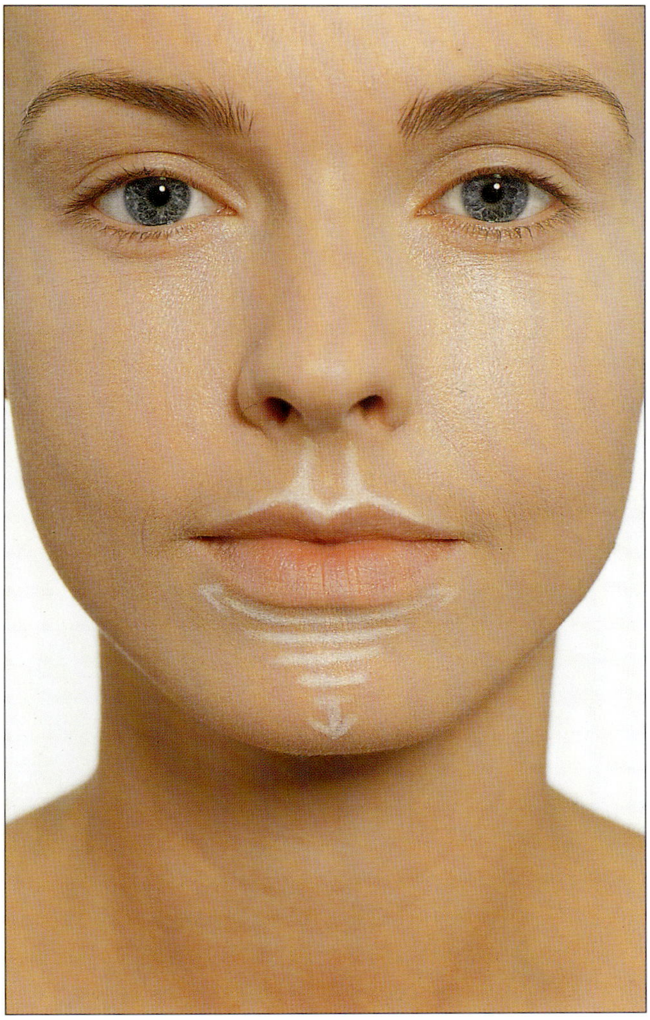

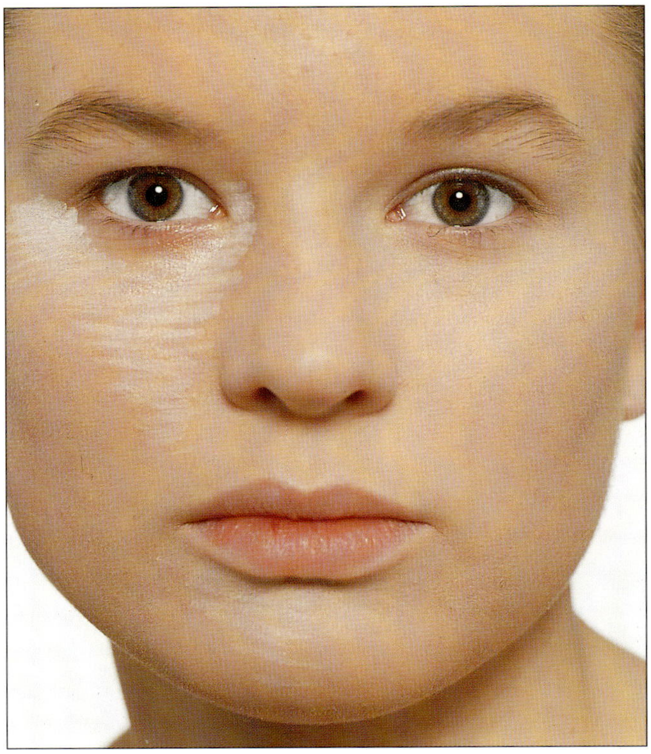

AUFHELLUNGEN
BEIM ECKIGEN GESICHT

Mit dieser Methode kann man eckige oder runde Gesichter optisch verlängern und strukturieren: Das Geheimnis ist eine Kombination aus flächigen Aufhellungen und anschließendem Einlegen der Wangenknochen mit Rouge oder Bräunungspuder.

Der Aufheller wird am Augeninnen- und -außenwinkel so plaziert, daß unter dem Auge eine Art Dreieck entsteht. Dieses Dreieck setzt sich unter der Unterlippe fort und streckt so das Gesicht in die Länge. Im Gesicht des Models ist auf der linken Seite zu sehen, wo die Aufheller plaziert werden, in der rechten Gesichtshälfte ist die Aufhellcreme bereits in die Make-up-Grundierung eingeklopft und zeigt den streckenden Effekt.

AUFHELLER – EINE ÜBERSICHT

① Aufhellcreme im schmalen Drehstift: feste Konsistenz mit hohem Farbanteil. Drehstifte sind leicht zu handhaben. Die Auswahl der einzelnen Hauttöne ist gut auf die Foundations abgestimmt.

② Halbflüssiger Aufheller in der Phiole: Das Stäbchen mit dem Schaumstoffende verführt zum direkten Auftragen auf die Haut. Meistens wird dadurch zuviel Material aufgetragen, das sich in den Fältchen absetzt und die Haut austrocknet. Besser: Aufheller auf den Handrücken geben und von dort aus weiterverarbeiten.

③ Feste Aufhellcreme: Wird vor allem im Profibereich verwendet. Diese Creme ist superstark pigmentiert und deckt wirklich alles ab. Sie ist jedoch sehr zäh und sollte deshalb mit einem Aufhellpinsel aufgetragen werden.

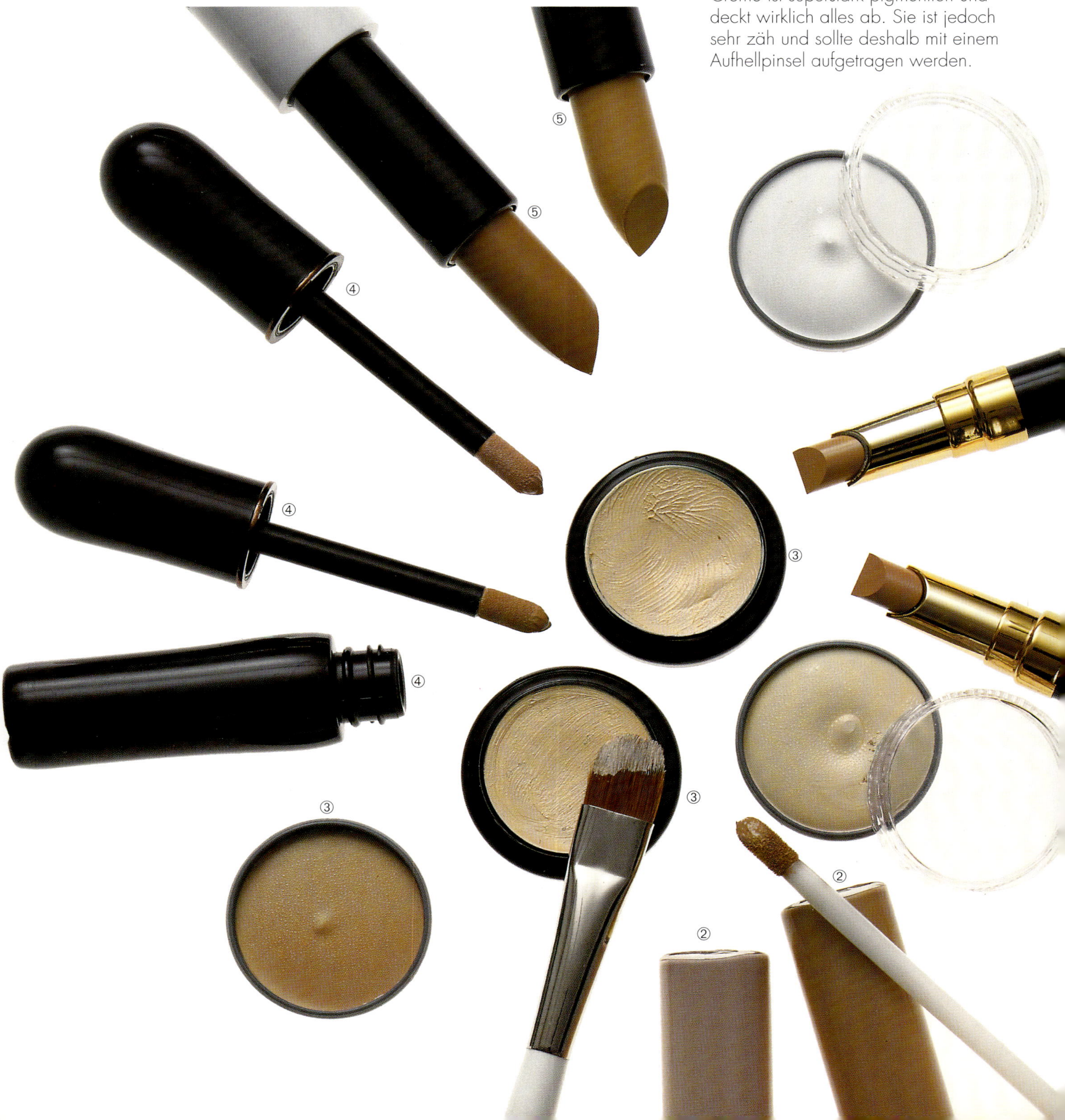

④ Flüssige Aufhellcreme: Ist vor allem für reifere und trockene Haut, die zu Fältchen neigt, geeignet. Sollen jedoch sehr dunkle Partien abgedeckt werden, deckt dieser Aufheller zu wenig.

⑤ Aufhellcreme im breiten Drehstift: Deckt durch die hohe Pigmentierung sehr gut und ist trotzdem auf der Basis einer Feuchtigkeitscreme hergestellt, so daß die Haut nicht austrocknen kann. Weil sie sich wie ein Lippenstift herausdrehen läßt, ist die Aufhellcreme angenehm zu handhaben. Wegen ihrer großen Fläche läßt sich diese Creme hervorragend auch von Ungeübten perfekt mit dem Pinsel oder Finger weiterverarbeiten.

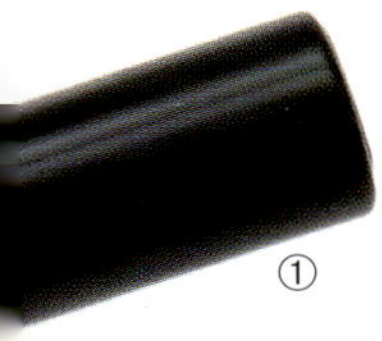

①

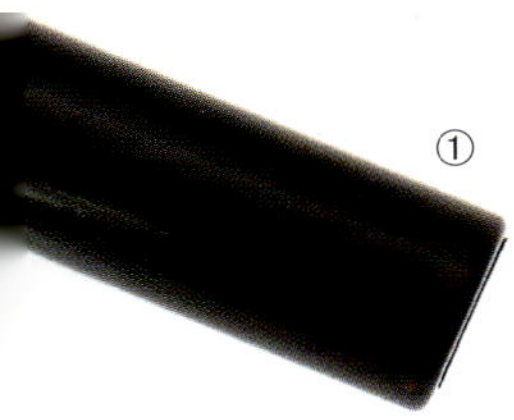

①

DOs UND DON'Ts

DOs

❍ Aufheller immer etwa zwei Nuancen heller wählen als die Foundation.

❍ Soll der Aufheller zum Abdecken von Hautunreinheiten verwendet werden, muß er farblich exakt dem Teint entsprechen.

❍ Setzt sich ein Aufheller in den Augenfältchen ab, sollte man ihn vor dem Auftragen mit etwas Augencreme vermischen.

❍ Aufheller stets mit den Fingern auftupfen oder mit einem breiten Pinsel auftragen. Das erhöht die Haltbarkeit.

❍ Aufheller läßt sich gut als Grundierung für Lidschatten einsetzen. Er wird dünn auf das ganze Lid aufgetragen.

❍ Bei stark nachdunkelnden Lippen eignet sich Aufheller gut als Grundierung der Lippenmaquillage.

❍ Flächige Aufhellungen können auch mit einem Make-up-Schwämmchen in die Foundation eingeklopft werden.

DON'Ts

❍ Aufheller nie vor der Foundation auftragen. Er wird sonst zu leicht verwischt und damit unsichtbar.

❍ Mit dem Aufheller unter dem Auge nie bis ganz an die Unterwimpern herangehen. Er setzt sich ab und verklebt die Wimpern.

❍ Matte Aufheller meiden. Sie wirken immer trocken und hart.

❍ Beim Verarbeiten von Aufheller nie alle Punkte markieren und dann erst einarbeiten. Besser: Eine Stelle markieren, einarbeiten, nächsten Punkt aufhellen und so weiter.

❍ Die Foundation vor der Anwendung von Aufheller nie abpudern, sonst läßt sich der Aufheller schlecht verarbeiten.

❍ Haut, die nicht grundiert, sondern nur abgepudert wird, muß vor dem Pudern aufgehellt werden. Das gilt auch für Puder-Make-up.

PUDER

UND DER RICHTIGE UMGANG DAMIT

Kein kosmetisches Produkt unterliegt so vielen Vorurteilen wie der Puder. – »Puder verstopft die Poren. Er trocknet die Haut aus. Ein abgepudertes Gesicht wirkt künstlich.« – Diese Aussagen sind längst überholt. Kreideanteile und Reisstärkemehl, die früher zur Herstellung von Puder verwendet wurden und in der Tat einen sehr trockenen Eindruck hinterließen, sind aus der modernen Kosmetik längst verbannt. Gerade bei Puder hat die Industrie enorme Fortschritte gemacht. Seitdem man in Mikrokapseln Feuchtigkeit – wie Bio-Hyalyron-Säure – speichern kann, trocknet Puder die Haut nicht mehr aus. Im Gegenteil: Er spendet Feuchtigkeit; ja, er zieht sogar die Feuchtigkeit aus der Luft an. Daraus ergibt sich eine gänzlich veränderte Konsistenz: Wer schon einmal mit zwei Fingern in losen Puder gefaßt hat, spürt den Creme-Charakter moderner Präparate: Sie sind seidig und weich.

Das beeinflußt natürlich auch das Make-up. Wirkten abgepuderte Gesichter früher sehr matt, manchmal sogar stumpf, so erzeugt der Puder heute ein satinhaftes Finish auf der Haut. Ein abgepudertes Gesicht sieht natürlich, beinahe ungeschminkt aus. Der Haut den Fettglanz zu nehmen, ist deshalb auch nur eine Aufgabe des Puders, wichtiger ist, das Make-up zu fixieren und haltbar zu machen.

Puder wird in verschiedenen Varianten angeboten. Loser Puder – die klassische Form – läßt sich mit einem Pinsel sehr exakt verarbeiten. Kompaktpuder hat dagegen den Vorteil, daß er sich kleiner verpacken läßt und deshalb in jeder Handtasche Platz findet. Beide Puderarten gibt es von fast jeder Kosmetikfirma in allen gängigen Farben. Wichtig ist: Puder und Make-up-Foundation sollten exakt den gleichen Ton haben. Stimmen die Farben nicht überein, entsteht fast immer ein unnatürlicher »Maskeneffekt«. Auch neutraler Transparentpuder ist kein Allheilmittel. Im Gegenteil: Vor allem bei einem dunklen Teint bewirkt ein farbloser Puder das Umkippen des Hauttons in ein lebloses Grau.

Relativ neu auf dem Markt sind die sogenannten »Puder-Make-ups«, eine Kombination aus Make-up und Puder. Das Make-up ist relativ trocken und enthält einen erhöhten Anteil an Puderpartikeln, so daß man bereits nach dem Auftragen des Make-ups ein seidig-mattes Ergebnis erzielt. Je ein Arbeitsgang und ein Produkt wird überflüssig – man spart also Zeit und Geld.

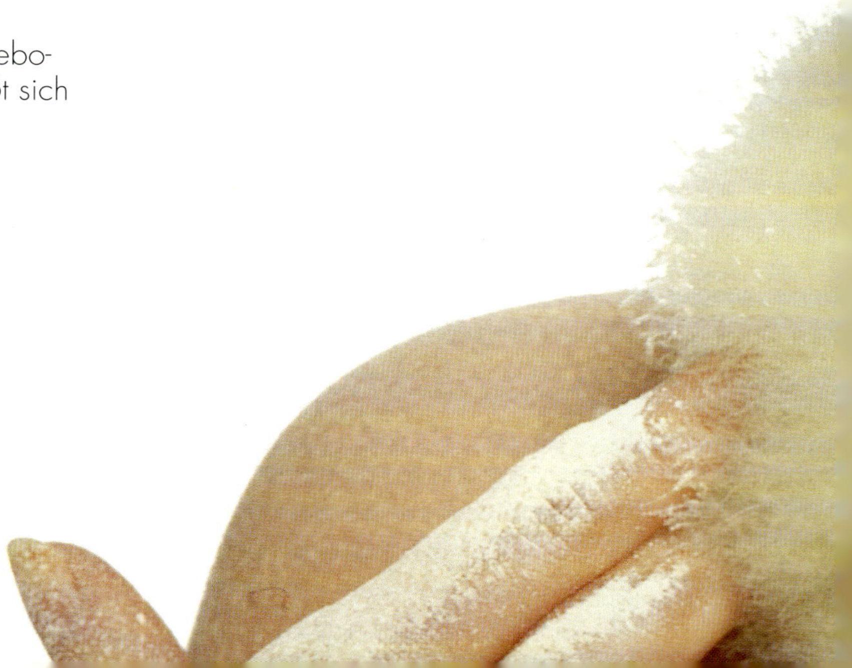

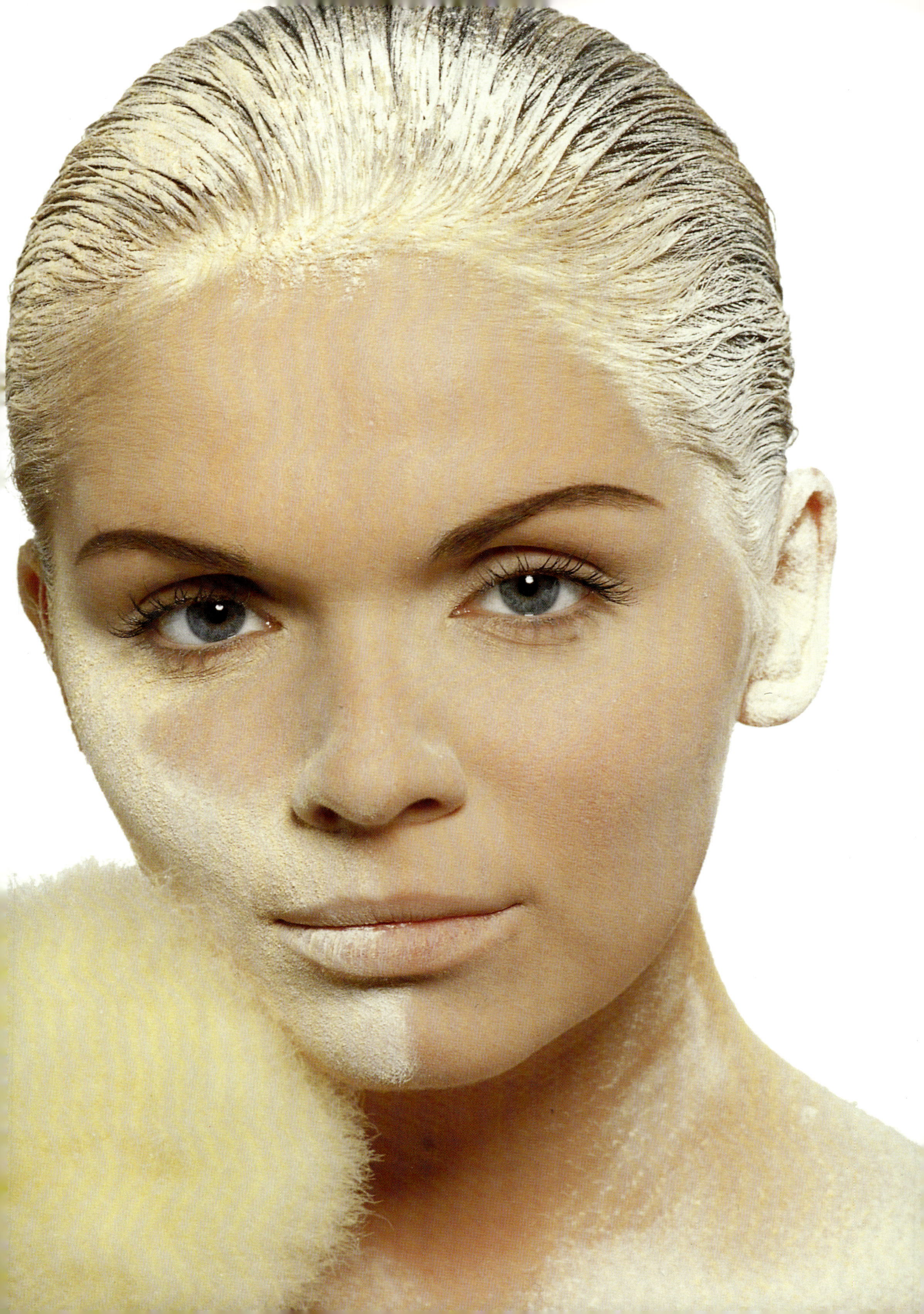

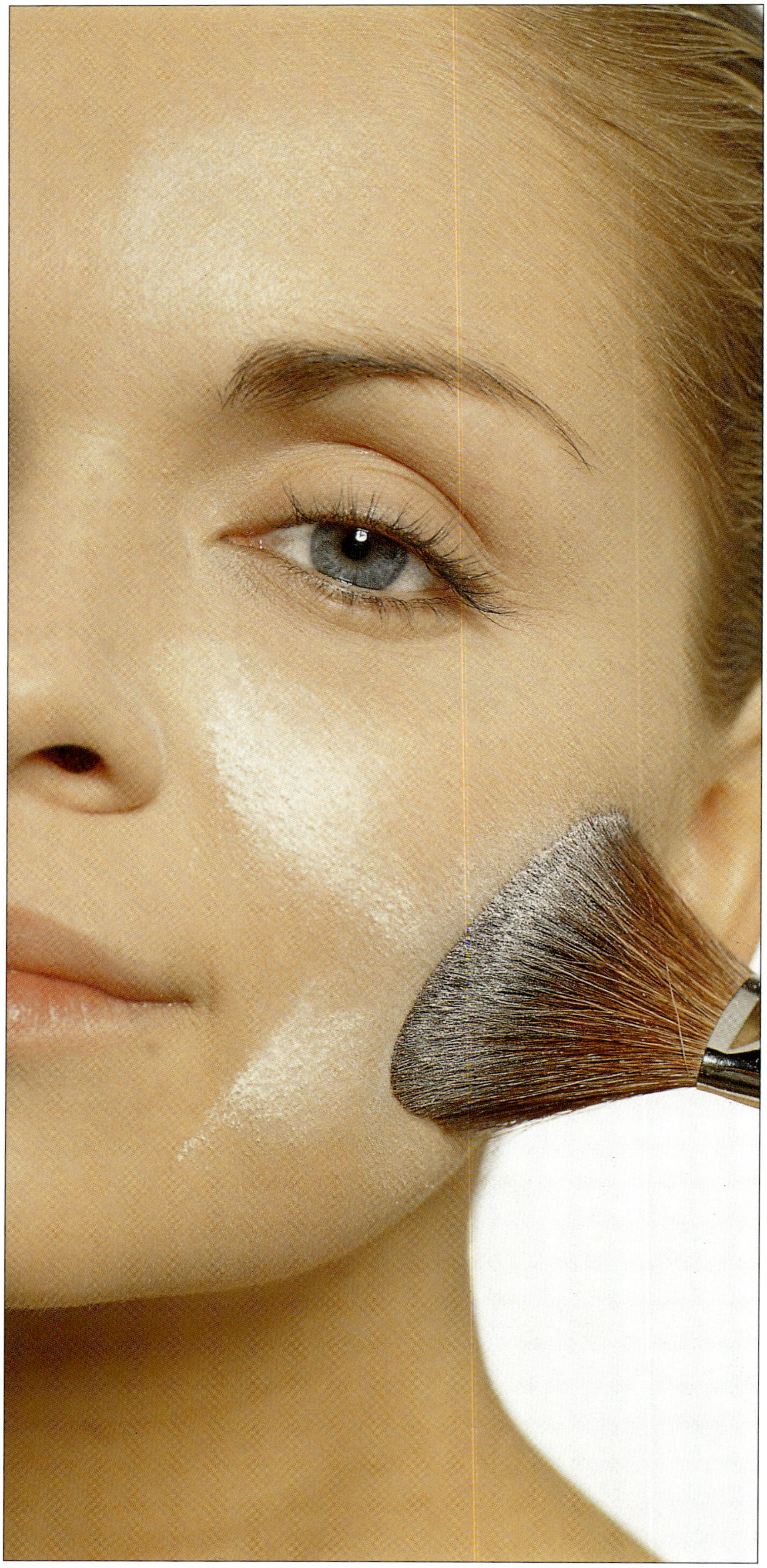

ABPUDERN – DIE TECHNIKEN

Es gibt vier wirklich praktikable Möglichkeiten, Puder aufzutragen: Abpudern mit dem Puderpinsel, mit einem Wattepad, mit einer Puderquaste oder einem feuchten Schwämmchen.

ABPUDERN MIT DEM PUDERPINSEL

Die klassische – und gleichzeitig die von Frauen am häufigsten angewandte – Technik ist das Auftragen des Puders mit einem breiten Puderpinsel. (Allgemeine Tips zur Qualität von Pinseln finden Sie unter »Pinsel und Arbeitsmaterial«, Seite 94.)

Wenn man losen Puder verarbeitet (wie im Foto gezeigt), streut man am besten die notwendige Menge auf ein bereit gelegtes Zelltuch, denn der Pinsel kann den Puder von einer größeren Oberfläche besser aufnehmen. Vorsicht mit der Menge – zuviel Puder läßt ein Gesicht leicht maskenhaft und starr aussehen. Besser ist, weniger Puder gut zu verteilen.

Make up TIP Wenn der Pinsel wiederholt in den Puder »hineingestupft« wird, verteilt er sich gleichmäßig zwischen den Härchen des Pinsels und kann so auch wieder gleichmäßig an die Haut abgegeben werden.

Ist das Material vom Pinsel aufgenommen, wird er sanft gegen die Gesichtshaut gedrückt. Partie für Partie wird das Make-up nun von oben nach unten fixiert. Pudert man von unten nach oben, stellen sich die Gesichtshärchen auf, das Gesicht wirkt grau und gekalkt.

Generell gilt:
Die Pinselmethode eignet sich vor allem für das schnelle »Alltags-Make-up«. Loser Puder läßt sich exakter verarbeiten als Kompaktpuder, weil er sich besser im Pinsel verteilt. Zum einfachen Retouchieren während des Tages ist jedoch ein Kompaktpuder in der Handtasche praktischer.

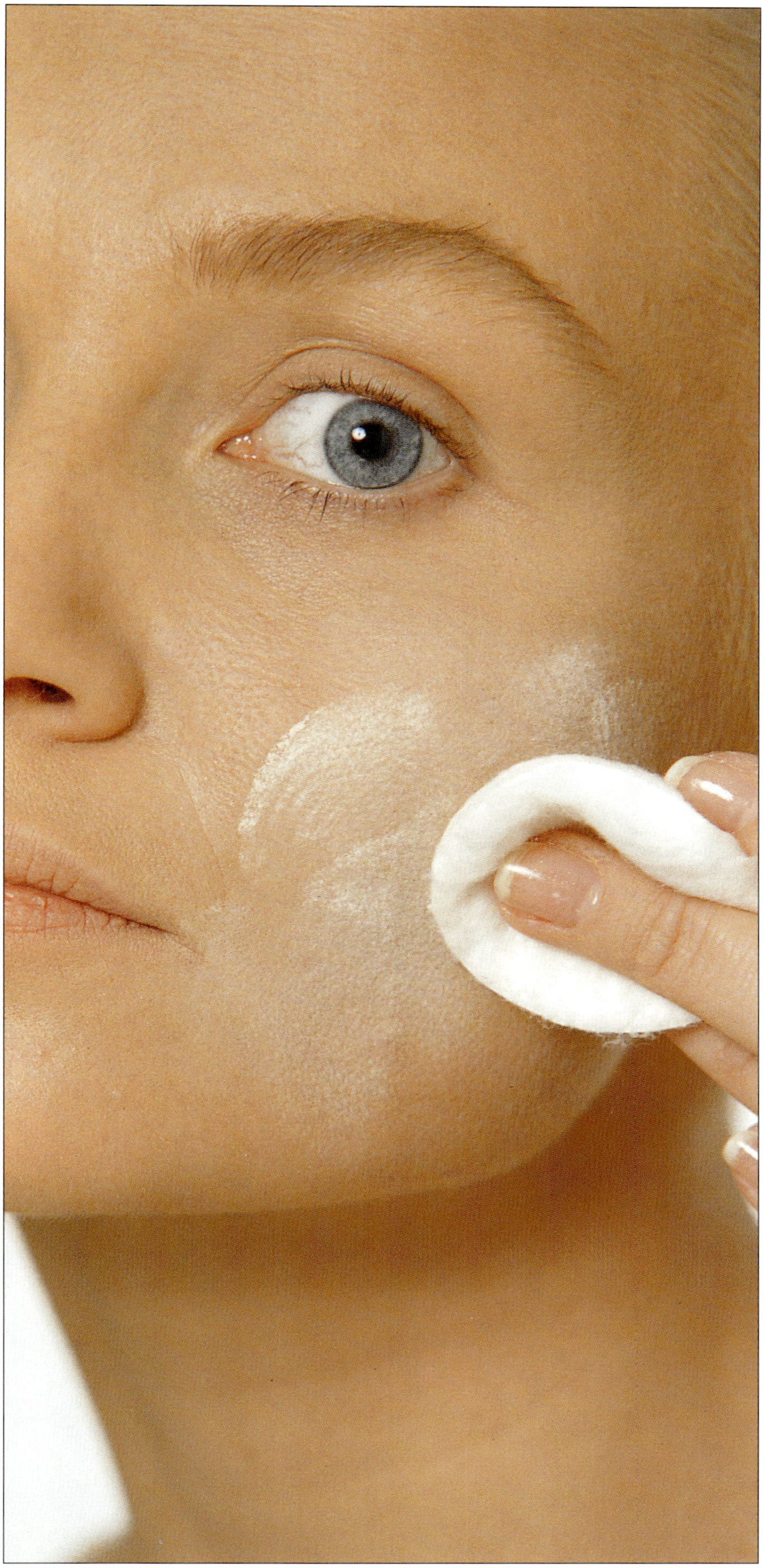

ABPUDERN MIT EINEM WATTEPAD

Diese Technik empfiehlt sich vor allem bei öliger Haut, für die ein verstärkter Sebumfluß verantwortlich ist. Dieser natürliche Säureschutzmantel läßt die Haut stärker glänzen und das Hautbild »porig« erscheinen. Am besten begegnet man diesem Eindruck durch gründlicheres Abpudern. Der Teint wird mattiert, der ölige Eindruck abgemildert. Dies erreicht man, wenn der Puder »aufgepattert« – also regelrecht in die Foundation eingearbeitet wird.

Zunächst wird das Wattepad durch senkrechtes Tupfen – in die Puderdose oder auf das mit Puder bestreute Zelltuch – mit Puder gesättigt. Mit diesem Wattepad wird nun die gesamte Gesichtshaut von Stirn bis Kinn abmattiert. Am haltbarsten wird die Puderschicht, wenn sie mit schnellen, eng nebeneinander gesetzten Bewegungen in die Haut eingeklopft wird.

Wichtig: Vor allem bei sehr öliger Haut sollte täglich ein neues Wattepad verwendet werden. Dadurch wird das »Speckigwerden« des Pudersteins oder das Verkleben von losem Puder vermieden.

ABPUDERN MIT EINEM FEUCHTEN SCHWÄMMCHEN

Auch wenn es zunächst wie ein Widerspruch klingt – feuchtes Schwämmchen und staubtrockener Puder – für eine perfekte Foundation ist es die beste Methode. Besonderes Plus: Es wirkt völlig ungeschminkt. Die Technik kommt aus der Beauty-Fotografie. Ich verwende sie immer dann, wenn der Fotograf ganz nah am Model arbeitet, wenn nur Ausschnitte aus dem Gesicht fotografiert werden und die Haut völlig makellos aussehen muß.
Es ist allerdings etwas Übung nötig, bevor diese Technik perfekt gelingt.

Der Puder wird auf ein bereitgelegtes Zelltuch gestreut. Hier ist dieser Arbeitsgang unerläßlich, da sonst der Puder durch die Feuchtigkeit in der Dose verklumpen würde. Das feinporige Schwämmchen wird leicht angefeuchtet und dann wie eine Puderquaste um die Finger gelegt. Durch Tupfen wird der Puder auf eine möglichst große Fläche aufgenommen und durch senkrechte Druckbewegungen wieder auf die Haut abgegeben. Im ersten Moment wirkt das Resultat fleckig – wie auf dem Foto links. Doch durch schnelles, ständiges Nachtupfen entsteht eine Pfirsichhaut, bei der kein einziges Puderstäubchen zu sehen ist.
Weil sich der Puder vollständig mit dem Make-up verbindet, ergibt sich eine maximale Haltbarkeit. Ich habe festgestellt, daß eine so gearbeitete Foundation jede Modenschau (mit zwanzig hektischen Umzügen) schadlos übersteht. Diese aufwendige Methode lohnt sich aber auch für »große Anlässe« wie Hochzeiten, wo man stundenlang perfekt aussehen will.

ABPUDERN MIT EINER PUDERQUASTE

Puderquasten – allein das antiquierte Wort suggeriert es bereits – gehören zum ältesten Handwerkszeug in Sachen Puder. Sie wurden vor allem in den Anfängen der Theaterschminke

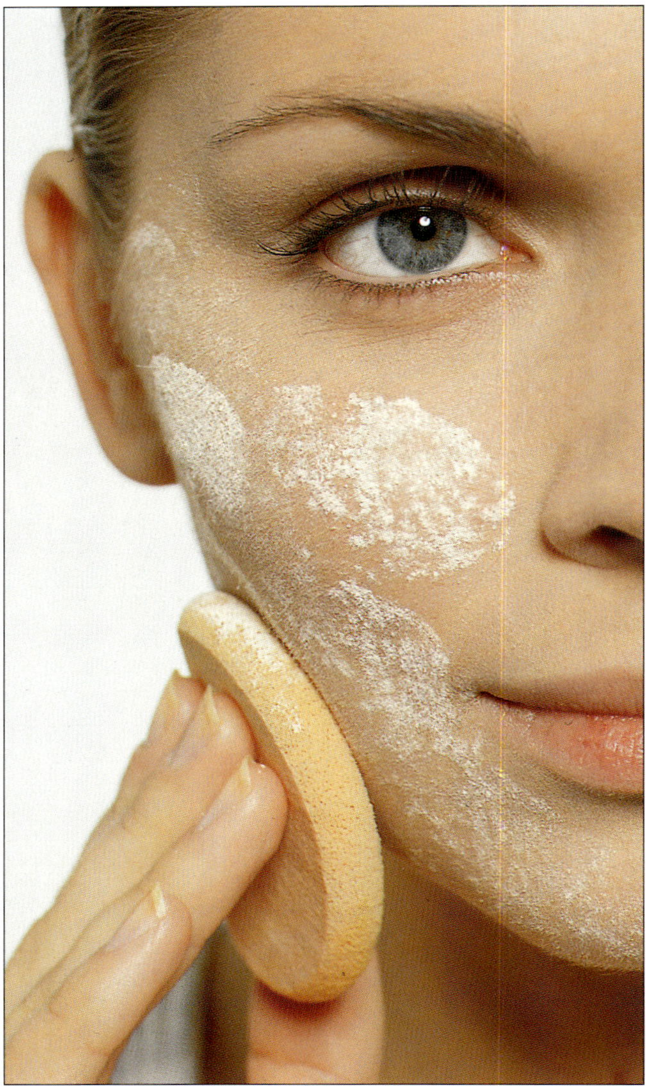

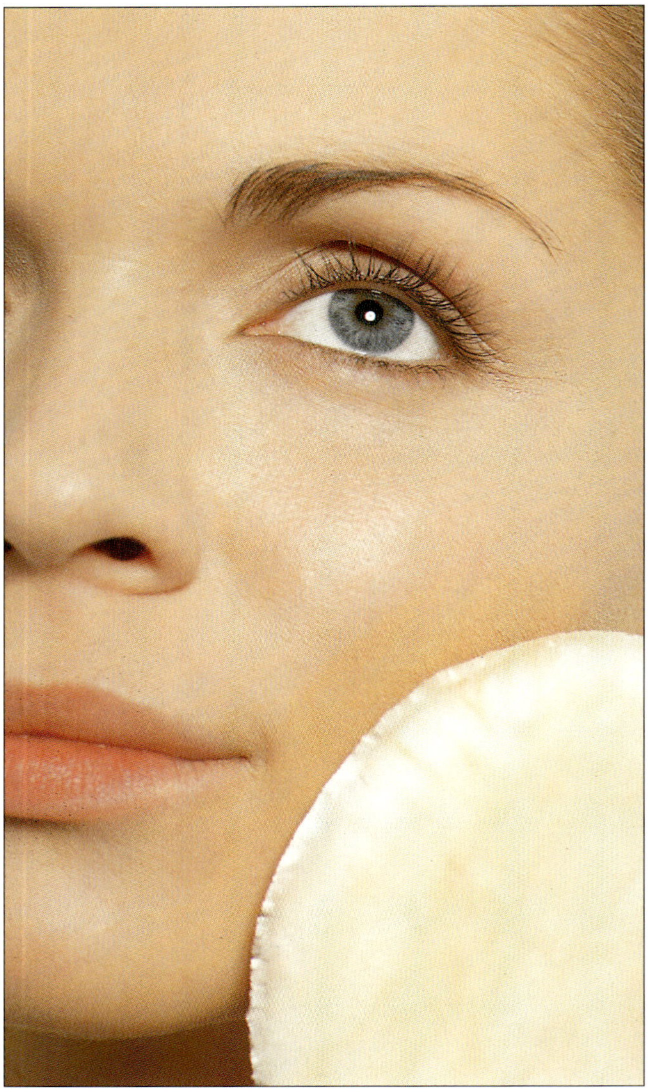

verwendet, zu einer Zeit also, als das dick aufgetragene Bühnen-Make-up sehr stark überpudert werden mußte, um eine lichtgerechte Optik zu erzielen.

Was damals gut und richtig war, nämlich eine dichte Puderschicht zu erreichen, ist heute der größte Nachteil von Puderquasten: Pudern mit Textilquasten gerät leicht zu stark und dicht. Die Konsistenz der Foundations ist heute viel feiner geworden, deshalb ist für ein natürliches Make-up auch eine dünnere Puderschicht richtig. Ich selbst verwende Puderquasten deshalb nur auf Modenschauen, wenn es schnell gehen muß.

Praktisch sind Puderquasten jedoch auch zum regelmäßigen Nachpudern während des Tages. Schließlich liegen sie ohnehin den meisten handelsüblichen Puderdosen bei. Man sollte jedoch ein paar Tricks beachten. Die Quaste wird um ein oder zwei Finger gerollt, damit sich der Puder leichter vom Zelltuch oder aus der Dose entnehmen läßt. Bevor man mit der Quaste ans Gesicht geht, sollte der Puder auf dem Handrücken in die Quaste eingedrückt werden, so kann er gleichmäßiger auf die Gesichtshaut abgegeben werden. Mit kleinen, leicht rollenden Bewegungen wird nun der Puder auf die Foundation aufgetragen. Einen eventuellen Puderüberschuß »kehrt« man am besten mit einem Puderpinsel ab.

Wichtig: Die – meist aus Samtvelour gefertigten – Puderquasten müssen regelmäßig mit einer milden Seife ausgewaschen werden, damit der Puderstein nicht speckig wird.

DOs UND DON'Ts

DOs

❍ Nach dem Auftragen von Puder darf man keinen Unterschied zwischen Gesicht und Hals sehen. Also: Puderfarbe immer wie das Make-up exakt auf den Hautton abstimmen.

❍ Transparent-Puder nur bei blasser oder rötlicher Haut verwenden. Wer hautmäßig zu »gelb« tendiert, wählt beige- bis goldfarbene Pudertöne.

❍ Den dunkleren Hauttonpuder, den man im Sommer verwendet, kann man mit einem Transparentpuder mischen und so immer den momentanen Farbton der Haut erreichen.

❍ Eine zu dicke Puderschicht sollte man mit einem Puderpinsel »abkehren« oder mit einem feuchten Schwämmchen durch Abtupfen dünner und damit natürlicher machen.

❍ Mit Feuchtigkeit angereicherte Puder – es gibt sie in loser und kompakter Form – sind natürlicher und wirken seidiger. Matten Puder nur bei öliger Haut oder zu Fotozwecken benutzen.

❍ Kompaktpuder ist ein idealer Weichmacher für das Augen-Make-up: Der Lidschatten wirkt gedimmt, die Übergänge zum natürlichen Hautton werden weicher.

❍ Puderquaste, Schwämmchen, aber auch Puderpinsel sollten von Zeit zu Zeit gewaschen werden: Frische Arbeitsgeräte liefern saubere Ergebnisse.

DON'Ts

❍ Rötliche Teint-Grundierung und gelblich-beiger Puder harmonieren nur selten. Besser: eine Ton-in-Ton-Kombination.

❍ Bei brauner Haut niemals Transparentpuder verwenden.
Sie wirkt sonst grau oder gekalkt – auf jeden Fall künstlich.

❍ Baby-Puder als Ersatz für Transparentpuder ist unmöglich. Er hinterläßt einen metallischen Glanz.

❍ Puderpinsel nie von unten nach oben im Gesicht bewegen, weil sonst die Gesichtshärchen abstehen. Folge: Die Haut wirkt grau.

❍ Puder mit Glanzpartikeln nur bei einer perfekten Hautoberfläche verwenden. Große Poren und Fältchen werden sonst nur unnötig betont.

❍ Kompaktpuder nie direkt bis ans Auge auftragen. Die Haut ist dort am trockensten und wirft schnell unschöne Falten.

❍ Ein Wattepad aus hygienischen Gründen nie länger als einen Tag zum Auftragen von Puder verwenden.

ROUGE UND SCHATTIERUNGS-PUDER

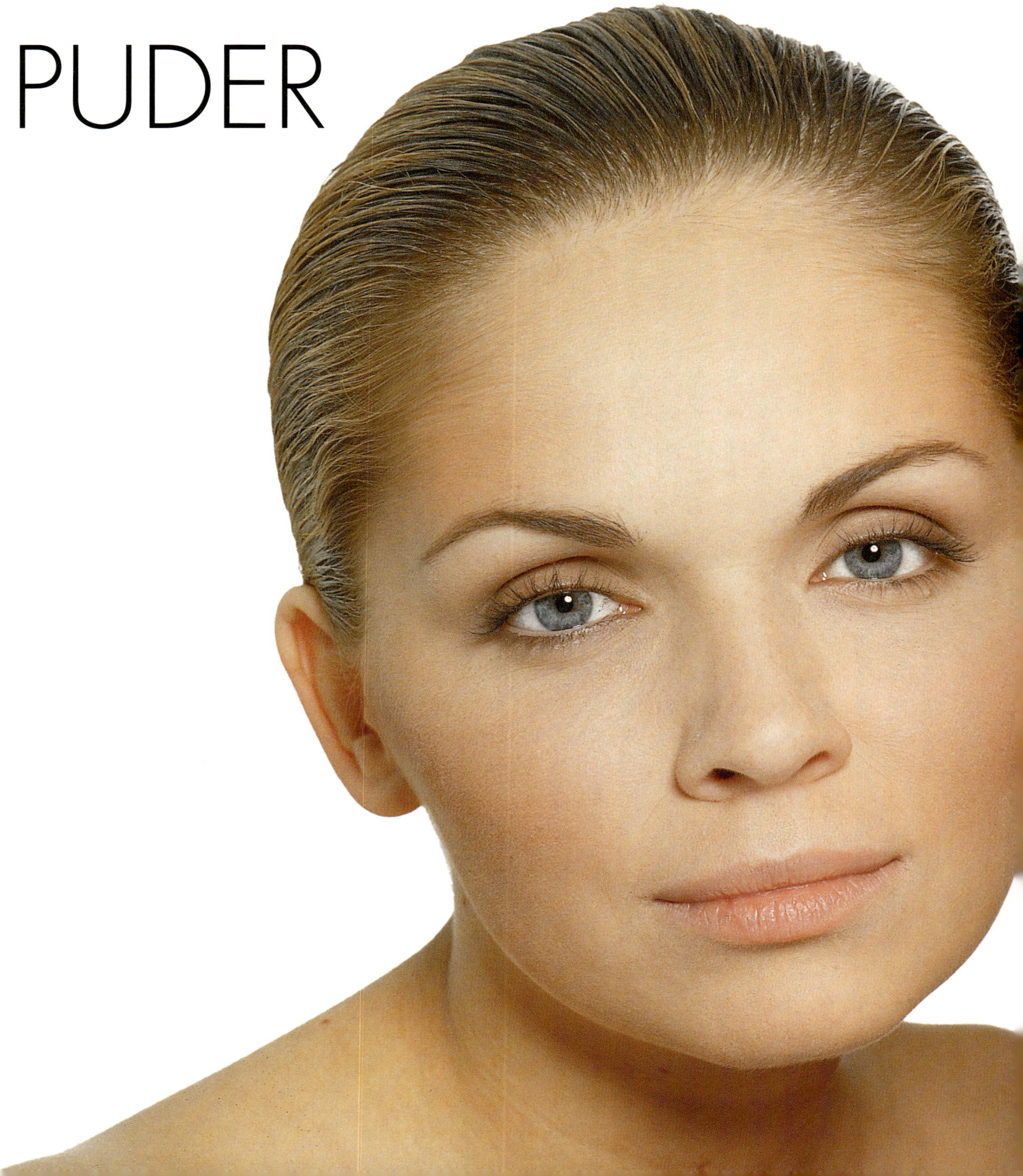

In der klassischen Theaterschminkkunst war das Wangenrouge dazu bestimmt, Jugendlichkeit darzustellen. Wer jung auszusehen hatte, bekam »Apfelbäckchen« und erweckte so den Anschein des »blühenden Lebens«. Als Schminken auch im Alltag salonfähig wurde, behielt Rouge diese Funktion bei. Es wurde lange Zeit ausschließlich dazu mißbraucht, »frische Wangen« zu zaubern, ein rotes Gesicht war gleichbedeutend mit »gut geschminkt«.

Dabei kann Rouge viel mehr als nur »rotmachen«: Es kann sowohl die Haut auffrischen als auch die Gesichtsform günstig beeinflussen. Je nachdem, wo man es plaziert, wird ein viereckiges Gesicht weicher oder ein rundes markanter. »Ein Hauch Rouge unter den Augenbrauen plaziert, läßt die Augen sowohl frischer als auch größer erscheinen.« Ich halte diesen Tip für falsch. 80 Prozent aller Frauen haben Überlider. Rouge unter den Augenbrauen wäre hier völlig verkehrt, die Augen sehen mit Rouge leicht verheult aus.

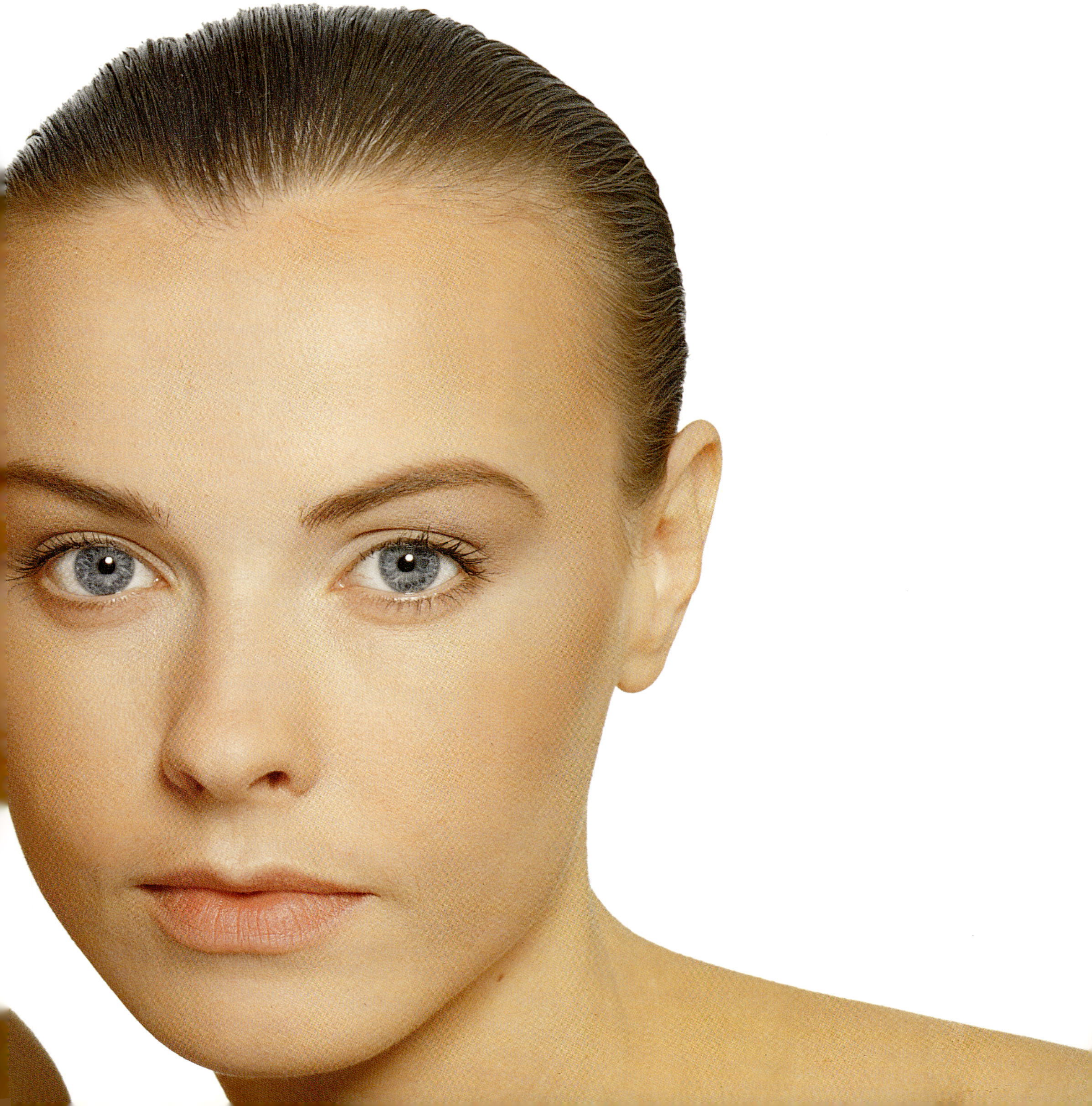

MODELLIEREN MIT ROUGE BEI EINEM OVALEN GESICHT

Grundsätzlich unterscheidet man Cremerouge und Puderrouge. Auf ungeschminkter oder mit getönter Tagescreme behandelter Haut läßt sich Cremerouge besser verteilen; auf einem abgepuderten Teint gehört Puderrouge. Auf jeden Fall falsch: Lippenstift wie Cremerouge verwenden. Durch die Temperatur der Haut können sich die Pflege- und Farbsubstanzen trennen.

Wichtig für die Auswahl von Rouge ist auch die Farbe der Foundation. Bei einem modernen Make-up sollte das Rouge als eigene Farbe kaum auffallen, sondern eher wie eine natürliche Gesichtsröte aussehen. Ein pinkfarbenes Rouge auf einem gelblichen Teint wirkt immer maskenhaft, ein dezentes Rouge dagegen unterstreicht den stilvollen Gesamteindruck.

Das Angebot an Farben ist überwältigend: von matt bis glänzend, von hellen, weichen Tönen bis hin zu sehr farbsatten Tönen. Viele Frauen sind unsicher im Umgang mit Rouge und haben sich daher auf hautfarbene bis bräunliche Töne festgelegt. Diese Entscheidung ist für ein Tages-Make-up richtig und absolut empfehlenswert. Für ein festliches Abend-Make-up dagegen ist Bräunungspuder ungeeignet.

Er wirkt weder frisch noch glamourös. Besser: Kräftiges, glänzendes Rouge, zumal künstliches Licht – und erst recht Kerzen – ohnehin viel von der Farbe schlucken.

Das ovale Gesicht ist mit seinen idealen Voraussetzungen am variabelsten. Wer diese klassischen Formen besitzt, kann sich aussuchen, wie er aussehen will: natürlich und frisch, oder glamourös und extravagant.

Das Model (auf dem Foto unten) trägt das Rouge auf der rechten Gesichtshälfte flächig und weich direkt auf dem Wangenknochen. Der Effekt: Das Rouge erfrischt und sieht sehr fein aus. Der Teint wirkt jugendlicher. Hagere Gesichter können so optisch

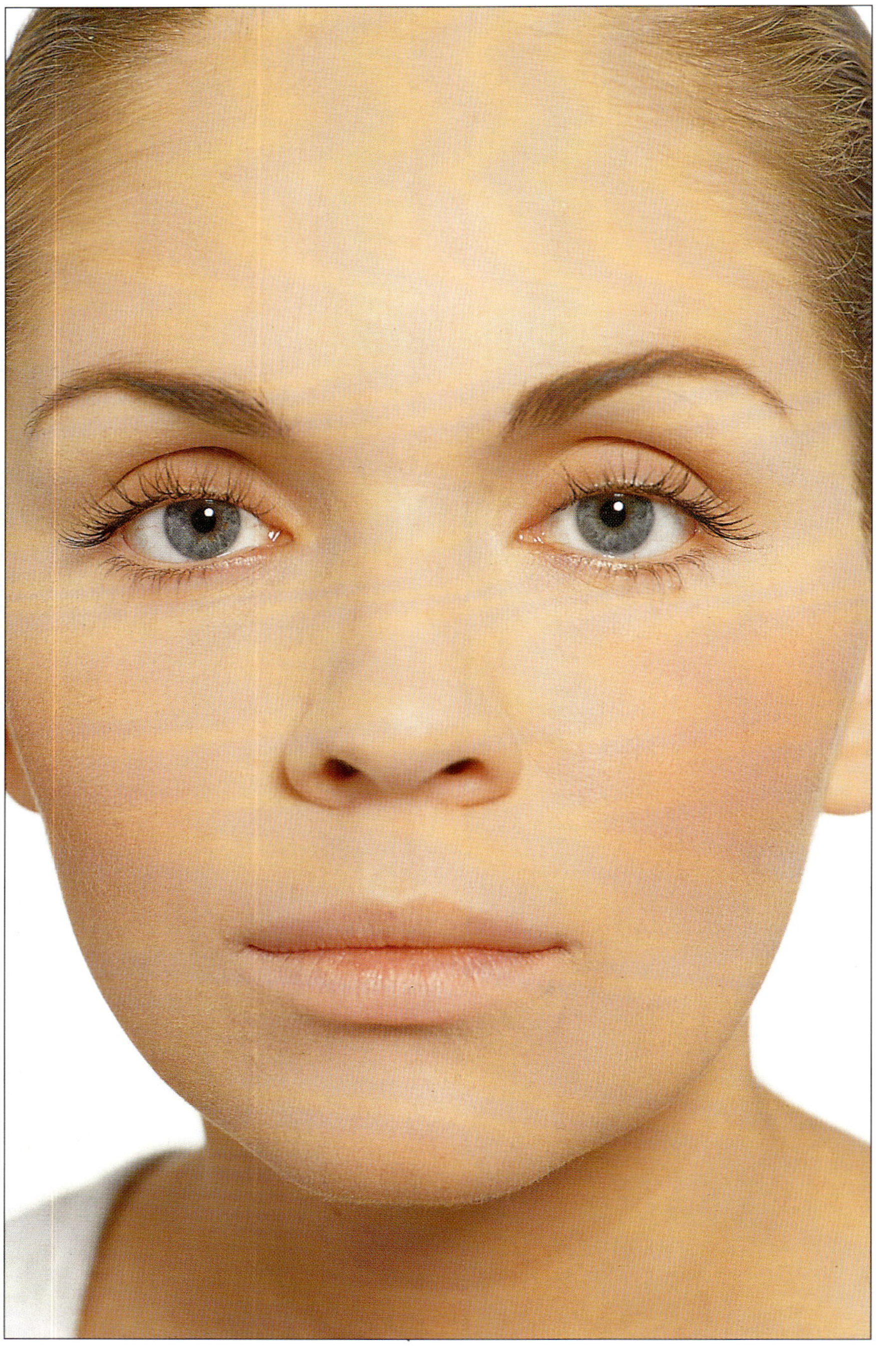

aufgefüllt werden. Zum Auffrischen sollten helle, leichte Farben verwendet werden.

Auf der linken Gesichtshälfte ist das Rouge seitlich plaziert, also an der Stelle, wo sich der Wangenknochen nach innen neigt. Das Gesicht wirkt definierter, hat mehr Power. Dieser extravagante Look ist vor allem für das große Abend-Make-up geeignet. Das Gesicht wird am besten mit kräftigen, farbintensiven Tönen eingelegt.

Make up TIP Bei klassisch-flächigem Rouge kann man mit einem großen Pinsel arbeiten, so wird das Ergebnis weicher. Für die eingelegte, kantigere Version sollte man besser einen kleinen Pinsel wählen. Das Resultat läßt sich leichter kontrollieren und korrigieren.

MODELLIEREN MIT ROUGE BEI EINEM DREIECKIGEN GESICHT

Beim Dreieck ist es am schwierigsten, eine günstige Rougeform zu finden. Das Gesicht wirkt ungeschminkt sehr markant, das spitze Kinn fällt sofort ins Auge. Mit Rouge wird diese Härte korrigiert: Seine Aufgabe ist es, weichere Formen zu zaubern.

Das Rouge wird auf der breitesten Stelle des Wangenknochens plaziert und läuft von dort aus weich nach unten aus, so daß es unter dem äußeren Augenwinkel endet. Wichtig ist es auch, die breite Partie am Oberkopf abzuschattieren. Mit einem kleinen Farbrest werden die Ecken der Stirn abgedeckt. Das Rouge darf dabei ruhig bis in den Haaransatz hinein verlaufen. Das Ergebnis ist ein Gesicht, das sich in der Form stark am klassischen Oval orientiert.

Beim dreieckigen Gesicht sollte man Rouge nie seitlich am Wangenknochen plazieren und von dort aus weit nach unten ziehen. Das Gesicht verschmälert sich sonst und wirkt hager.

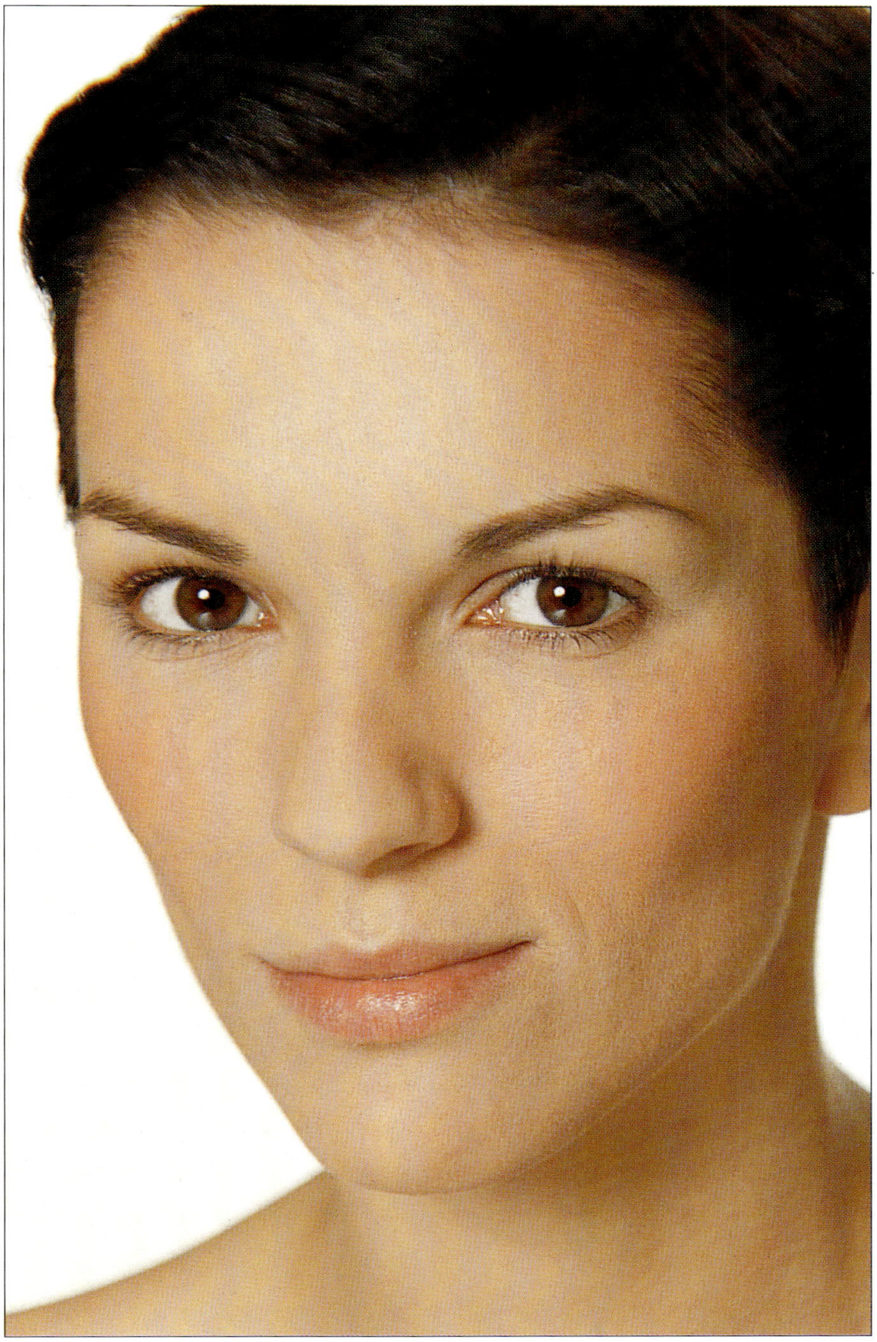

MODELLIEREN MIT ROUGE BEI EINEM VIERECKIGEN GESICHT

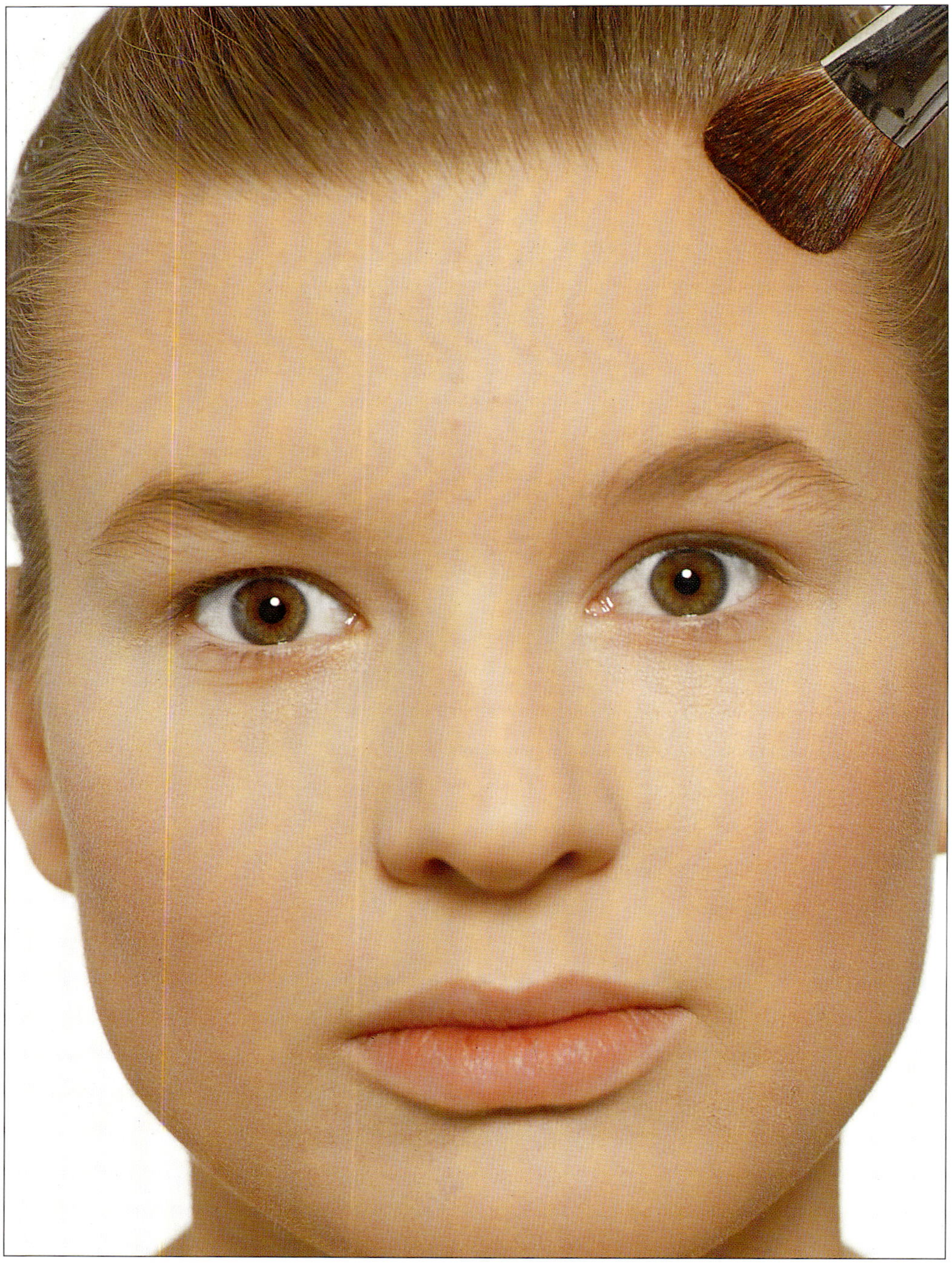

Beim viereckigen Gesicht ist stets viel Fläche im Wangenbereich vorhanden, ebenso eine starke Kinnlade. Darum sehen diese Gesichter immer gut aus, wenn das Rouge nicht auf, sondern seitlich am Wangenknochen plaziert wird. Diese tiefergesetzte Rougeform unterbricht die Fläche und nimmt dem Gesicht etwas von seiner schweren Kinnlastigkeit.

Mit dem Farbrest im Rougepinsel schattiert man großzügig die Ecken der Stirn ab, was dem Gesicht zu einer angenehmen Weichheit verhilft.

MODELLIEREN MIT ROUGE BEI EINEM RUNDEN GESICHT

Beim runden Typ ist es nötig, dem ganzen Gesicht mehr Kontur zu verschaffen – und dazu eignet sich Rouge hervorragend.

Make up TIP Rouge, das zum Formen und Strukturieren verwendet wird, darf keine Glanzpartikel enthalten. In ihnen würde sich Licht fangen und die runden Formen des Gesichts zusätzlich betonen. Gut geeignet dagegen ist matter Bräunungspuder, der vor allem bei leicht vorgebräunter Haut sehr natürlich wirkt.

Mit einem kleinen Pinsel wird auf Ohrenhöhe an der Kontur des Gesichts angesetzt und das Rouge von dort aus bis zum Mundwinkel hin, seitlich am Wangenknochen entlang aufgetragen. Kurze, gestrichelte Bewegungen sorgen für weiche Übergänge der Farbe zur Haut. Anschließend wird die engste Stelle zwischen Augenbraue und Haaransatz abschattiert. Diese hell-dunklen Kontraste lassen ein rundes Gesicht markanter und damit interessanter wirken. Ein so strukturiertes Gesicht ist die beste Voraussetzung für ein perfektes Make-up.

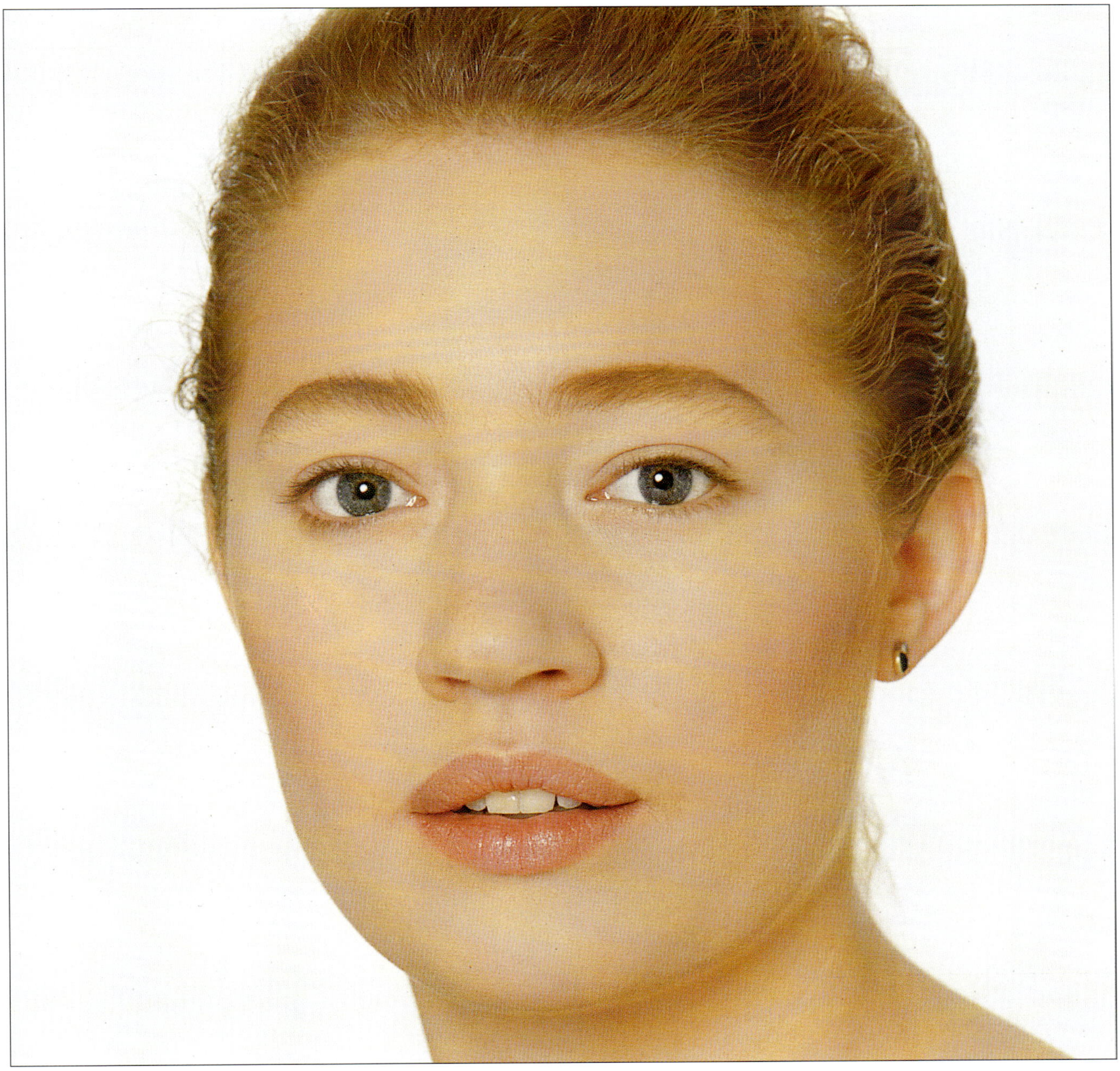

ROUGE-FARBEN

Entscheidend beim Kauf von Rouge ist die Farbe der Lippenstifte, die man am häufigsten verwendet. Es ist zwar nicht nötig, daß Lipstick und Rouge exakt den gleichen Ton aufweisen. Sie sollten jedoch aus der gleichen Farbfamilie stammen, damit das Make-up dezent und natürlich wirkt. Auf dem Foto sind die wichtigsten Farbgruppen zu sehen.

Oben: Warme, gelblich orientierte Farben wie Lachs, Korall, Cinnamon und Ziegelrot. Diese Rougetöne wirken auf der Haut weich und es ist leicht, feine Übergänge zu schaffen.

Links: Bläuliches, pink-roséfarbenes Rouge. Zu dieser Gruppe gehören alle kalten Farben, wie Pink und Rosa, aber auch klare Fuchsia- oder gedämpfte Rosenholztöne fallen in diese Kategorie. Diese Farben sind immer wieder mal sehr en vogue, sollten ansonsten aber nur von »kühlen« Typen verwendet werden.

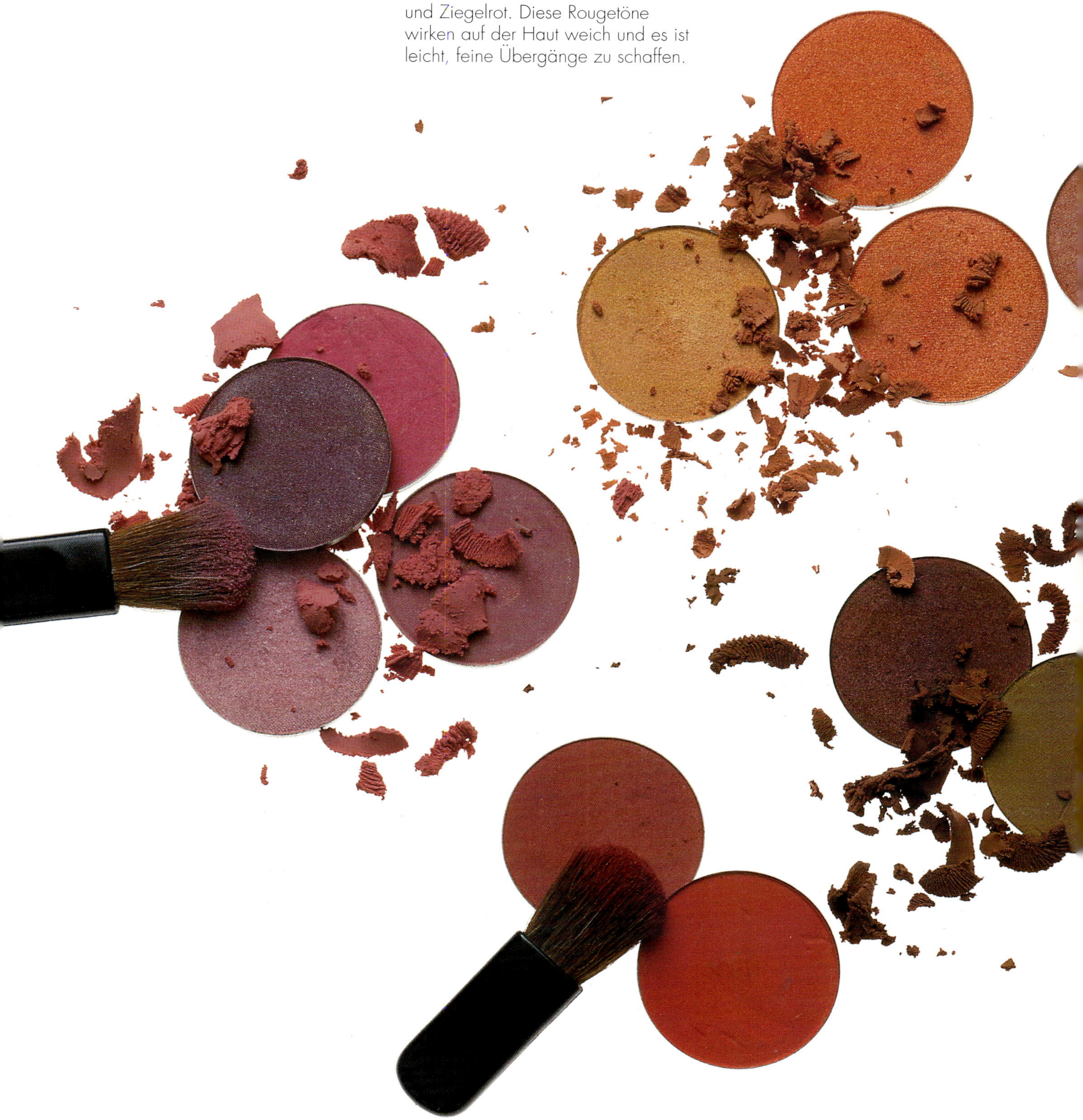

Unten: Kräftiges Rouge mit farbsatten, leuchtenden Nuancen in klaren Rottönen. Von Tomatenrot bis Hibiskus oder »Roter Erde« sind diese Farben eher für braune Haut geeignet. Im Fotobereich verarbeiten Visagisten diese Töne ausschließlich für dunkelhäutige Models.

Rechts: Die Braunskala mit Terrakotta, Amber, Sienabraun oder Braunrot. Diese sehr natürliche Farbgruppe kann auch flächig als bräunende Abtönfarbe verwendet werden. Weil sich mit Brauntönen sehr weiche Übergänge schaffen lassen, sind diese Rougefarben auch bestens für Anfänger und Ungeübte zu handhaben.

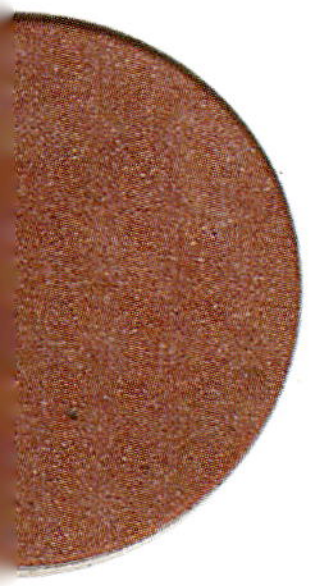

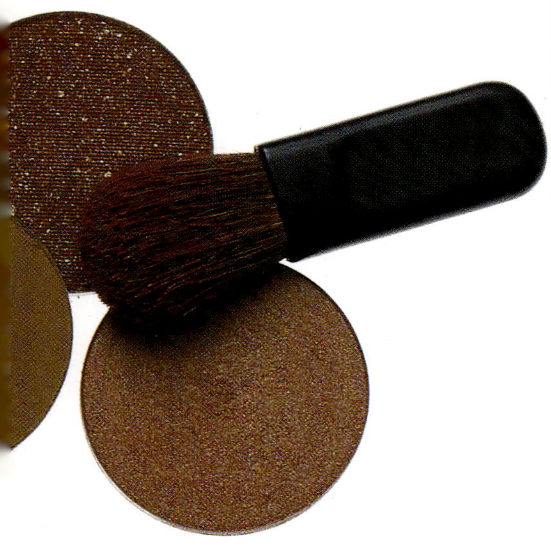

DOs UND DON'Ts

DOs

❍ Bevor Puderrouge aufgetragen wird, muß die Haut abgepudert werden. Sonst verklebt es mit der Foundation und das Ergebnis wird fleckig.

❍ Puderrouge haftet auf ungeschminkter Haut besser, wenn mit dem Rougepinsel gleichzeitig etwas Puder aufgetragen wird.

❍ Beim Applizieren von Rouge stets mit leichtem Druck arbeiten. Soll die Rotfärbung stärker werden, erhöht man diesen Druck.

❍ Wer eine sehr helle Haut hat, sollte leicht pigmentierte Rougetöne verwenden. Stark pigmentiertes Rouge wirkt nur auf dunkler oder gebräunter Haut natürlich.

❍ Zum Abschattieren der Stirn reicht der Farbrest, der sich nach dem Rougeauftragen an den Wangen noch im Pinsel befindet.

❍ Wenn sich das Rouge in großen Poren absetzt, sollte man ein sogenanntes Puder-Make-up als Foundation benutzen.

❍ Rouge sieht besonders natürlich aus, wenn es nach dem Auftragen nochmals überpudert wird.

❍ Bräunungspuder zum Abtönen des ganzen Gesichts wird mit einem großen Puderpinsel aufgetragen.

❍ Terracotta- oder Bräunungspuder mit Glanzpartikeln darf nur bei makelloser Haut angewendet werden. Dasselbe gilt für glänzendes Rouge.

DON'Ts

❍ Mit breiten Pinseln läßt sich Rouge nicht exakt plazieren. Besser: Kleine Pinsel, bei denen man kontrollieren kann, wo die Haut gefärbt wird. Ausnahme: Bei flächig eingesetztem Bräunungspuder wird das Ergebnis mit einem großen Pinsel natürlicher.

❍ Puderrouge wirkt auf getönter Tagescreme leicht fleckig, der Pinsel verklebt.
Besser: Cremerouge verwenden.

❍ Nie Lippenstift als Cremerouge verwenden. Die Temperatur der Haut kann die Pflege- und Farbsubstanzen trennen.

❍ Glänzende Rougetöne lassen volle Gesichter noch runder erscheinen. Zum Modellieren deshalb nur mattes Rouge verwenden.

❍ Übergänge von Rouge zur Haut nie mit dem Finger verwischen, die Foundation könnte zerstört werden.

❍ Auffallende Farbunterschiede bei Rouge und Lippen vermeiden. Nie: Rosa Lipstick und apricotfarbenes Rouge. Beide Produkte sollten aus einer Farbfamilie kommen, kalte und warme Farben stets trennen.

❍ Rouge nie mit einem verklebten Pinsel auftragen. Besser öfter mal die Make-up-Reste herauswaschen.

AUGEN-BRAUEN

Augenbrauen beeinflussen den Gesichtsausdruck enorm. Schöne Brauen lassen ein Gesicht offen und die Augen lebendig wirken. Zu dichte Brauen – vor allem wenn sie zur Mitte hin verlängert sind – können einem Gesicht leicht einen düsteren Ausdruck verleihen. Leider wird die Wohltat einer günstigen Brauenform auch von vielen Visagisten kaum beachtet.

Dabei wurde schon bei alten Kulturvölkern über die Brauenform ein bestimmter Charakter in das Gesicht gemalt: Die geometrische Brauenform der Ägypter erreichte bei Nofretete ein Ebenmaß, das ihrem Gesicht wahrhaft königliche Ruhe verlieh.

Im Film wurden Augenbrauen zu Markenzeichen. Die dünnen, runden Bögen im Gesicht von Marlene Dietrich verliehen ihrer Unnahbarkeit noch mehr Distanz. Ein anschauliches Beispiel ist auch Elisabetz Taylor in ihrer Rolle als Kleopatra: Die strengen Brauen geben ihrem leicht fülligen Gesicht Härte und Klarheit.

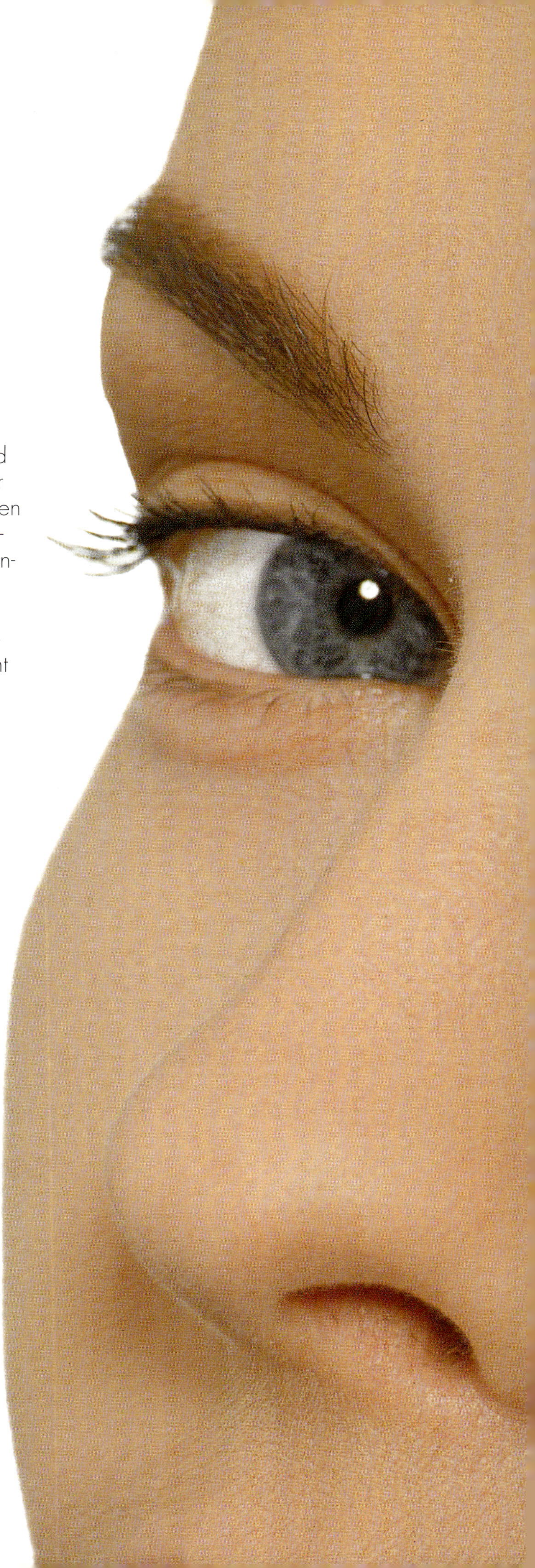

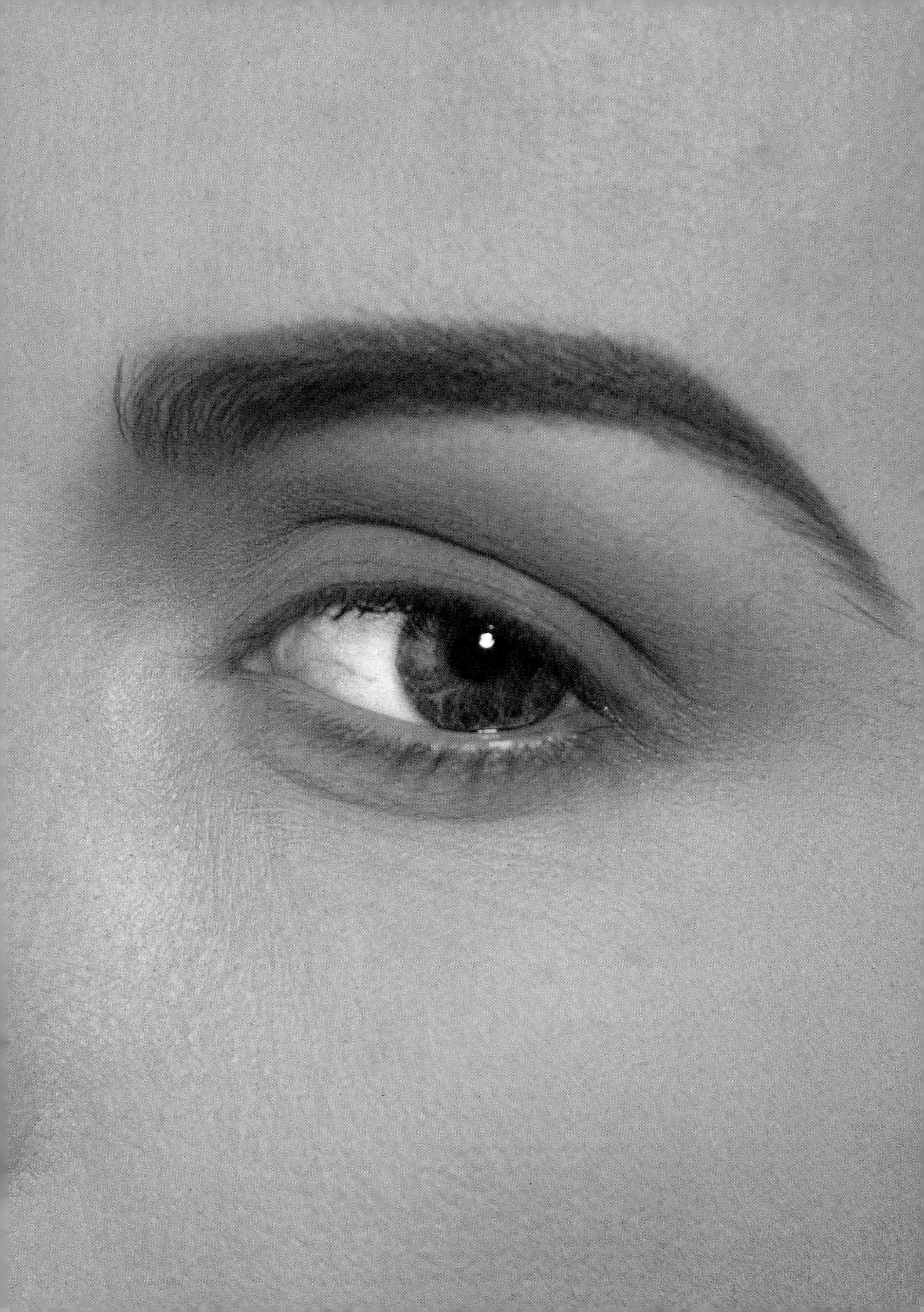

Eine klassische Braue läßt dem Auge Raum und öffnet sich nach außen und oben hin. Das bedeutet, sie steigt länger an als sie abfällt. Der höchste Punkt der Braue befindet sich über dem äußeren Augenwinkel. In exakten Zahlen ausgedrückt heißt das:

Die Braue steigt die ersten zwei Drittel ihrer Länge an und fällt nach dem höchsten Punkt wieder um ein Drittel ab. Haben Brauen diese ideale Form, kann man sicher sein, daß sie die Augen optisch nicht erdrücken. Viele Brauen sind ebenso lang im Anstieg wie beim Abfallen. Die Augen darunter wirken oft müde, im schlimmsten Fall sogar traurig oder melancholisch. Das Ziel muß also immer sein, dem Auge durch die Form der Braue zu mehr Offenheit zu verhelfen.

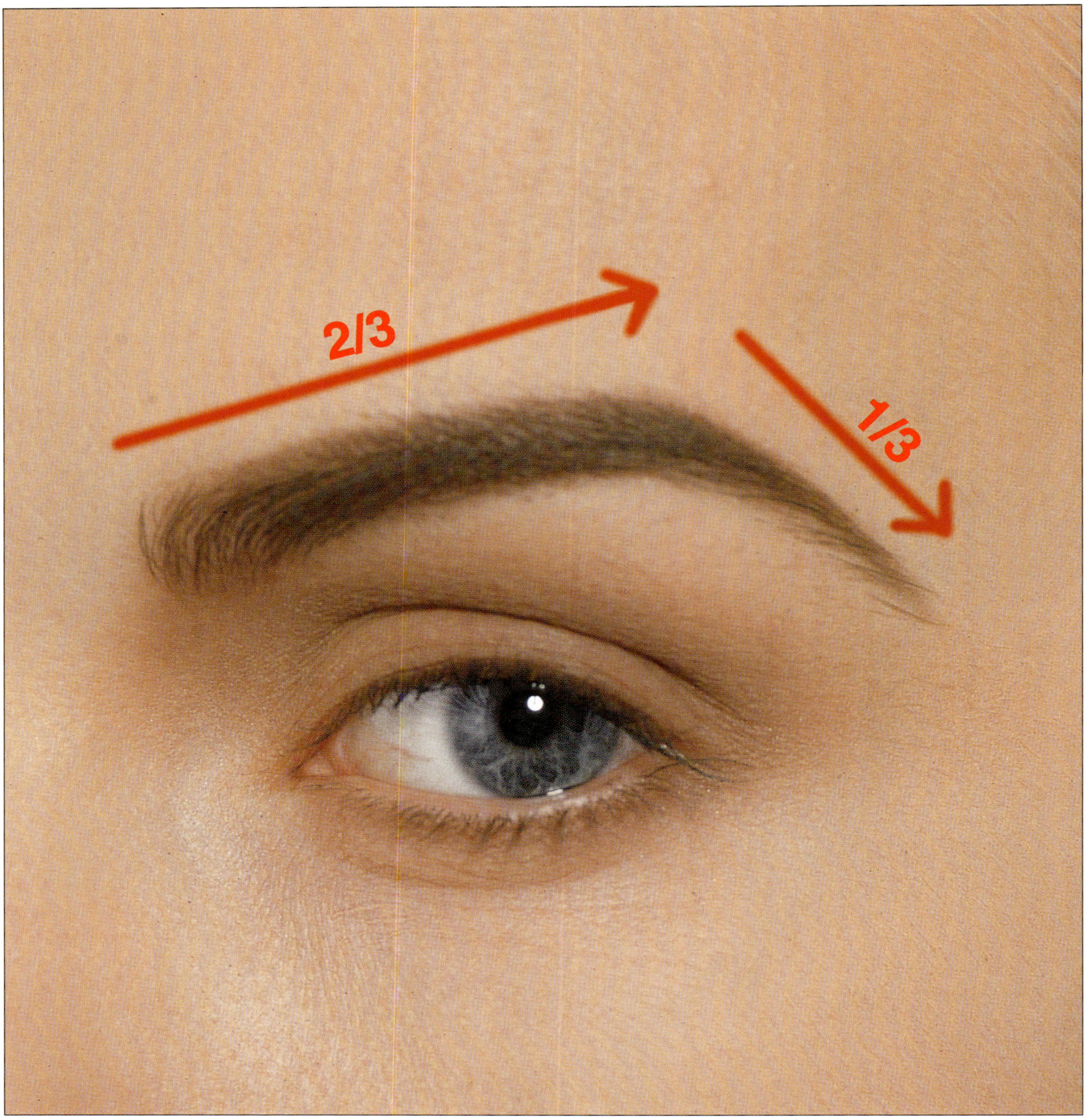

Natürlich darf man nicht jeder Braue diese Idealform einfach überstülpen, das hieße nichts anderes als ein individuelles Gesicht vergewaltigen. Und möglicherweise paßt die klassische Augenbraue überhaupt nicht zur Gesichtsform. Trotzdem ist es hilfreich, wenn man beim Nachzeichnen diese Idealform im Hinterkopf behält. Jede Brauenkorrektur gelingt besser, wenn man sich das Ideal vorstellt und versucht, ihm möglichst nahe zu kommen. Nur so findet man die richtige Methode, der eigenen Braue zur »persönlichen Bestform« zu verhelfen.

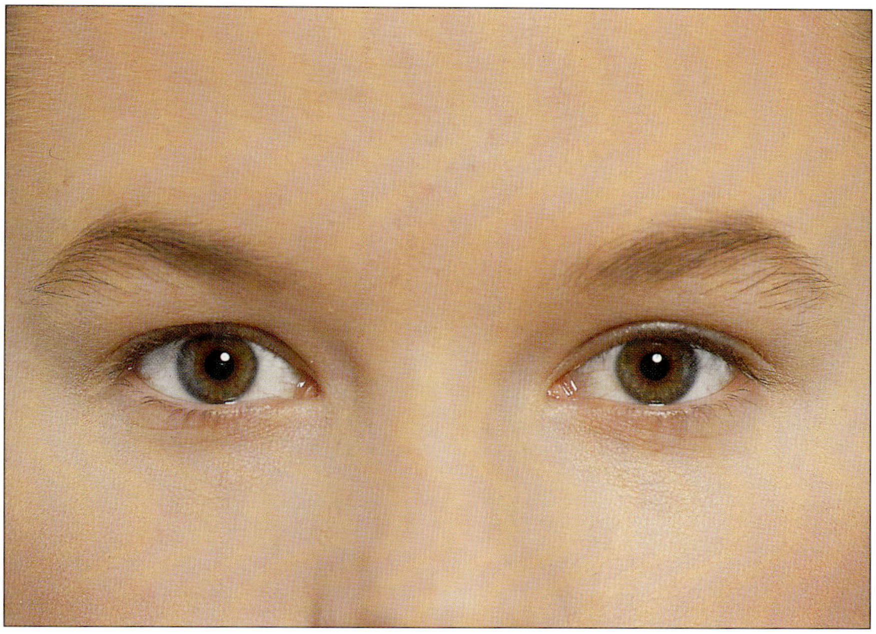

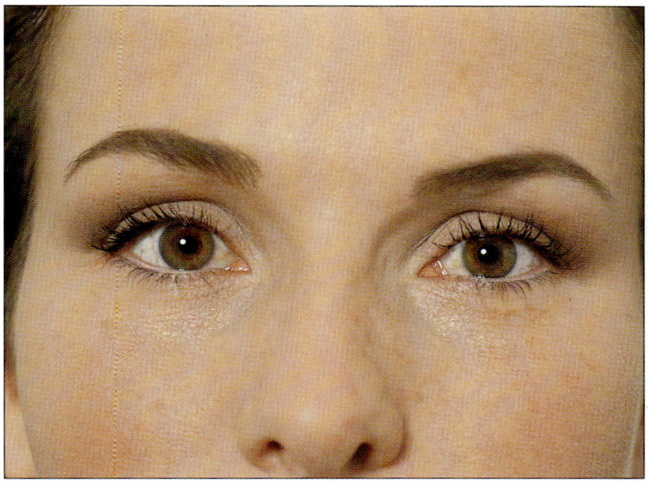

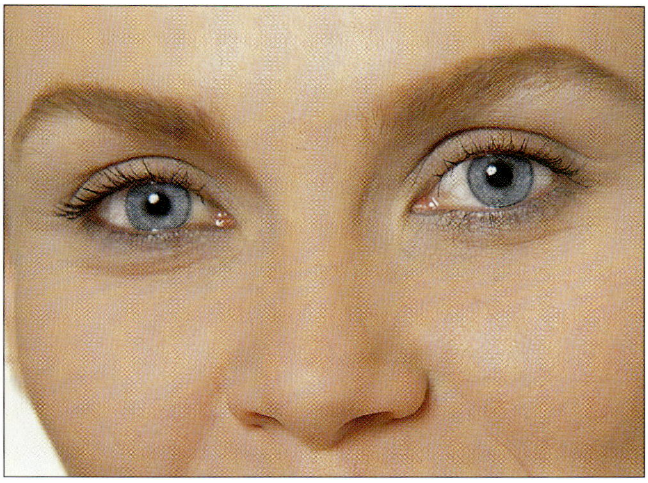

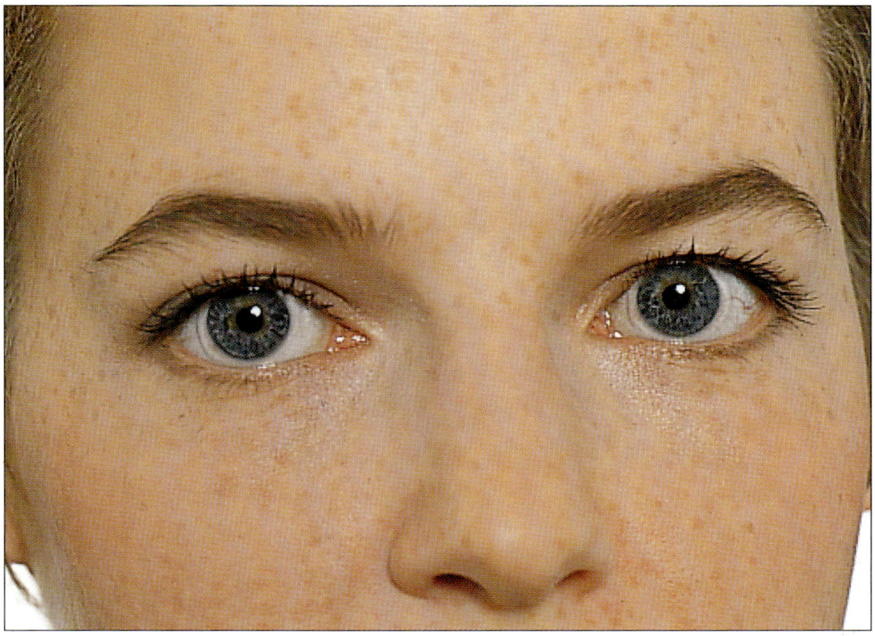

BETONEN DER AUGENBRAUEN

Häufig ist es gar nicht die Brauenform, die korrekturbedürftig ist – oft müssen die Augenbrauen nur stärker betont werden, um dem Gesicht mehr Ausdruck zu verleihen. Wenn man nach dem folgenden Brauenschema arbeitet, erreicht man fast immer ein erstaunliches Ergebnis.

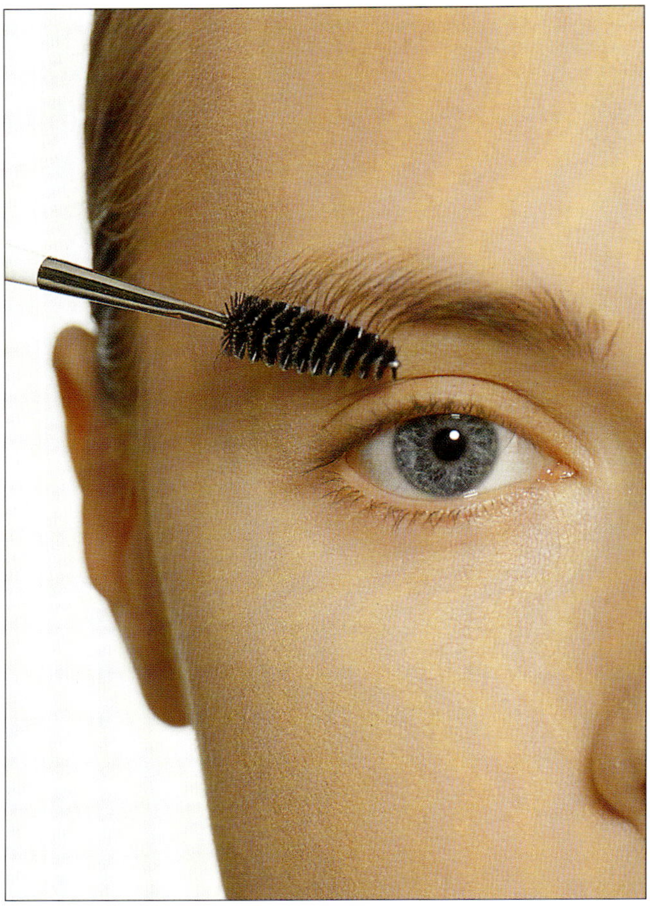

Mit einem sauberen Spiralbürstchen alle Brauenhaare senkrecht nach unten bürsten. Die Ansatzhärchen sind jetzt freigelegt, die Wuchskontur der Braue ist gut zu erkennen.

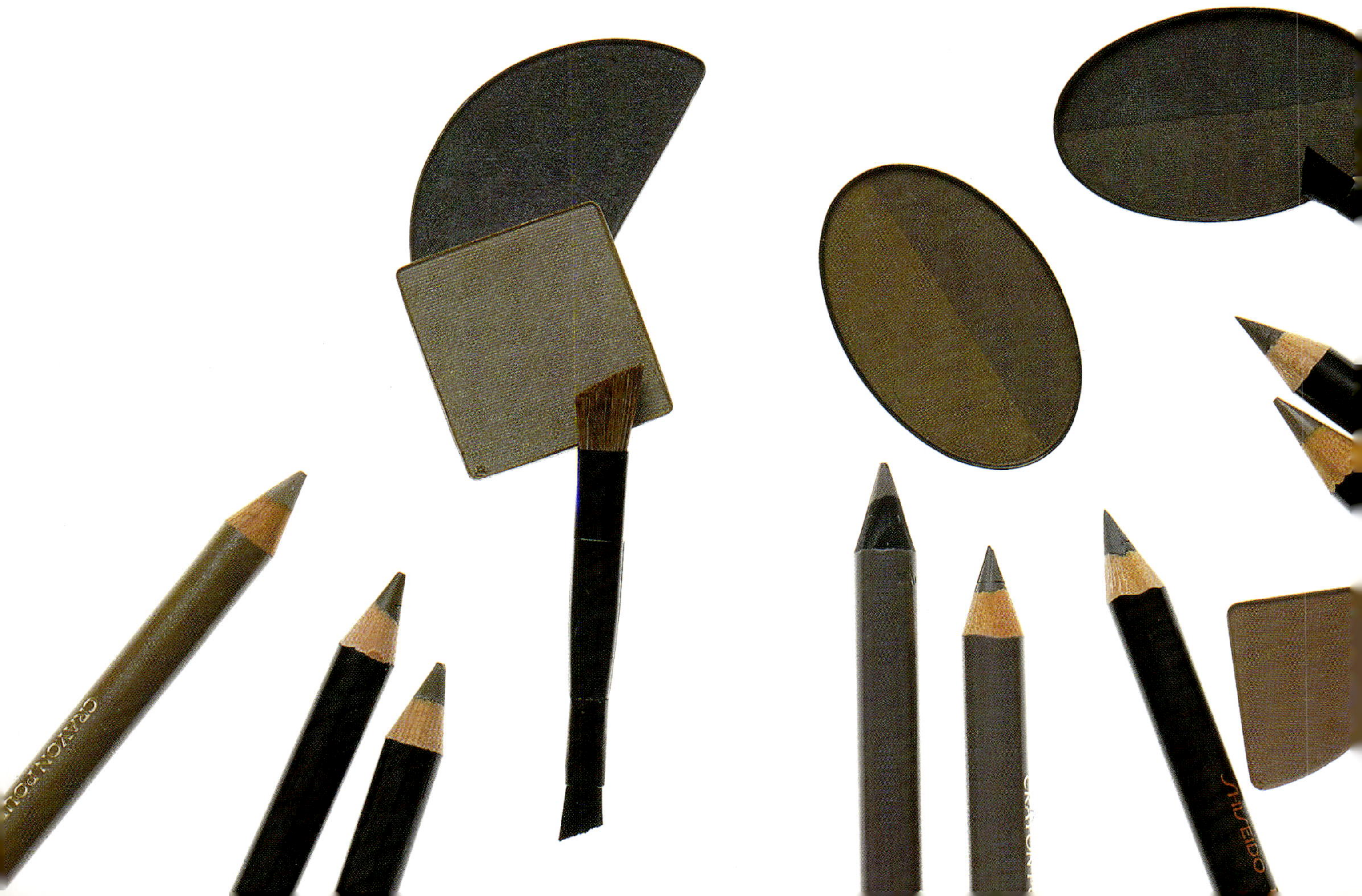

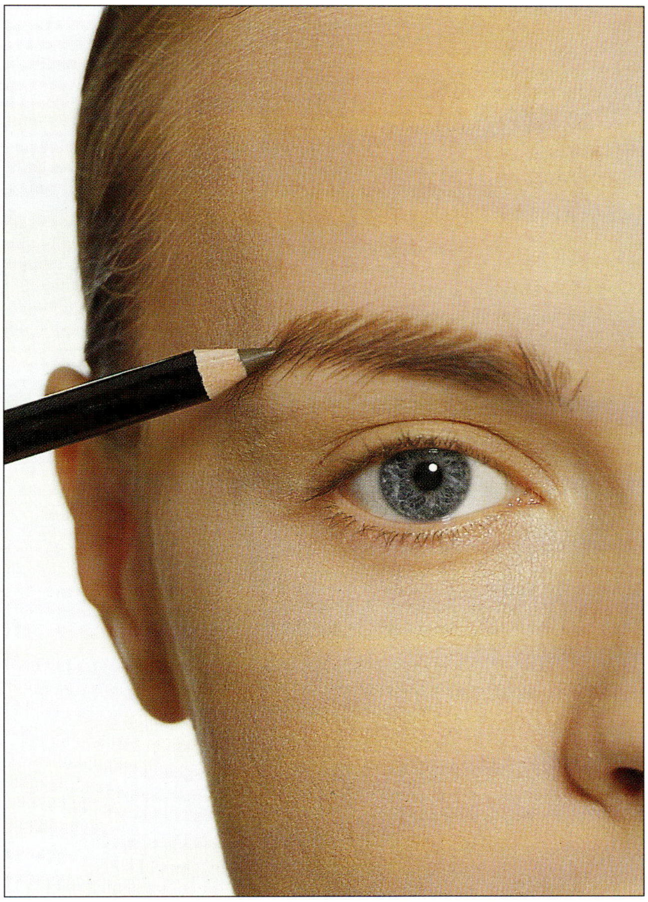

Mit einem farblich abgestimmten Brauenstift füllt man nun die sichtbaren Zwischenräume der Härchen aus.

Make up TIP

An der Oberkante der Braue ansetzen und in Wuchsrichtung nach unten stricheln. So entsteht die gewünschte, deutlich definierte Oberkante der Augenbraue. Wer einen Brauenstift zu hart findet, verwendet statt dessen Brauenpuder.

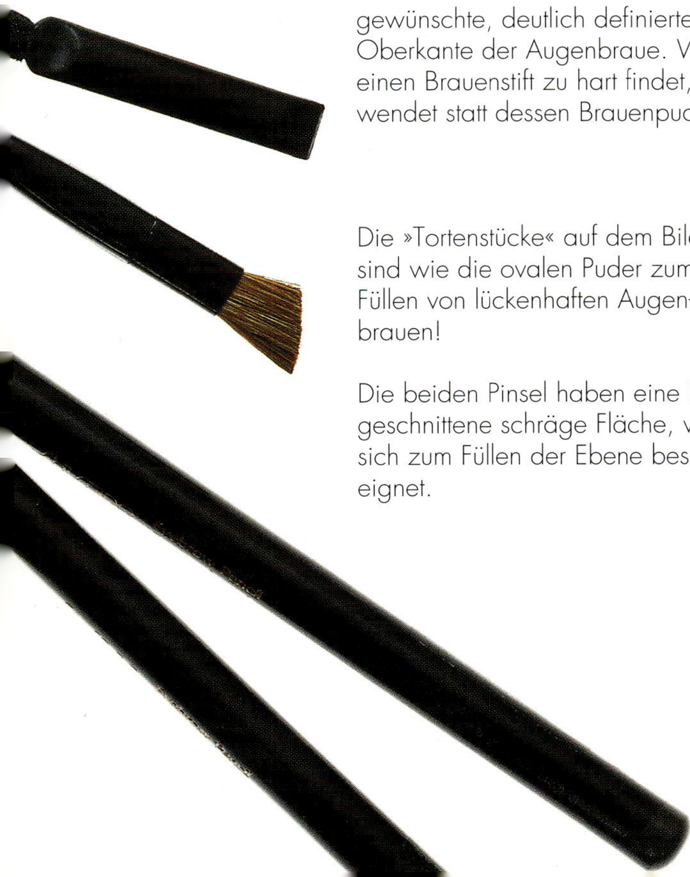

Die »Tortenstücke« auf dem Bild sind wie die ovalen Puder zum Füllen von lückenhaften Augenbrauen!

Die beiden Pinsel haben eine kurz geschnittene schräge Fläche, was sich zum Füllen der Ebene bestens eignet.

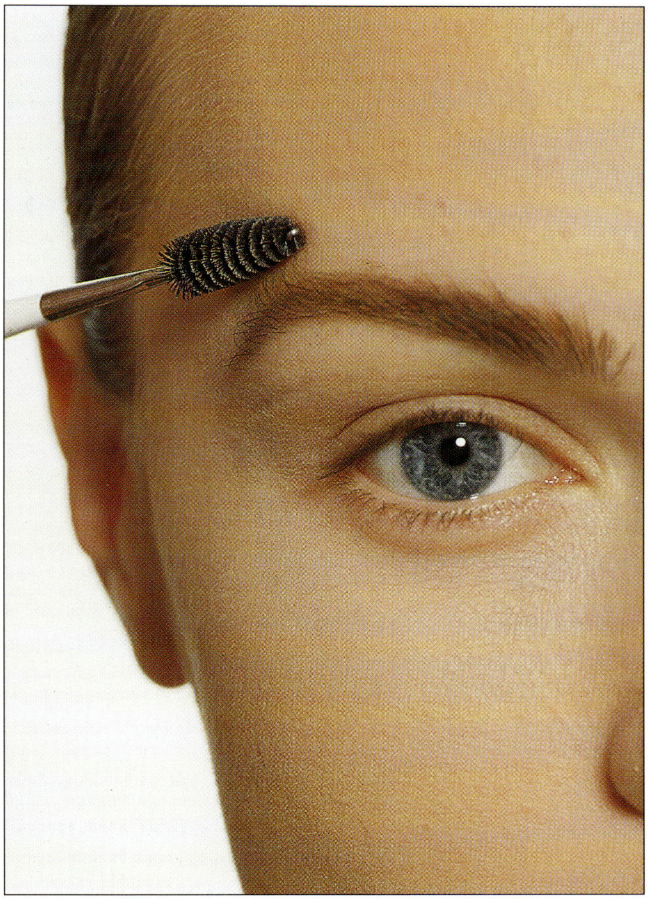

Zum Abschluß werden die Brauenhärchen wieder nach oben gebürstet. Die Augenbraue hat jetzt eine großzügige Form erhalten. Die Unterkante wirkt weich, die Oberkante ist perfekt definiert. Das Auge insgesamt hat mehr Ausdruckskraft.

Alle Stifte auf diesem Foto zeigen Brauenstifte! Sie sind härter als Kajal, und in diversen Nuancen auf dem Markt zu haben! Härter sind sie deshalb, damit man eventuell auch einzelne Härchen zeichnen kann!

MÖGLICHKEITEN DER BRAUENKORREKTUR

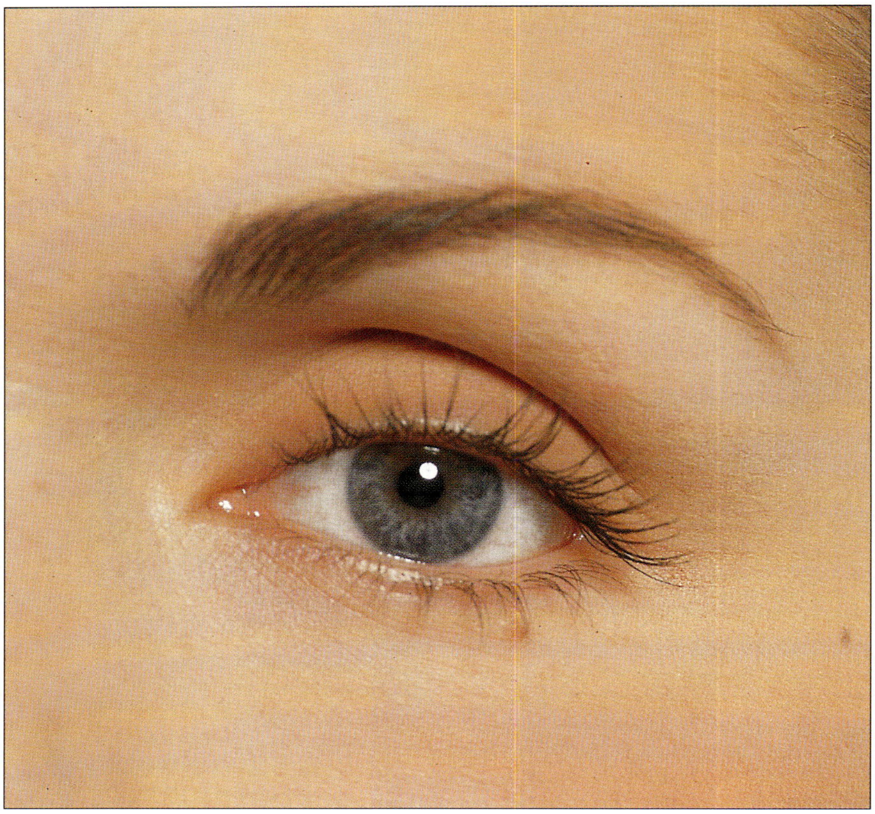

MIT DEM BRAUENSTIFT

Mit dem Brauenstift ist am einfachsten umzugehen, da man unmittelbar mit der Farbe auf der Haut malt.

Make up TIP Keine durchgehenden Linien zeichnen, sondern einzelne Härchen stricheln. Dabei muß man gar nicht so perfekt arbeiten, schließlich soll die Braue »gewachsen« und nicht »gemalt« aussehen.

Wenn der Brauenstift in der Farbe exakt paßt, kann man mit dieser Methode zu kurze Augenbrauen auch nach außen hin verlängern. Erscheint die Braue nach der Korrektur zu dominant, kann man die überschüssige Farbe mit einem Spiralbürstchen wieder herauskämmen. Das Ergebnis wirkt weicher.

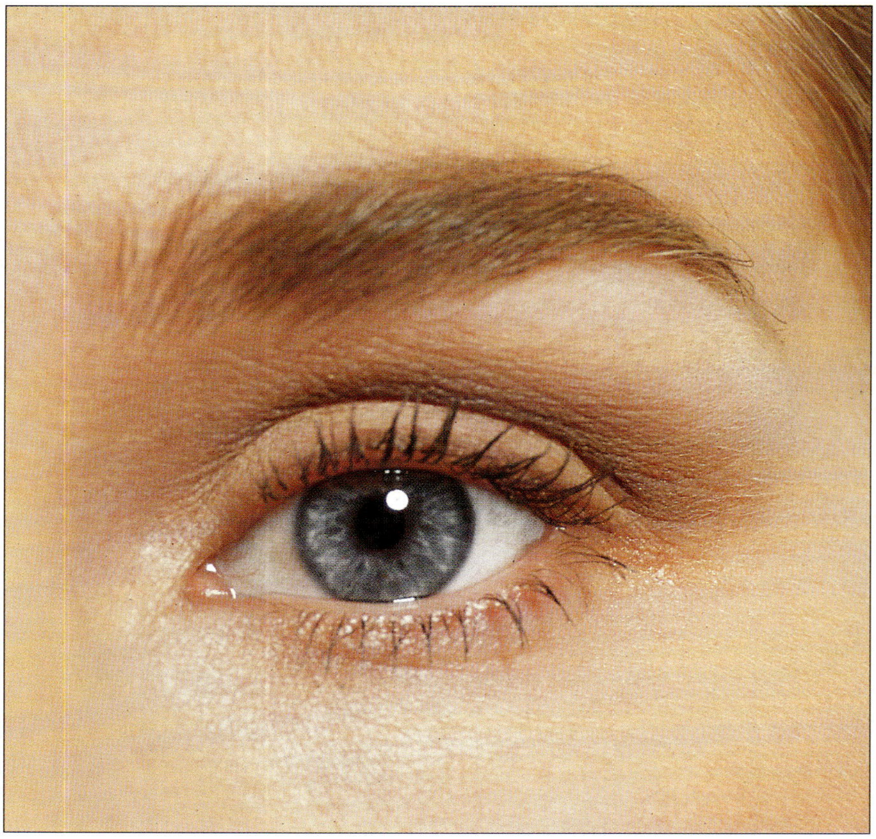

MIT BRAUENPUDER

Oft haben die Brauen eine gute Form, aber die nötige Fülle fehlt: Zwischen den einzelnen Härchen, die zu weit voneinander entfernt sind, schimmert die Haut durch. Hier empfiehlt es sich, mit Brauenpuder zu arbeiten, der mit einem kleinen, am besten abgeschrägten Pinsel aufgetragen wird.

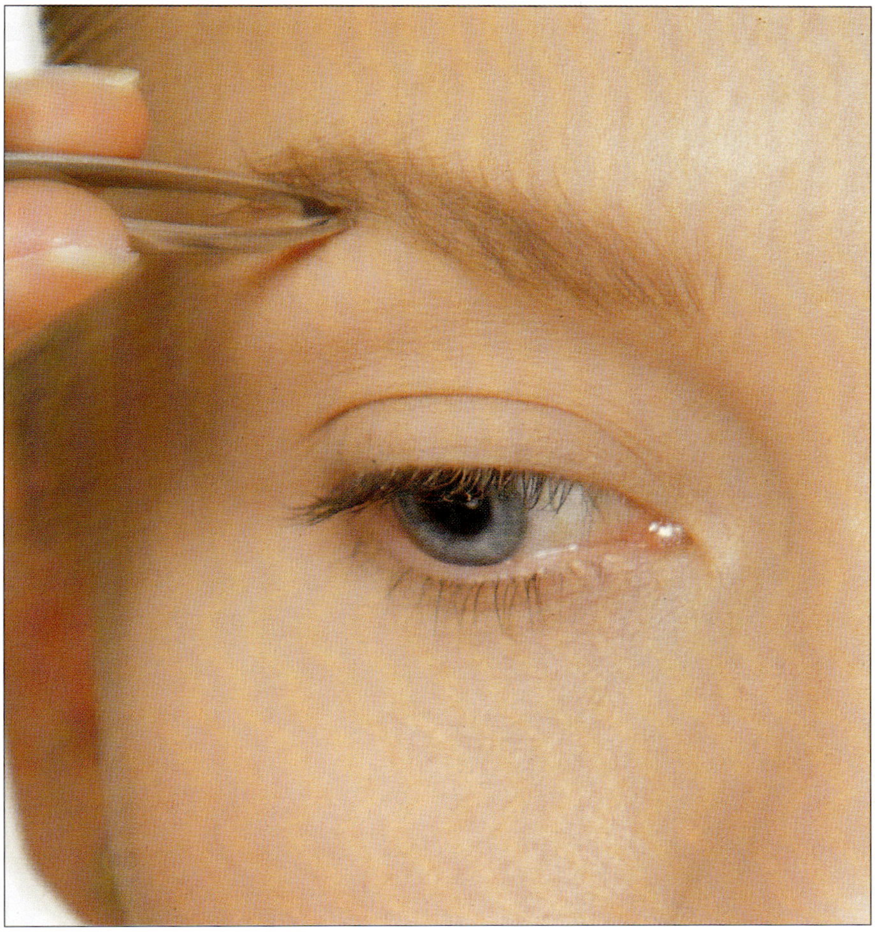

DURCH ZUPFEN

Wer seine Brauen als zu dominant empfindet – das ist Geschmacksache – muß in den sauren, weil schmerzhaften Apfel beißen und zur Pinzette greifen. Auf jeden Fall entfernen sollte man Haare, die auf der Nasenwurzel wachsen. Sie geben dem Gesicht leicht einen mürrischen und düsteren Eindruck. Sind die Brauen sehr breit und drücken optisch aufs Gesicht, kann man sie schmaler zupfen. Dabei sollte man die Haare immer von der unteren Kante wegnehmen.

Make up TIP Das Zupfen tut weniger weh, wenn man die Haut zwischen zwei Fingern spannt und die Härchen in Wuchsrichtung herauszieht. Mit ein wenig Übung gelingt das schnell und ohne großen Aufwand.

DURCH EIN „PERMANENT-MAKE-UP"

Bei einem „Permanent-Make-up" wird mit einer Akupunkturnadel ein Farbgemisch aus pflanzlich-mineralischen Substanzen in die Haut implantiert. So erhält man ein dauerhaftes Ergebnis, das am besten gleich in der Idealform der klassischen Braue angelegt wird. Das lohnt sich vor allem dann, wenn die Härchen sehr hell und dünn sind oder wenn durch jahrelanges, konsequentes Zupfen fast keine eigenen Haare mehr wachsen.

„Permanent-Make-up" wird von der Haut wieder abgebaut und kann deshalb alle zwei bis drei Jahre nachgestichelt werden. Vorteil: So kann man auf die jeweilige Haarfarbe eingehen und entsprechende Farbmischungen verarbeiten.

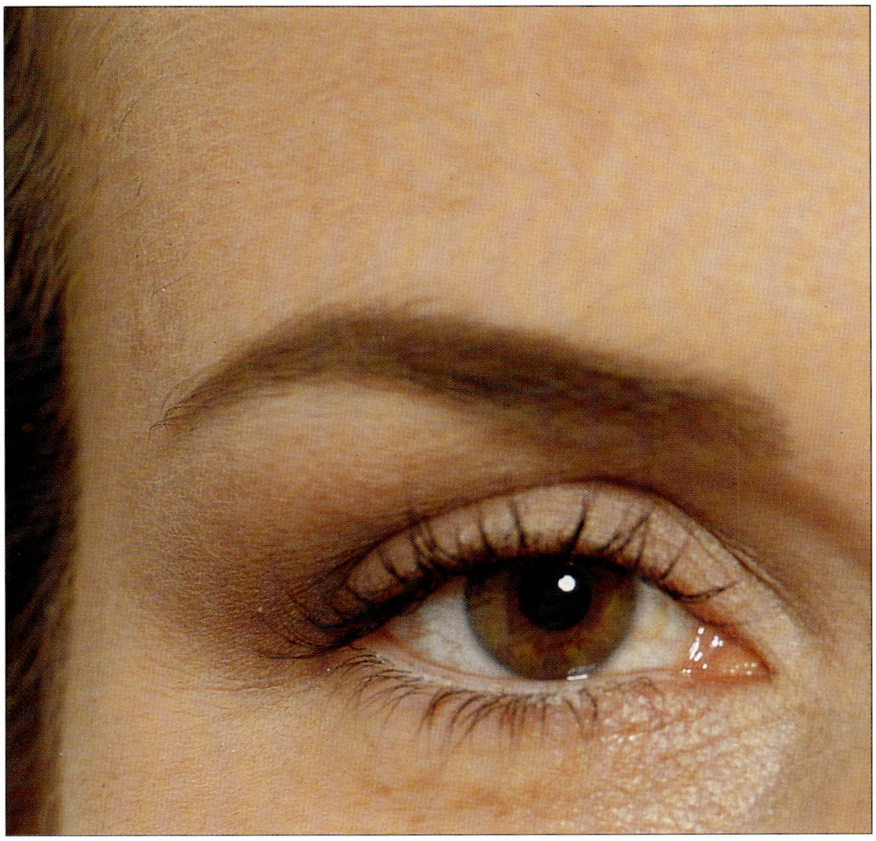

MIT EINEM BRAUENKLEBER

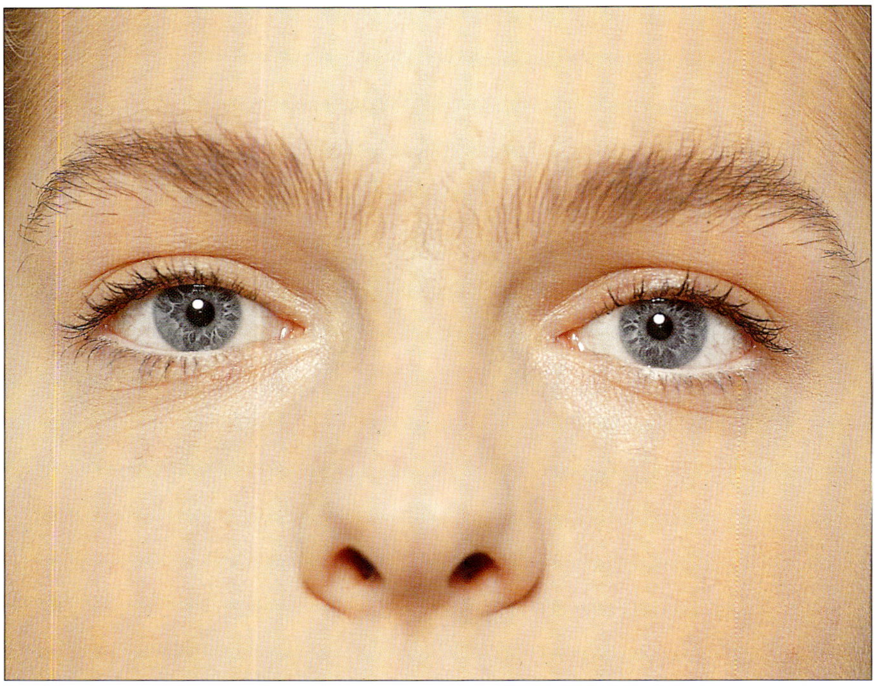

Viele – vor allem jüngere – Frauen kämpfen mit buschigen Augenbrauen, die ständig nach unten fallen und optisch drücken. Die Lösung ist ebenso einfach, wie sie auf den ersten Blick ungewöhnlich erscheinen mag: Hochkleben! Es gibt spezielle Brauenkleber, sie sind meist farblos, manchmal aber auch mit entsprechenden Farbpigmenten erhältlich. Mit einem Bürstchen, das an der Tube angebracht ist, wird die Braue in Form und gleichzeitig der Kleber zwischen die Härchen gebracht. Die Haare werden senkrecht hochgebürstet und nur einzelne, an der Oberkante der Braue überstehende Haarspitzen, werden flach angelegt.

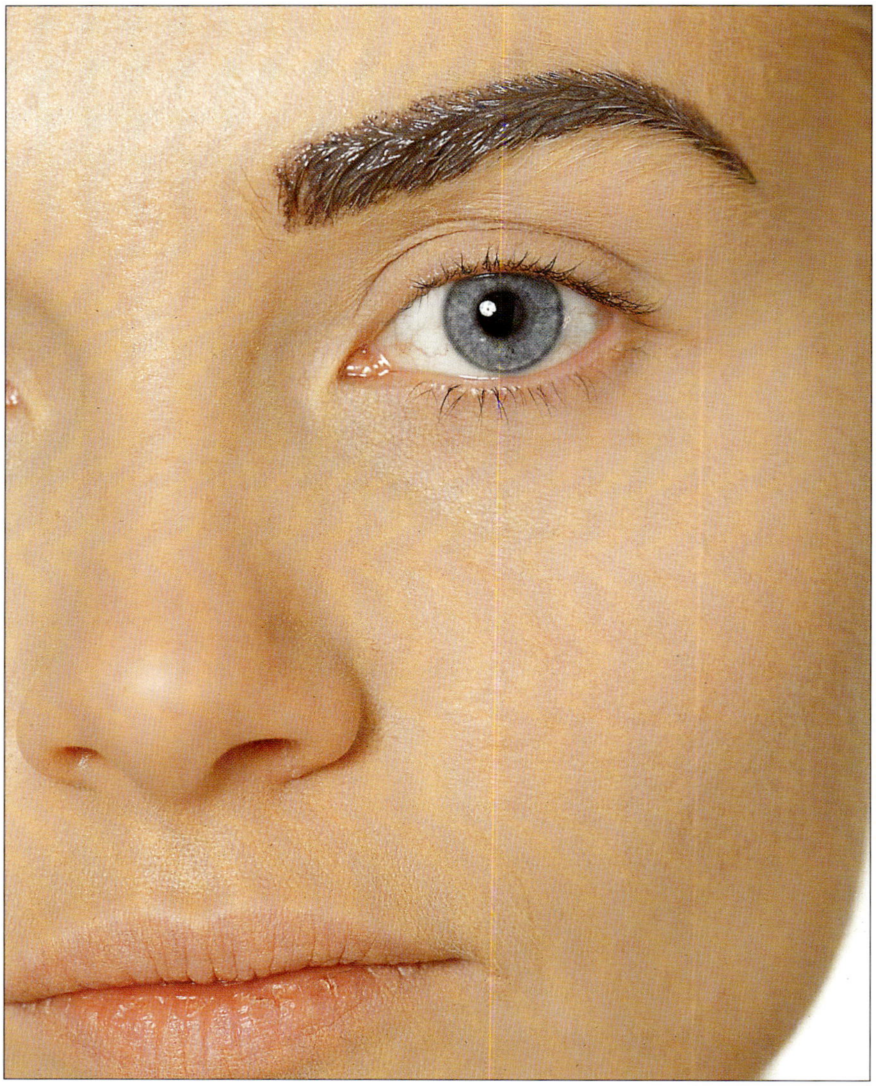

DURCH FÄRBEN

Wer sehr helle Augenbrauen hat und sich das tägliche Einfärben mit dem Brauenstift ersparen möchte, kann sie sich vom Friseur oder der Kosmetikerin färben lassen. Es ist nicht nötig alle Haare zu färben, im Gegenteil: Wenn man die entsprechenden Härchen hell läßt, erreicht man optisch den Eindruck einer klassischen Braue. Die Färbprozedur muß etwa alle vier bis sechs Wochen wiederholt werden.

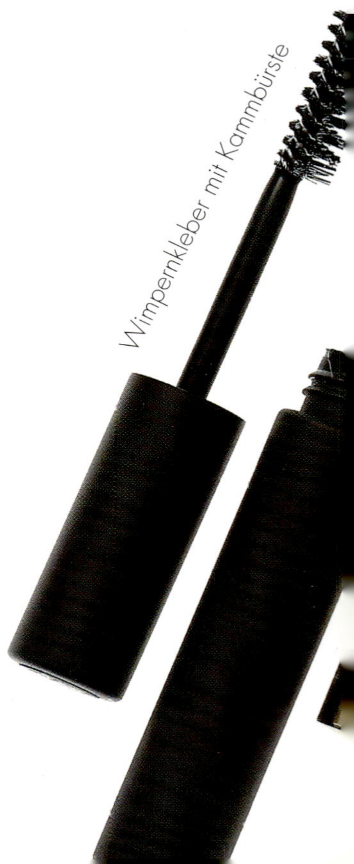

DOs UND DON'Ts

DOs

❍ Zum Bestimmen der Brauenform müssen die Härchen stückchenweise nach oben und unten gebürstet werden. Nur so kann man den Haaransatz exakt sehen.

❍ Überflüssige Haare, die einer günstigen Brauenform im Wege stehen, sollten gezupft werden.

❍ Beim Nachzeichnen darauf achten, daß der Ansatz der Braue innen weich bleibt.

❍ Beim Brauenfärben sollte die Idealform modelliert werden. Hinweis an Kosmetikerinnen oder Friseure geben.

❍ Die Farbe von Brauenstift und -puder darf nicht mit dem Make-up konkurrieren, also eher zu hell als zu dunkel wählen.

❍ Beim Einzeichnen mit dem Stift kann man gelegentlich auch gegen die Wuchsrichtung der Härchen arbeiten. Die Kontur wird so weicher.

❍ Brauenpuder nur mit einem Pinsel mit kurzen, abgeschrägten Borsten einstreichen.

❍ Dunkelhaarige Frauen können ihrer Braue durch ein wenig schwarze oder braune Mascara mehr Dominanz verleihen.

DON'Ts

❍ Brauen nie mit einem schwarzen Kajal nachziehen. Das Ergebnis wirkt auch bei dunkelhaarigen Frauen viel zu hart.

❍ Grauer Brauenstift sollte für blonde Frauen tabu sein. Das macht alt! Besser sieht ein olivbeiger oder aschfarbener Ton aus.

❍ Brauen nie über die Schläfen hinausziehen. Das ist unnatürlich.

❍ Brauen, deren Abwärtsteil länger als der Aufwärtsteil ist, lassen die Augen verheult wirken. Unbedingt mit einem Brauenstift korrigieren.

❍ Werden die Augenbrauen bis zur Nasenwurzel nach innen gezeichnet, sieht das mürrisch aus. Echte Härchen sollten hier gezupft werden.

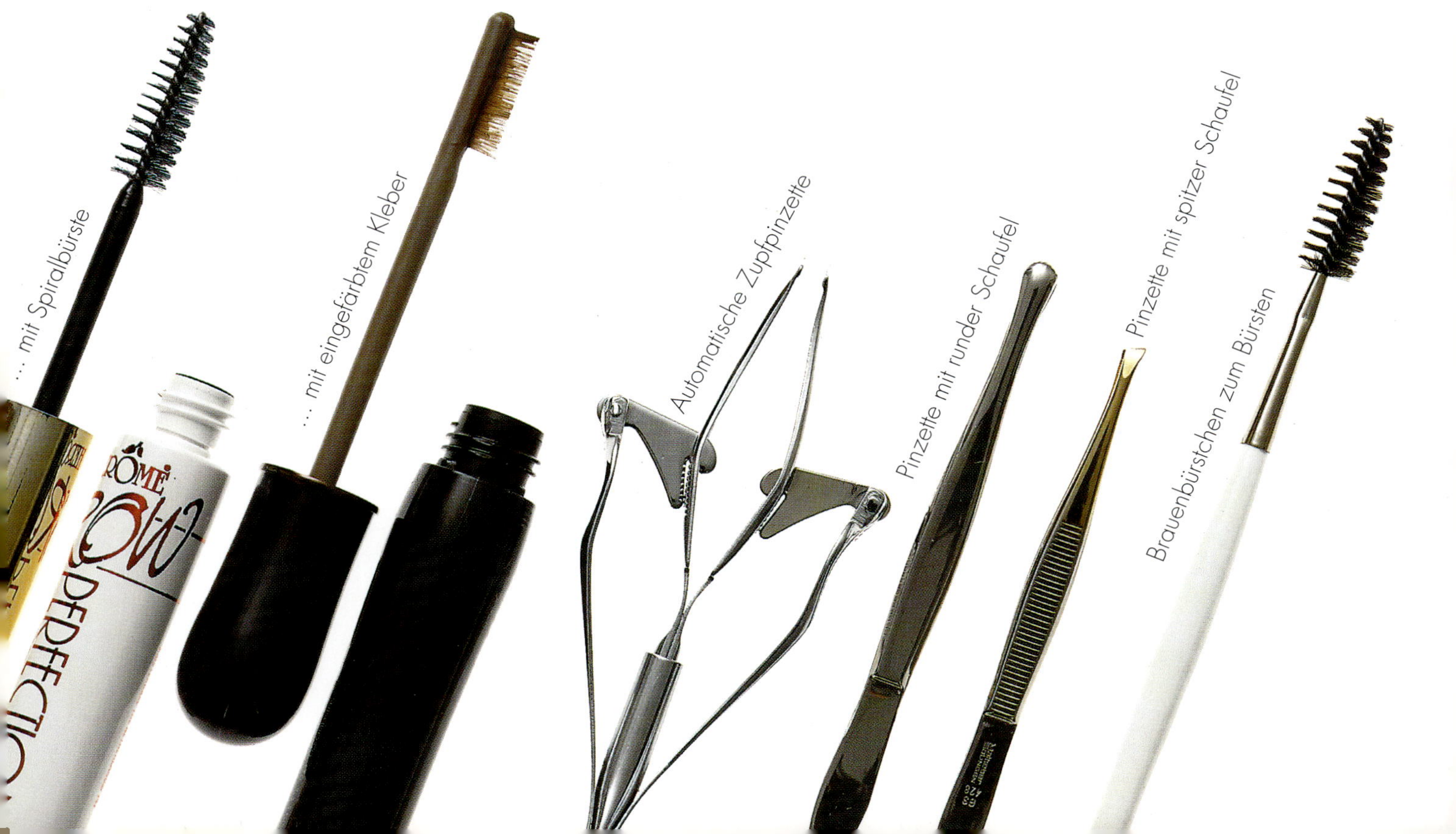

DIE LIPPE

Er kann locken, schmollen, aufreizen oder deutlich schlechte Laune signalisieren: der Mund. Knallrot geschminkte Lippen haben Signalwirkung, und wer von etwas Farbe im Gesicht spricht, meint in erster Linie den Lippenstift. Entscheidend für die Wirkung der Lippen ist allerdings nicht allein die Farbe, sondern vor allem auch die Form. Was schön ist und was nicht, bestimmt – wie bei kaum einem anderen Gesichtsteil – eine sehr launische Mode.

Als um 1960 Brigitte Bardot zum ersten Mal auf der Leinwand erschien, war ihr üppiger Schmollmund ein Skandal. Ein voller Mund galt bis dahin als ordinär und ziemlich gewöhnlich.

Nicht umsonst hatten jahrelang eher kühle Frauen mit schmalen Mündern – wie Asta Nielsen und Marlene Dietrich – das Schönheitsideal bestimmt. Heute – Ironie des Zeitgeschmacks – gehen Hunderte von Frauen zum Unterspritzen und lassen sich mit Collagen oder Silicon einen Mund á la Claudia Schiffer zaubern. Aber der »Look« – also die Vorgaben der Mode- und Kosmetikindustrie, wie »frau« auszusehen hat – hat in den vergangenen Jahren an Schrecken verloren. Vor allem bei meinen jüngeren Kundinnen stelle ich fest, daß sie nicht mehr bereit sind, sich länger manipulieren zu lassen.

Sie akzeptieren sich so, wie sie sind. Und das wirkt sich ganz erheblich auf die Form der Lippen aus: Ein schmaler Mund muß nicht größer geschminkt sein, ein voller Mund wird nicht krampfhaft auf schmal gequält. Die Aufgabe von Make-up ist heute in erster Linie, das vorhandene zu unterstreichen und abzurunden.

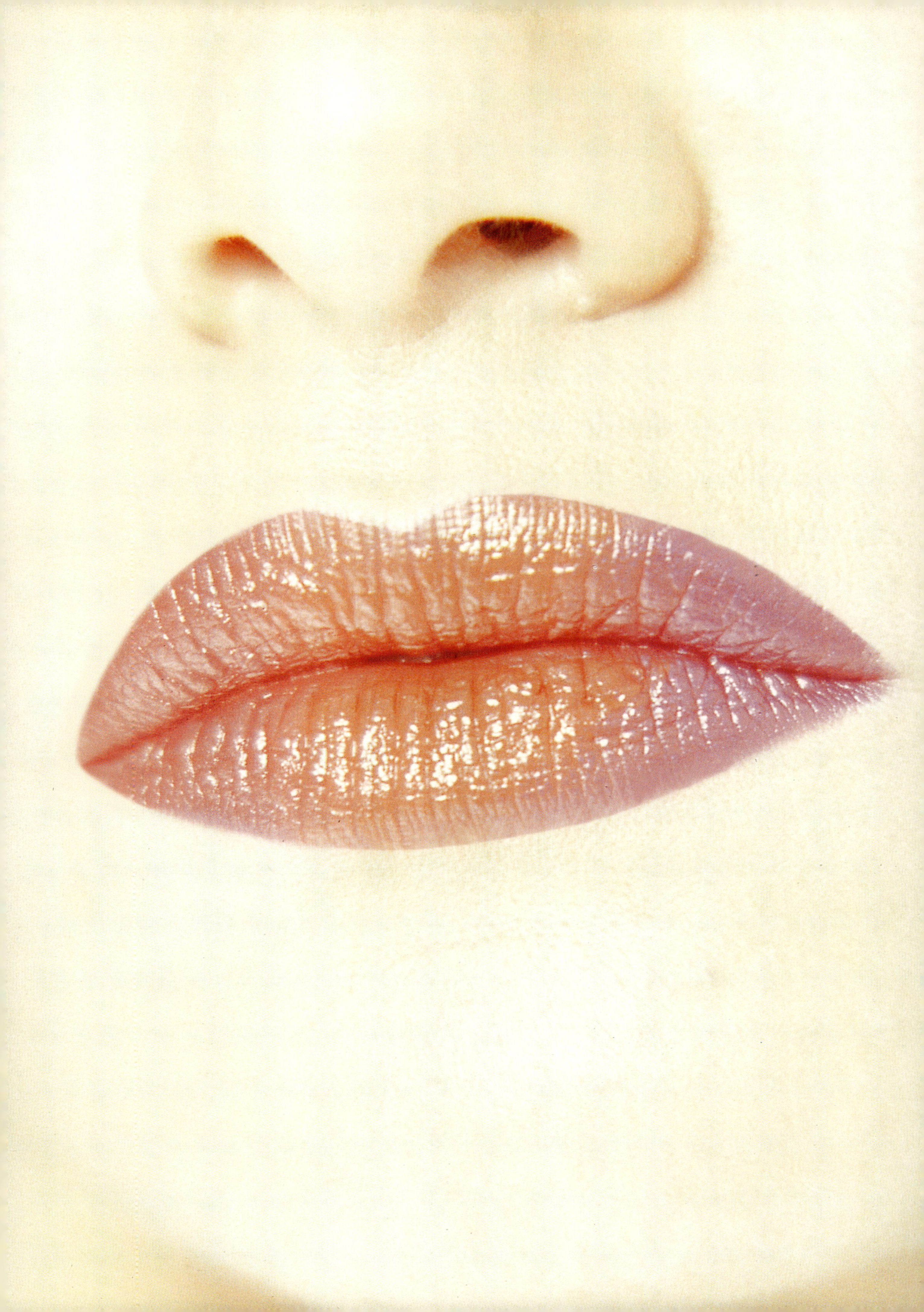

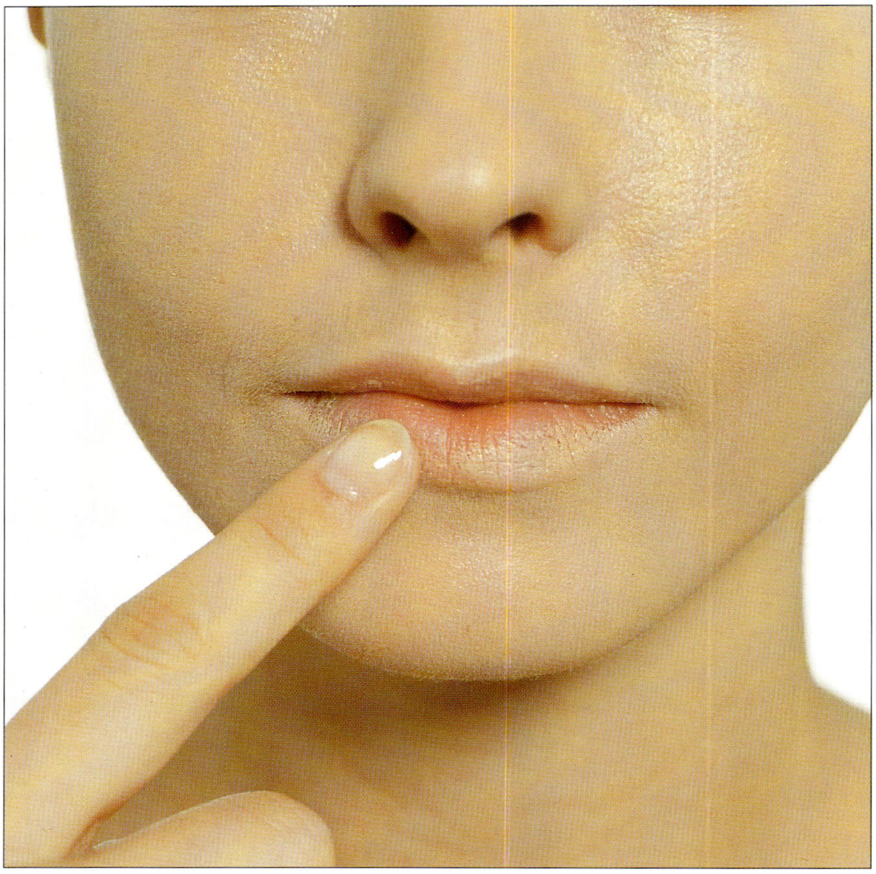

IN VIER SCHRITTEN ZUM PERFEKTEN MUND

Beim Auftragen der Make-up-Foundation oder der getönten Tagescreme nicht an der Lippenkontur enden, sondern bewußt bis an den Lippenrand herangehen. Wenn der Lippenstift stark nachdunkelt – das passiert vor allem bei hohen Temperaturen im Sommer – sollte der Mund vollständig mit Make-up abgedeckt werden. Die Farbe des Lipsticks wird so haltbarer.

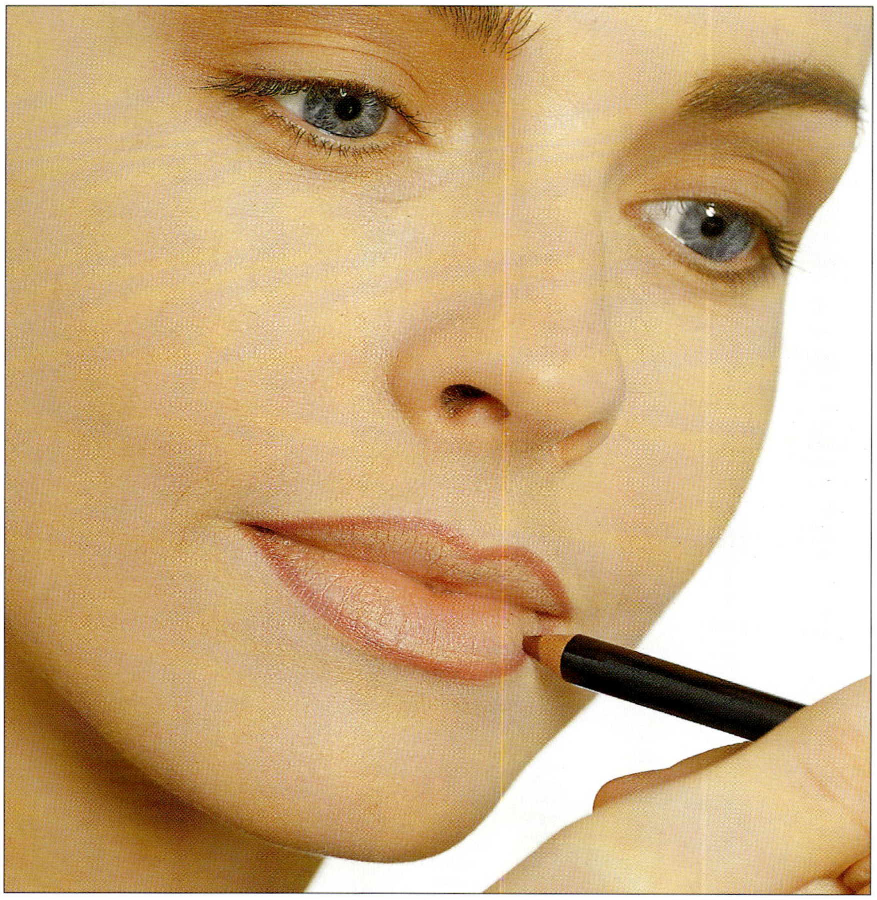

Auf dieser Grundlage wird mit dem Konturenstift die Lippenkontur in einem Schwung nachgezeichnet. Jeder muß selbst herausfinden, ob er von links nach rechts oder umgekehrt arbeiten möchte. Nur wenige Menschen können die Kontur in beide Richtungen gleich gut ziehen. Falsch ist deshalb immer, in der Mitte des Mundes zu beginnen.

Ich empfehle, die äußere, weiße Lippenkontur nachzufahren. So wird ein Auslaufen der Farbe vermieden. Wenn der Stift dabei senkrecht gehalten wird, zeichnet er präziser.

Für den sicheren Halt der Kontur empfiehlt es sich, sie nochmals zu überpudern, idealerweise mit dem normalen Tagespuder. Das funktioniert am besten mit einem um den Finger gelegten Wattepad oder einer kleinen Puderquaste. Nicht zu viel Puder verarbeiten und diesen leicht auf der Lippe abrollen, sonst verschwimmt die Kontur.

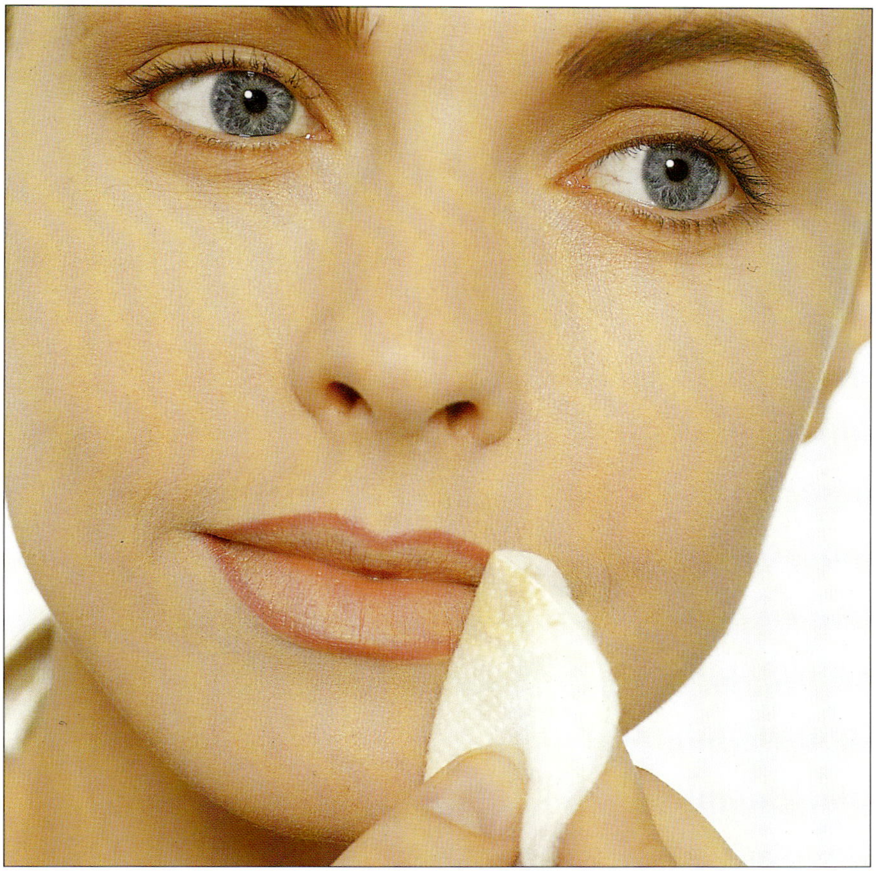

Die Konturen werden nun mit Farbe ausgefüllt. Das beste Handwerkszeug hierfür ist ein rundgebundener Pinsel, der mit Lippenfarbe gefüllt ist. Die Lippenfarbe sollte nicht vor der Kontur enden, sondern diese Linie komplett bedecken.

Make up TIP Ausmalen mit einem Lippenpinsel sorgt für längeren Halt der Lippenfarbe und für präzise Konturen.

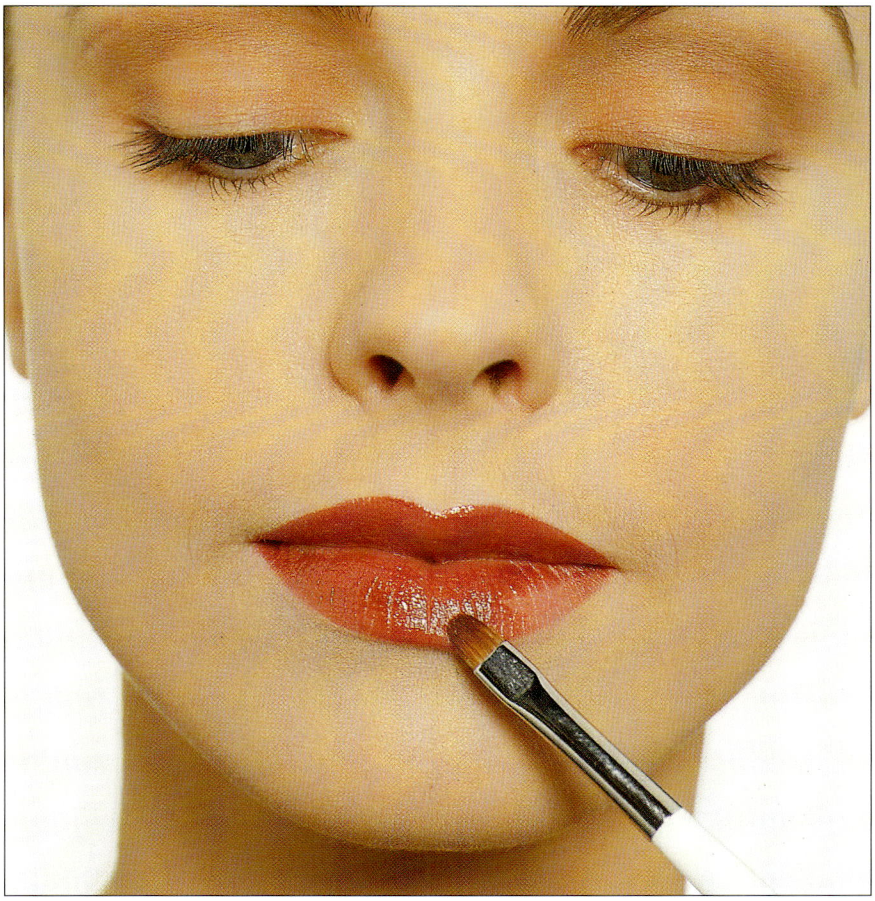

RAFFINIERTE MAKE-UP-IDEEN ZUR LIPPENKORREKTUR

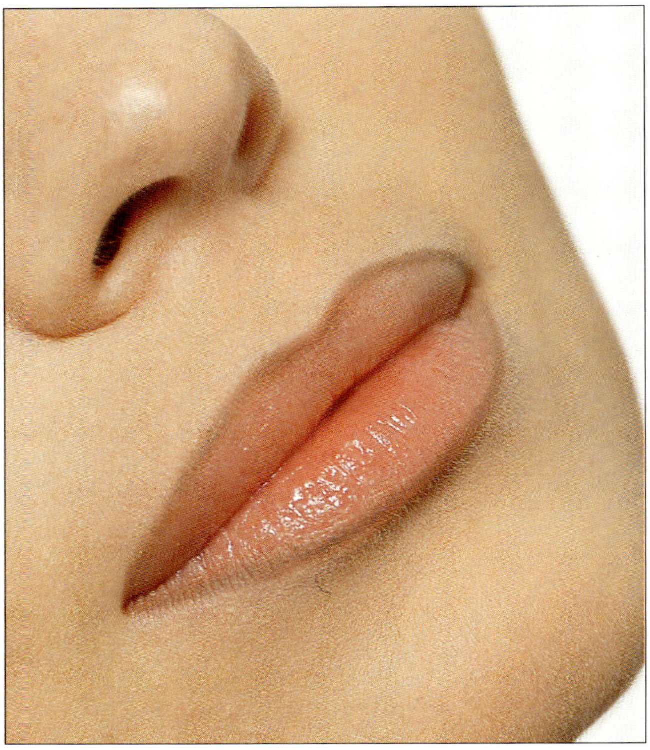

Wer keinen roten Kirschmund mag, aber auf eine ordentliche Kontur dennoch nicht verzichten will, kann die Lippenlinie mit einem »blonden« Augenbrauenstift nachzeichnen. Wenn die Lippen mit Gloss oder hellen, pastellfarbenen Hauttönen ausgemalt werden, sieht das toll aus.

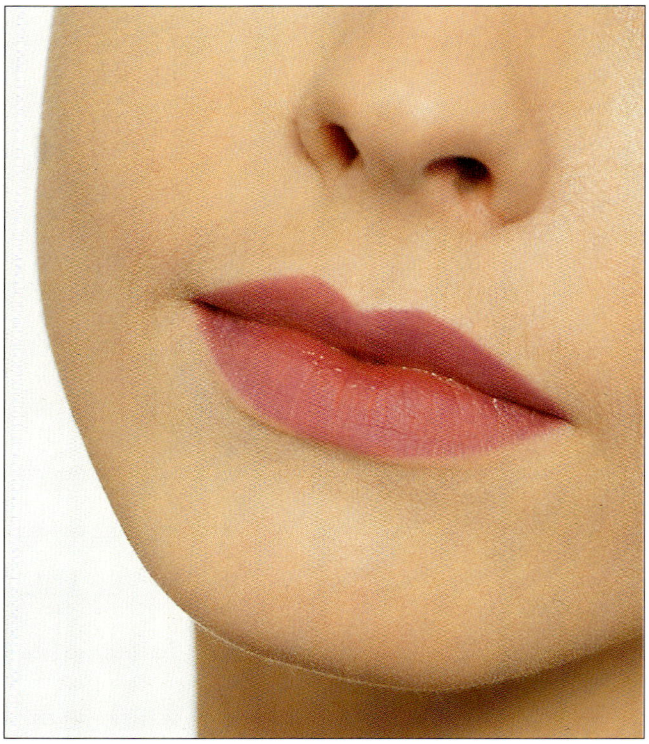

Das häufigste Problem – schmale Oberlippe, breite Unterlippe – kann man auffangen, indem nur die Oberlippe an der höchsten weißen Linie konturiert wird. Die Unterlippe wird nicht umrandet. Anschließend wird der Mund wie gewohnt mit einem Pinsel ausgemalt.

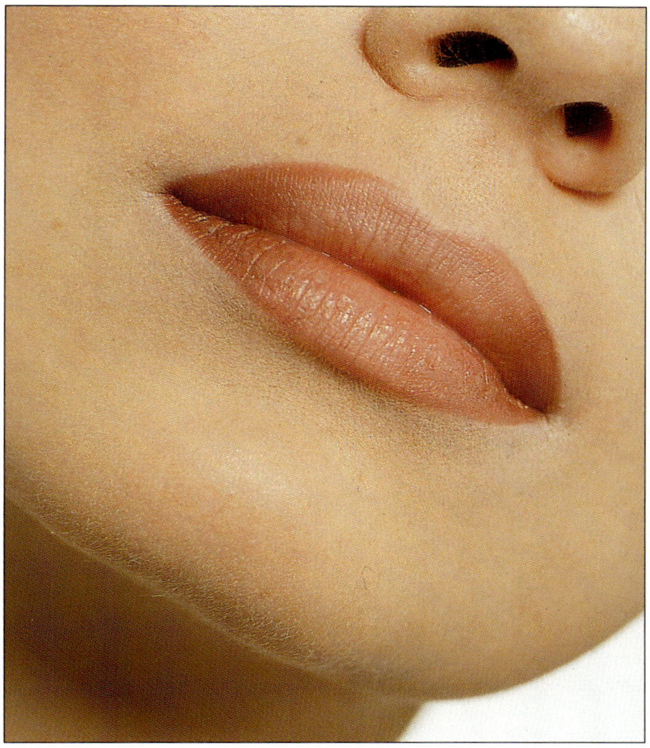

Tips für einen schmalen Mund:
Die Lippen werden wie üblich mit einem Konturenstift nachgezeichnet, die Mundwinkel werden (wie auf dem Foto oben) komplett mit dem Konturenstift ausgemalt. Anschließend wird der Lippenstift – der eine Nuance heller ist – aufgetragen. Das Resultat sind volle, plastische Lippen.

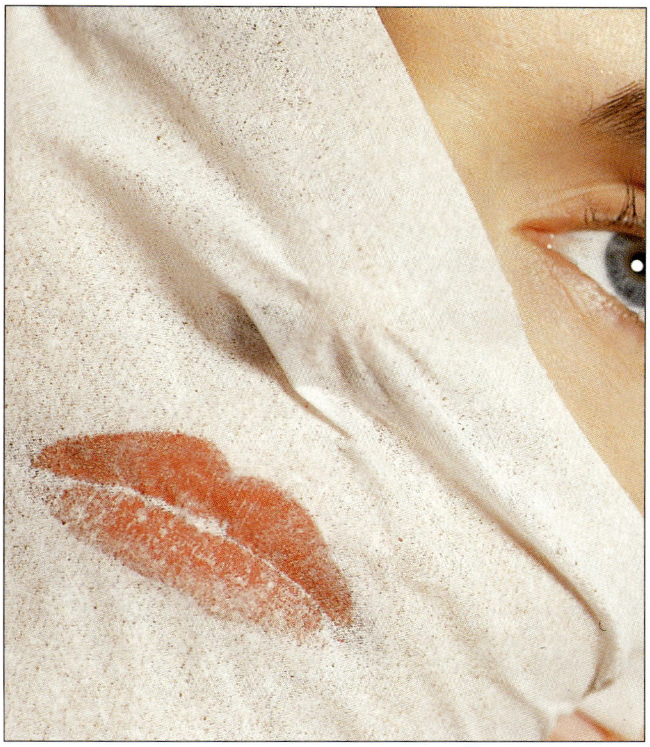

Die Lieblingsfarbe des großen Abend-Make-ups kann als Tageslippenstift zu farbintensiv sein. Wer trotzdem nicht darauf verzichten will, kann die Farbe dimmen: Einfach nach dem Auftragen des Lippenstifts ein Zelltuch flach auf den ausgemalten Mund legen und eine halbe Minute warten, bis sich der Mund deutlich abzeichnet.
Das Ergebnis: Die Farbe bleibt, aber die Intensität ist softer.

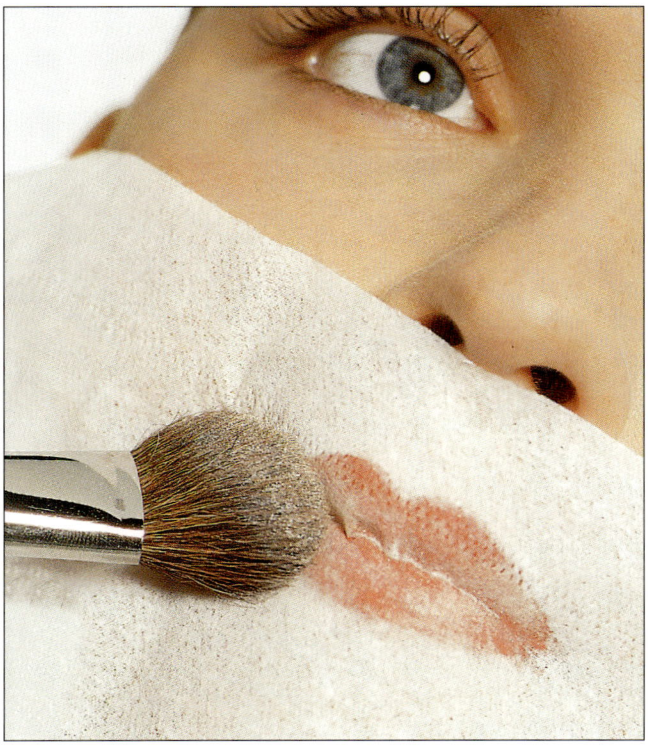

Um den Lippenton perfekt zu mattieren, legt man auf die fertig geschminkten Lippen ein Zelltuch und pudert es mit einem stumpfen Pinsel mit dem normalen Hauttonpuder ab. Das Zelltuch wirkt wie ein Sieb, es läßt nur soviel Farbe durch wie nötig.

DAS EINMALEINS DES PERFEKTEN LIPPEN-MAKE-UPS

Es gibt viele Frauen, denen silberner Perlglanz auf der Lippe nicht steht. Eine mögliche Alternative ist Lippenstift, dessen Farbe mit leichten Goldpigmenten aufgehellt wurde. Ergebnis: Weichheit und Frische der Farbe bleiben erhalten. Der unerwünschte künstliche Effekt fällt weg, weil sich der Goldton besser mit der Hautfarbe verbindet.

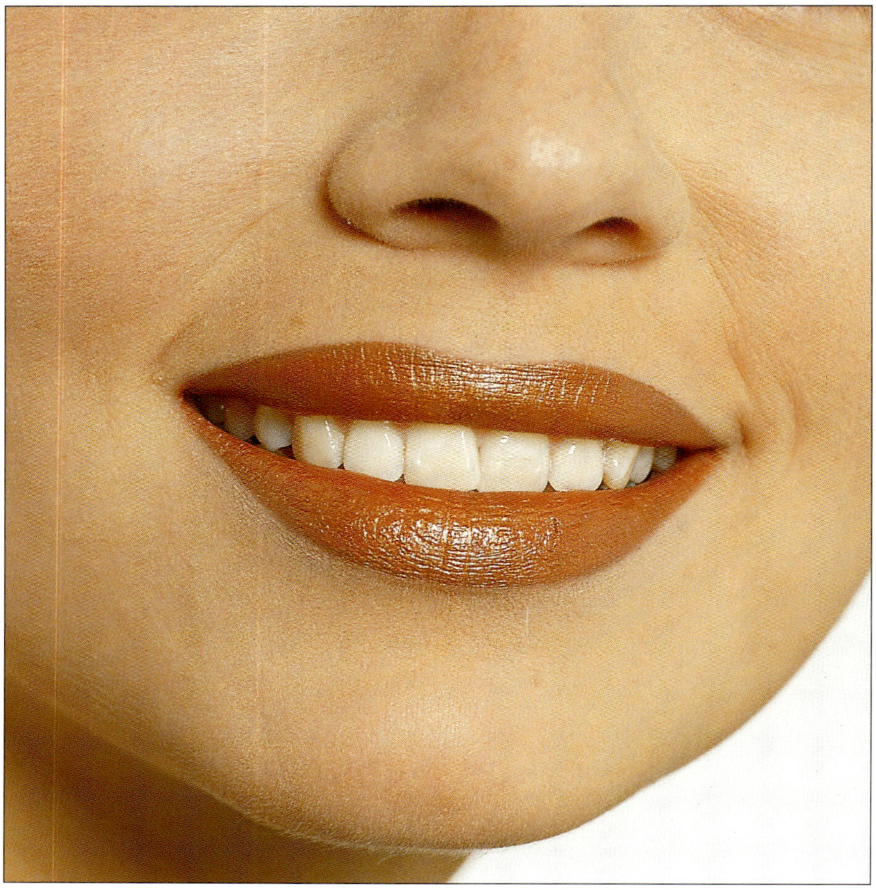

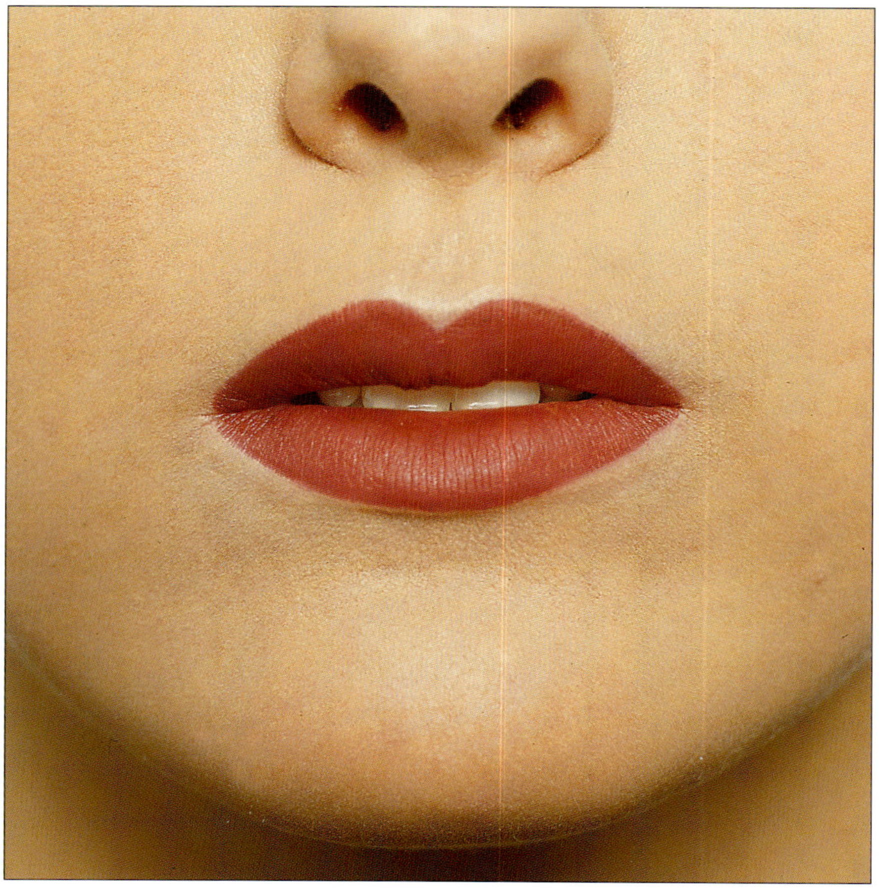

Wenn die Lippenform ein wenig verändert werden soll (so wie auf dem Foto an der herzförmigen Kerbe der Oberlippe), deckt man den Lippenrand vorher mit Aufhell- oder Abdeckcreme ab. Auf dieser Unterlage läßt sich die Kontur leichter zeichnen und das Ergebnis hält länger.

Je gelblicher der Rotton des Lippen-Make-ups ist, um so wichtiger ist es, daß Lipstick und Lipliner Ton in Ton aufgetragen werden. Bei sehr ungewöhnlichen Farben – wie Coral, Peach oder Apricot – kann es mitunter schwierig sein, den passenden Konturenstift zu finden. Hier kann man auf einen hellen, warmen Brauntonton ausweichen.

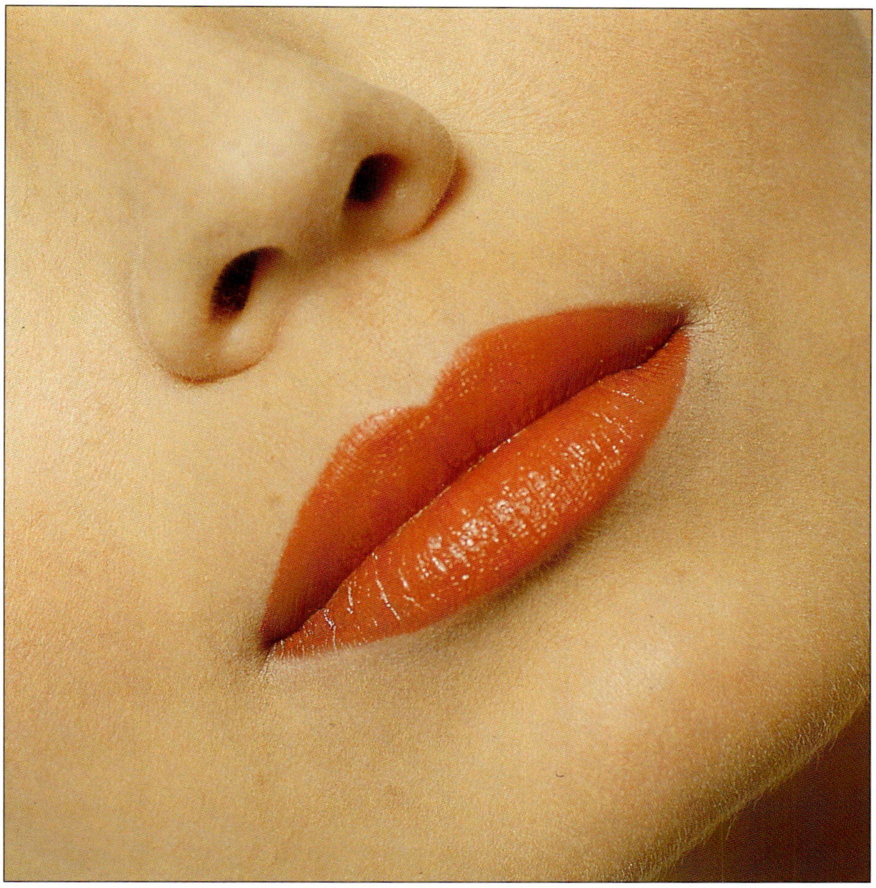

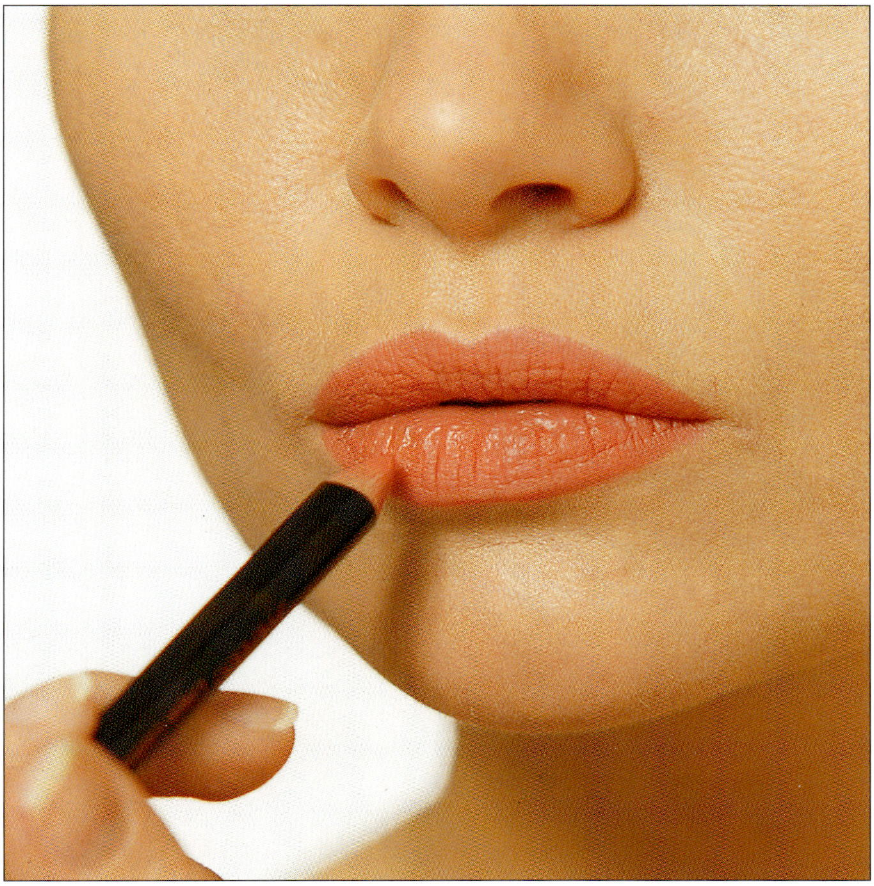

Ein dauerhaftes Lippen-Make-up erhält man, wenn man die Lippen mit einem Konturenstift umrandet und dann mit dem gleichen Stift ganz ausmalt. Das Resultat ist matt, sieht sehr modern aus und schont zusätzlich den Geldbeutel.

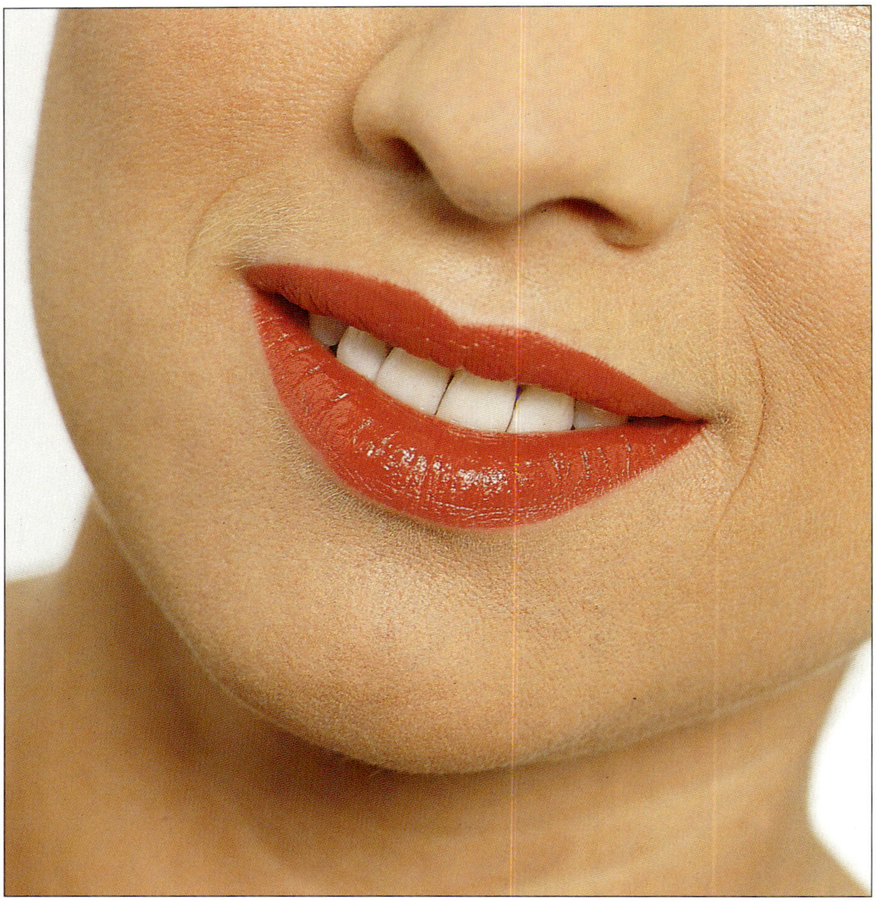

Rote Farbreste auf den Zähnen kann man vermeiden, wenn man die Lippeninnenseite mit einem Zelltuch abtupft. So verschwindet der Fettanteil, die Farbe haftet besser, und die Zähne bleiben sauber.

❍ Klassiker der Lippenmaquillage sind ein roter Konturenstift und ein dazu farblich abgestimmter Lipstick. Der Lippenstift sollte maximal ein bis zwei Nuancen heller sein.

❍ Immer wieder einmal modern ist die dunklere braune Kontur zum roten Mund. Vorsicht: Er läßt die Lippen schmaler erscheinen.

❍ »Aufgeworfen« wirken die Lippen, wenn eine weiße Kontur rot ausgemalt wird. In meinen Augen mutet das allerdings immer ein wenig künstlich an. Besser: Den weißen Konturenstift durch eine helle Abdeckcreme ersetzen, das sieht in jedem Fall weicher aus.

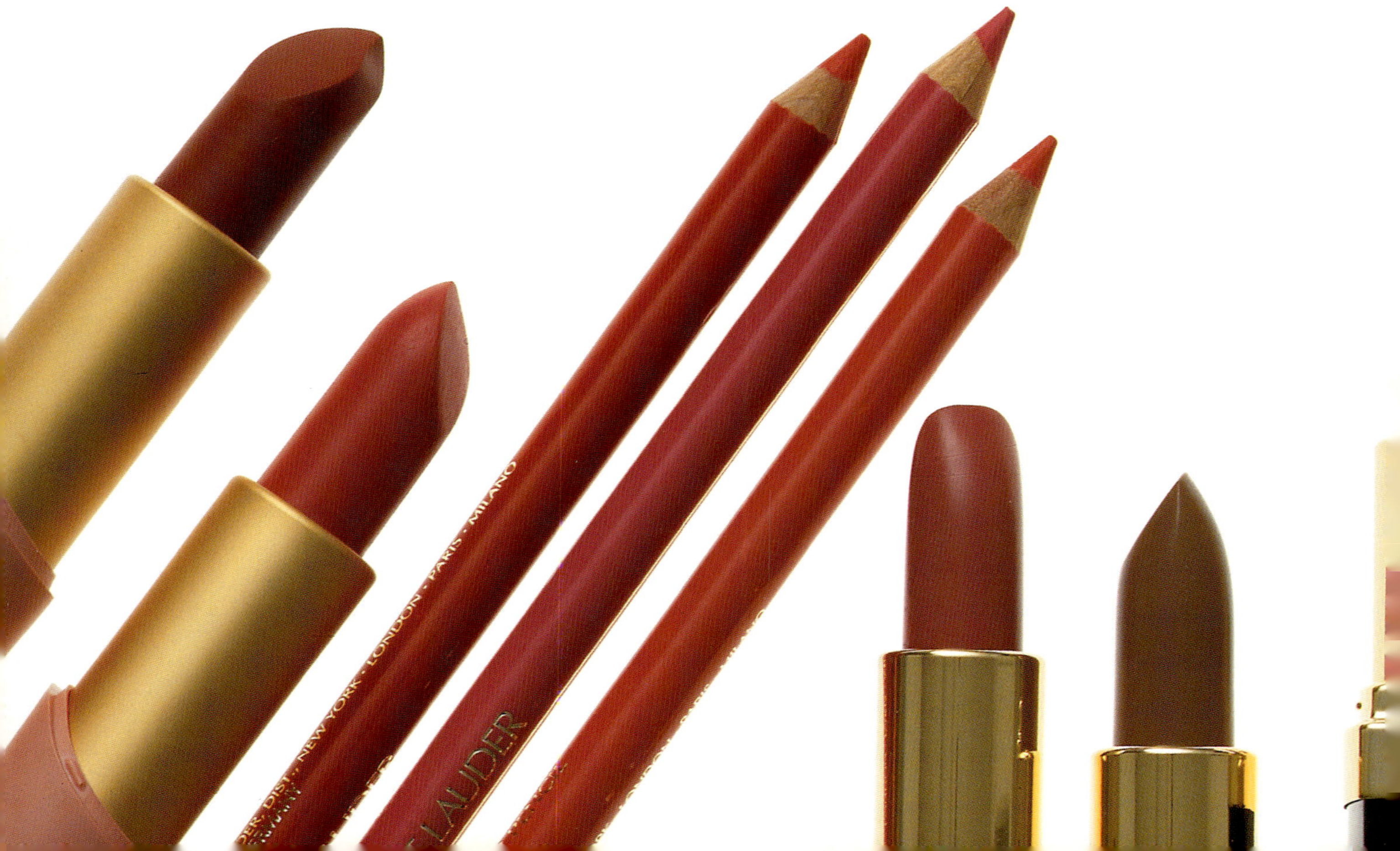

❍ Lipgloss oder nicht Gloss – diese Frage stellen sich viele Frauen. Gloss gehört keineswegs zwingend zum perfekten Make-up. Im Gegenteil: Kaum ein Lippenprodukt unterliegt so sehr der Mode wie der Gloss, darüber hinaus sieht er nur auf wirklich perfekten Lippen gut aus. Feine Lippenfältchen werden durch den Glanz nur unnötig und unschön betont.

❍ Matte Lippenstifte dagegen sind oft superhoch pigmentiert, was ihre Haltbarkeit enorm erhöht. Sie können sogar ohne Lippenkontur aufgetragen werden.

❍ Die Krönung an Haltbarkeit erreicht man mit einem sogenannten Lippenpuder: Purer Puder wird mit einem Applikator oder einem feuchten Schwämmchen aufgetragen. Der Puder bestimmt sowohl die Kontur als auch die Farbe. Wer ein weniger mattes Ergebnis bevorzugt, kann über den Puder noch Gloss geben. Nicht geeignet ist Lippenpuder allerdings bei sehr trockenen Lippen, weil er kaum Pflegesubstanzen enthält.

DOs UND DON'Ts

DOs

❍ Farbton von Lipliner und Lipstick müssen aufeinander abgestimmt sein.

❍ Lippenstift hält länger, wenn er mit einem rundgebundenen Pinsel aufgetragen wird. Noch haltbarer wird das Ergebnis, wenn der Mund vor dem Auftragen des Lipsticks ganz mit dem Konturenstift ausgemalt wurde.

❍ Stets einen exakt gespitzten Konturenstift verwenden. Das ergibt eine eindeutige und haltbare Linie.

❍ Einen natürlichen Lippenton erhält man, wenn man die Farbe aufträgt und sie zehn Minuten einziehen läßt. Dann wird der Überschuß mit einem Zelltuch abgetupft und die Lippe mit einem Wattepad überpudert.

❍ Bei trockenen Lippen läßt sich der Konturenstift manchmal schlecht ziehen. Hier trägt man besser erst die Farbe auf und zieht anschließend mit dem Lipliner die Form.

DON'Ts

❍ Dunkler Konturenstift und heller Mund sieht nur dann gut aus, wenn der Konturenstift vom Lipstick abgedeckt wird.

❍ Beim Korrigieren der Mundkontur nicht hemmungslos übertreiben, das sieht fast immer unnatürlich aus. Besser: In etwa bei der Originalkontur bleiben und nur Feinheiten ausbessern.

❍ Nie zwei Lagen Lippenstift übereinander auftragen. Vor dem wiederholten Auftragen muß der Mund mit einem Zelltuch abgetupft werden. Das gilt auch für Gloss über der Farbe.

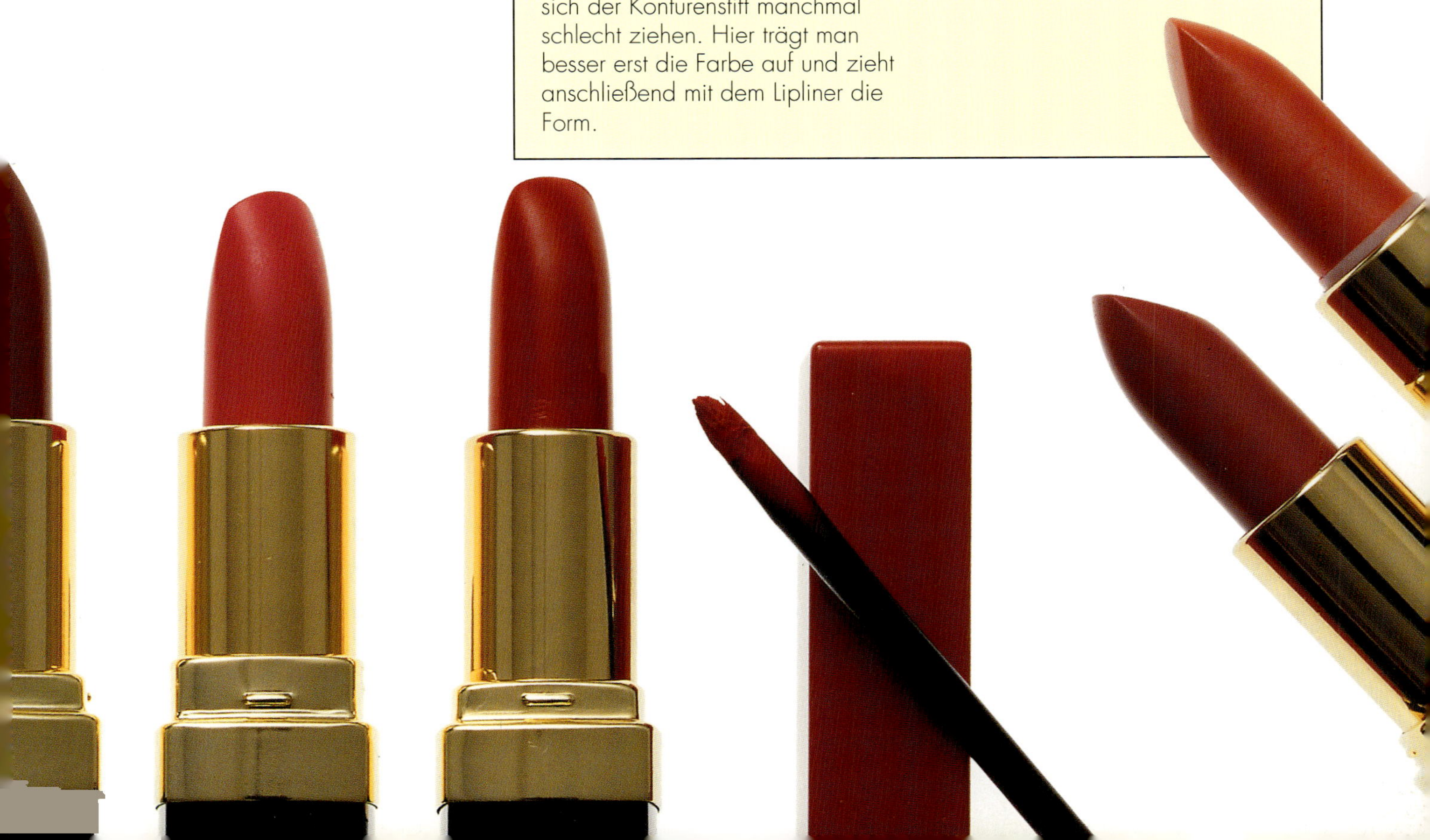

AUGEN

In einem orientalischen Sprichwort heißt es: Die Augen sind das Fenster zur Seele eines Menschen. In vielen Ländern schützt man sich deshalb mit Ritualen vor dem sogenannten »bösen Blick«, denn der kann töten. Andererseits können Augen auch betörend sein. Südländerinnen verführen ihre Männer mit feurigen Glutaugen und leidenschaftlichen Blicken. Audrey Hepburn alias Holly Golightly verzauberte ihren Verehrer dagegen mit einem sanften, zauberhaften Rehblick. Doch nicht nur bei der »Liebe auf den ersten Blick« spielen unsere Augen die entscheidende Rolle. Auch der erste Eindruck eines Menschen erfolgt laut Statistik über die Sehorgane. Die meisten Menschen geben bei Umfragen an, einem fremden Menschen immer zuerst in die Augen zu sehen. Egal, ob man verführen oder einen guten Eindruck hinterlassen will, die Augenpartie ist das wichtigste Instrument der nonverbalen Kommunikation.
Daher sollte dem Augen-Make-up immer eine besondere Aufmerksamkeit geschenkt werden. Auch hier gilt: Entscheidend ist die Auswahl der richtigen Technik. Mit dezentem Schattieren kann man beispielsweise die Augenform subtil modellieren und korrigieren, mit einem dramatischen, farbintensiven Augen-Make-up zieht man dafür mit Sicherheit die Blicke der Männer auf sich. Glänzender Lidschatten bringt schöne Augen zum Leuchten und macht das Make-up modern.

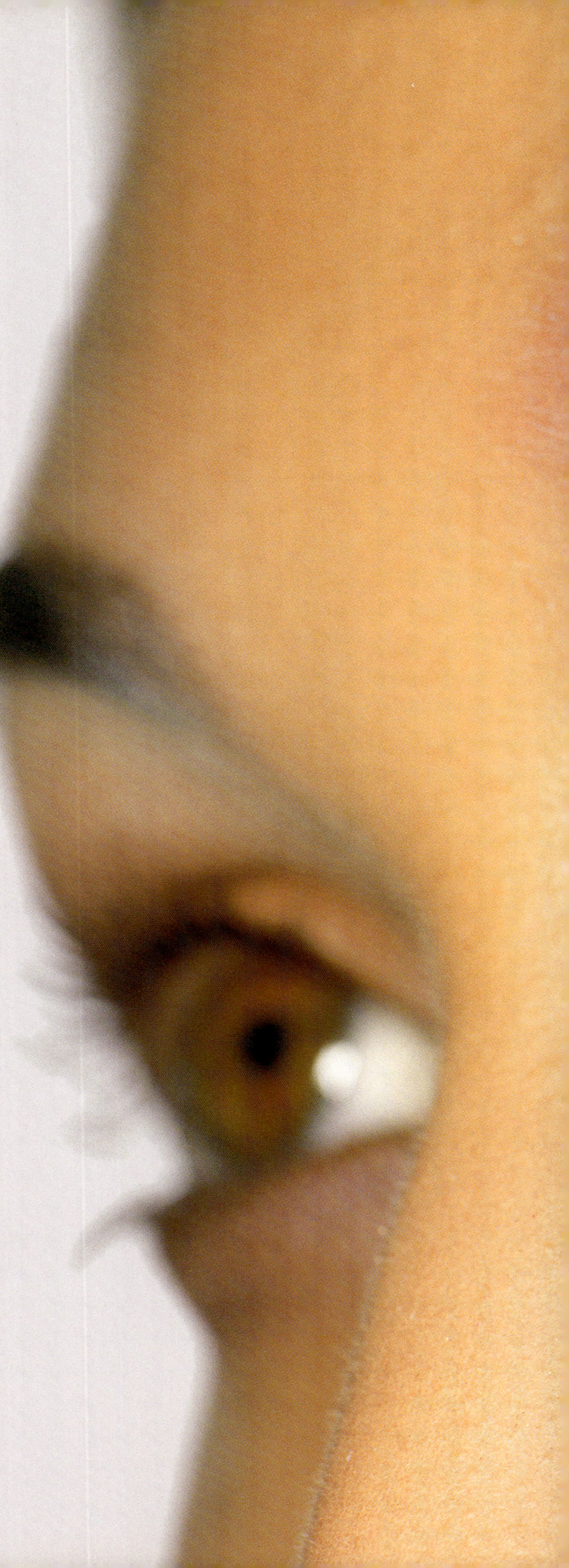

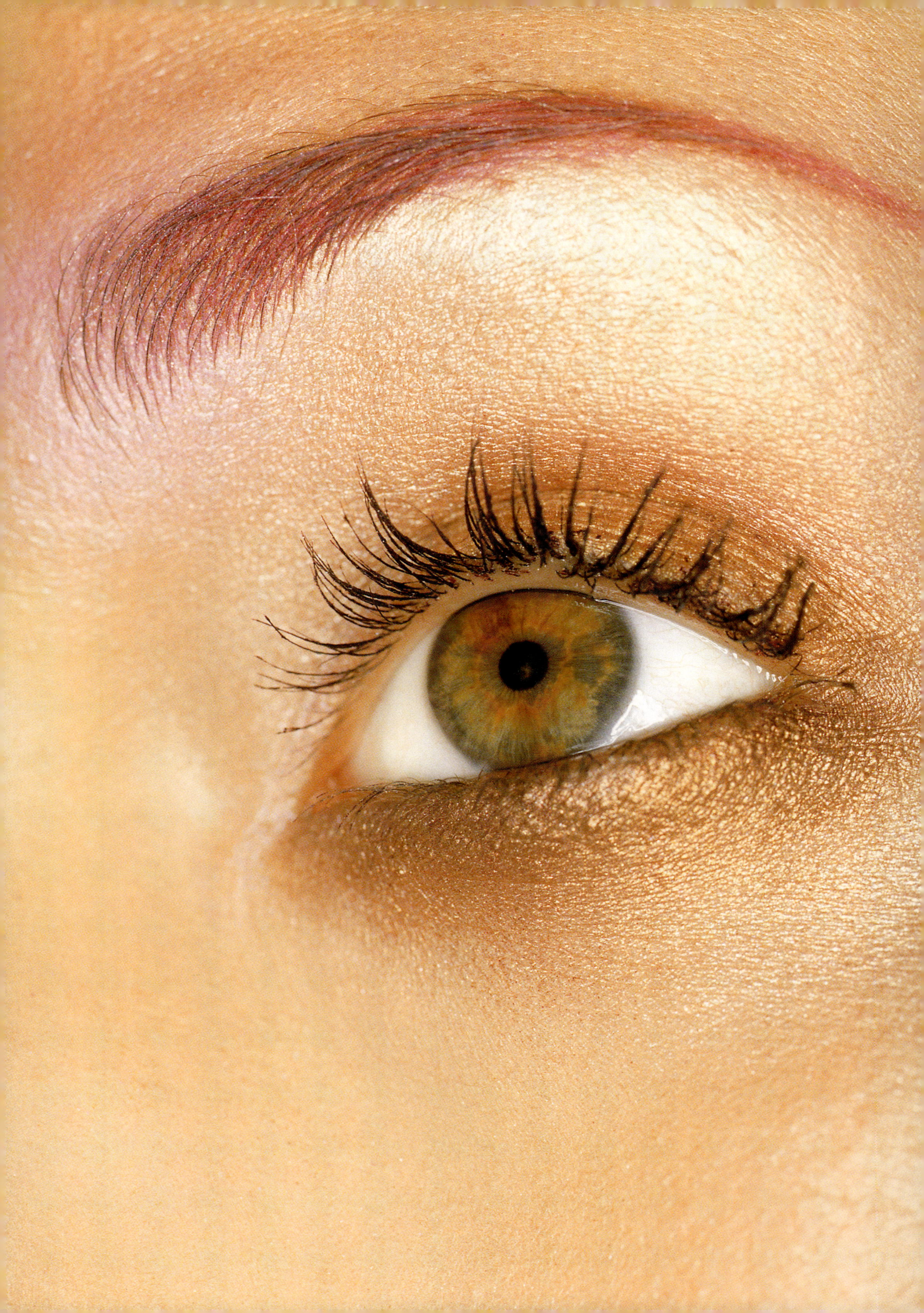

Wichtig dabei ist jedoch: Augen sind, genau wie der Mund, in Größe und Form vorgegeben. Auch das perfekteste Make-up wird aus schmalen, geschlitzten Augen keine kindlich-großen Kulleraugen zaubern – und umgekehrt.

Weit besser kann man die Augenstellung korrigieren. Es lohnt sich deshalb, sie genau zu betrachten. Viele Augen liegen zu tief in den Augenhöhlen, bei weitem nicht alle Augenpaare haben den Idealabstand. Sie können zu eng zusammenstehen oder, seltener, zu weit auseinander.

Es gibt Augen, deren Lider ganz, also vom Innen- bis zum Außenwinkel, sichtbar sind. Aus Visagisten-Augen betrachtet ist das ein Glücksfall, die Augen wirken offen und strahlend, es ist leicht, ein gutes Schminkergebnis zu erzielen. Weit häufiger aber sind »kleine Nachlässigkeiten« der Natur. Das kann sich in Form von Schlupf- oder Überlidern äußern, das heißt: Ein mehr oder weniger massiver Hautüberschuß drückt auf das Auge. Dunkle, tiefliegende Innenpartien an der Nasenwurzel lassen ein Gesicht leicht mürrisch wirken.

Hier stellt sich die Frage, welches Augen-Make-up man einsetzt, um die eigenen Augen optimal wirken zu lassen. Neben der klassischen Augen-Maquillage gibt es eine Unmenge von Tips und Tricks, die zum Teil zu einem verblüffendem Ergebnis führen.

Lidschatten, Highlight, Kajalstift und Augenkonturenstifte gehören zu den Schminkutensilien, die satter oder leichter im Farbauftrag sein können. Die Intensität und Farbigkeit hängt dann vom Grad der Pigmentierung ab. Stark gesättigte Farben sind immer nötig, um kleine Fehler wie Überlider oder hängende Augenwinkel zu korrigieren. Nur mit kräftigen Tönen sind plastische und organisch wirkende Ergebnisse möglich.

Es gibt große Qualitätsunterschiede. Für ein leichtes Augen-Make-up kann ein heller Farbton die richtige Entscheidung sein; aber auch eine kräftige Farbe, zum Beispiel ein sattes Blau oder ein intensives Grün, kann auf der Haut passend und typgerecht wirken. Ob das Resultat stark oder leicht geschminkt wirkt, hängt also nicht nur vom Grad der Pigmentierung des Lidschattens oder des Kajals ab. Man richtet sich in erster Linie nach den vorhandenen Formen des Gesichts. Was bei einem kleinen, ovalen Gesicht schon zu viel an Farbe sein kann, wirkt bei einem großen runden Gesicht gerade angemessen.

Grundsätzlich setzt sich das Augen-Make-up aus zwei unterschiedlichen Komponenten zusammen: Man kann mit Linien und mit Flächen arbeiten. Die Kombination aus beiden Techniken ergibt ein perfektes Augenbild.

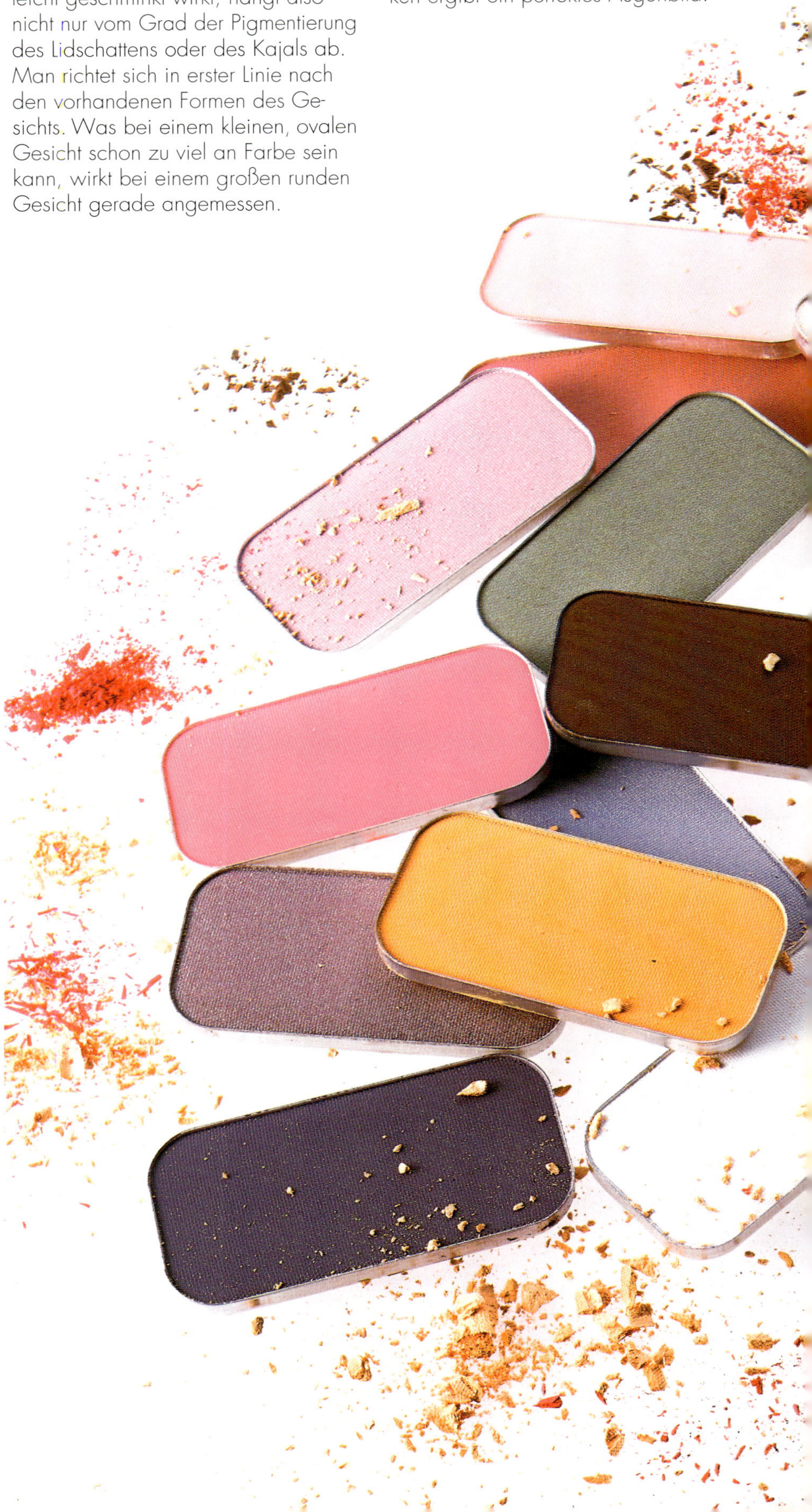

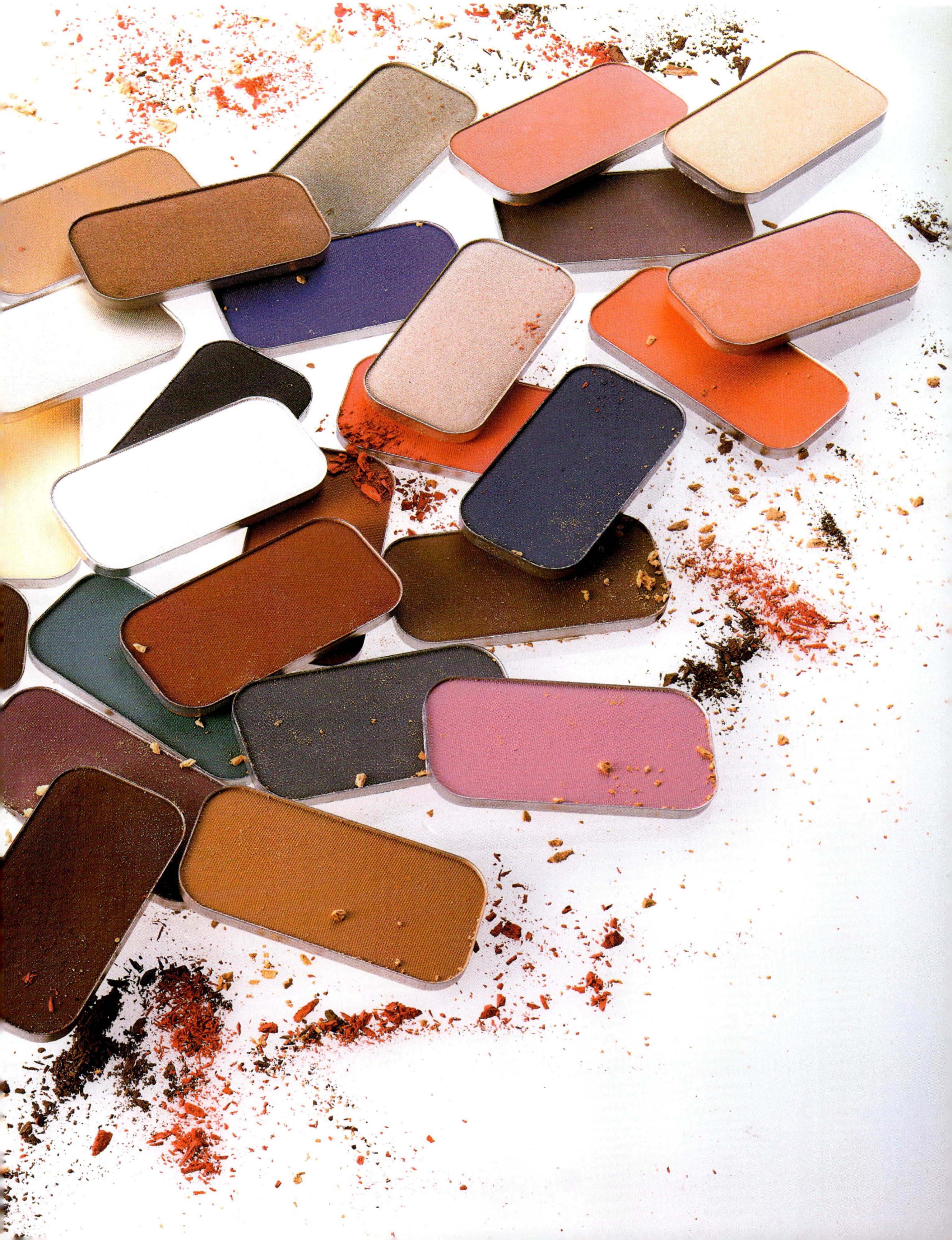

AUGEN UND FLÄCHEN – WAS MÖGLICH IST

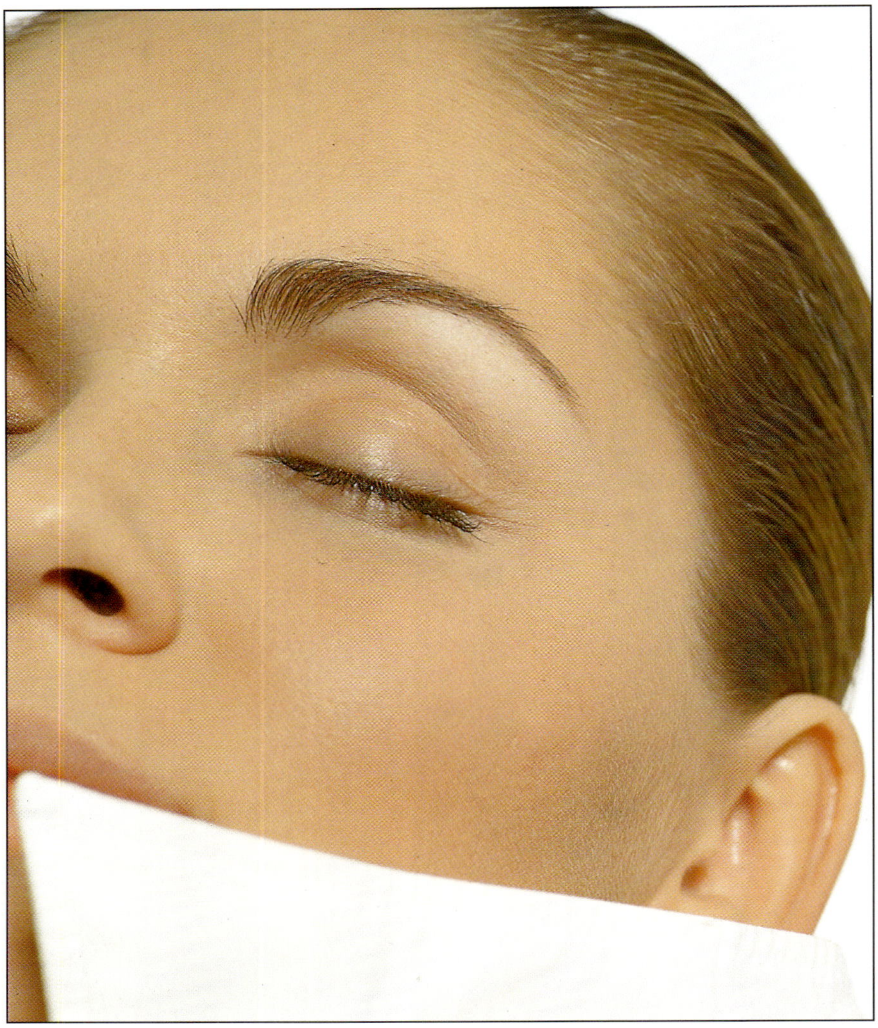

Ein HIGHLIGHT UNTER DER BRAUE ist gut, um eine Braue optisch zu heben oder einen dunkleren Lidschatten aufzulockern. Direkt unter der Braue wird ein weißer oder sehr heller Lidschatten aufgetragen und sanft nach unten verwischt.

Generell gilt jedoch: Nur bei freien Augen ohne Überlider anwenden.

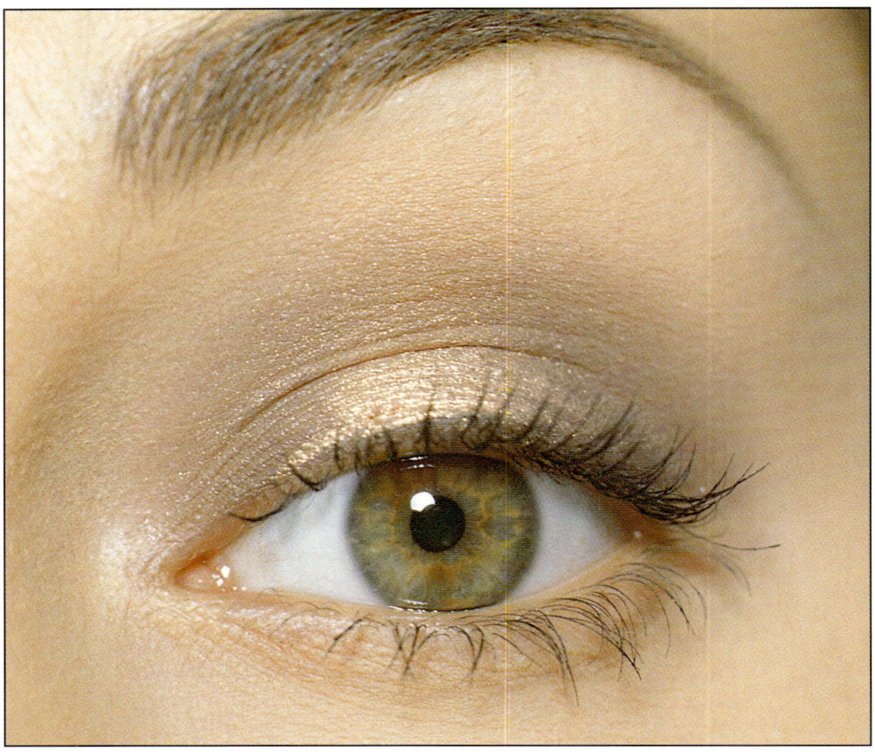

Das HIGHLIGHT ÜBER DER PUPILLE plaziert gibt dem Auge einen besonderen Glanz. Auf dem normalen Lidschatten wird punktuell über der Pupille ein glänzendes Highlight aufgetragen. Wichtig: Dieser Punkt darf nicht „hart" stehenbleiben, sondern muß sanft verwischt werden, sonst verfehlt er seine Wirkung. Sieht sehr gut aus bei schmalen, kleinen oder tiefliegenden Augen.

ABSCHATTIEREN MIT LIDSCHATTEN VOM BRAUENANSATZ NACH UNTEN:
Diese, leider viel zu unbekannte Technik rückt weit auseinanderstehende Augen zusammen. Mit einem flach in der Braue angelegten Applikator schattiert man mit kleinen, kurzen Tupfern senkrecht zum inneren Augenwinkel ab. Dabei verwendet man am besten eine zweite, dunklere Lidschattenfarbe.

Auch sonst ist diese Methode ein guter Tip: Schminkt man sie über das normale Make-up, verwandelt sich der Tageslook in Minutenschnelle in ein intensives Abend-Outfit für das Gesicht. Das steht auch Gesichtern mit normaler Augenstellung.

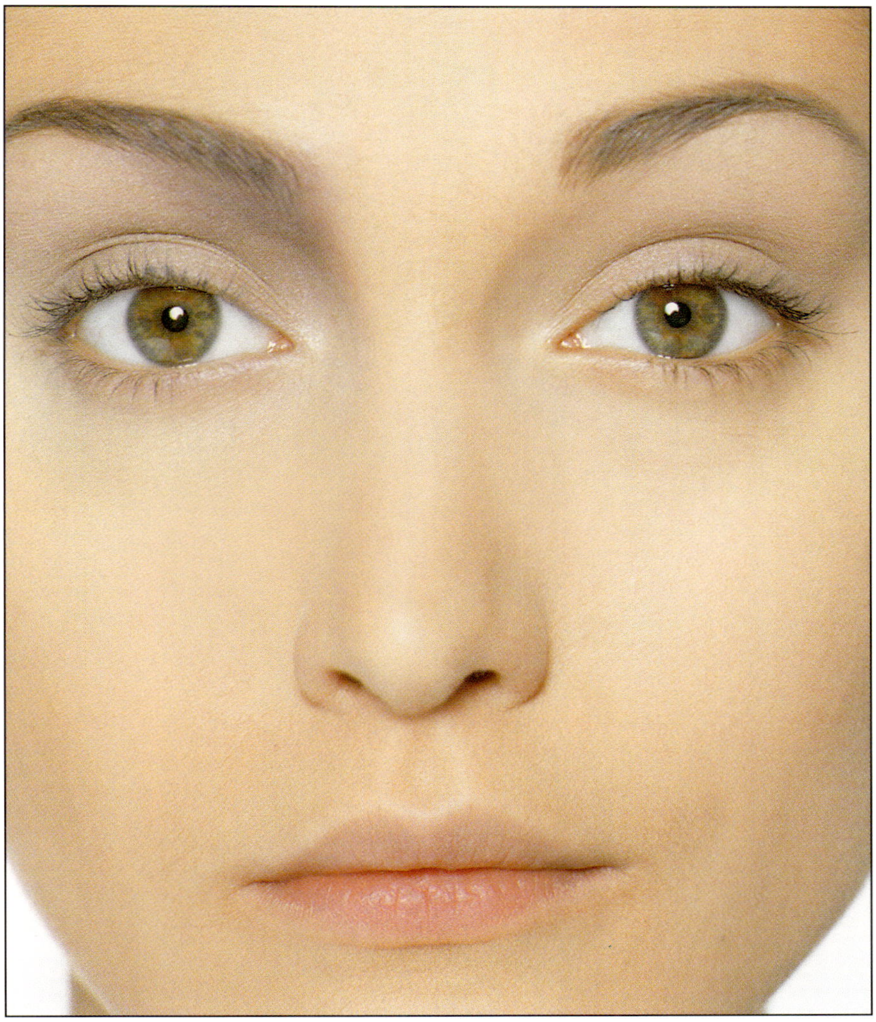

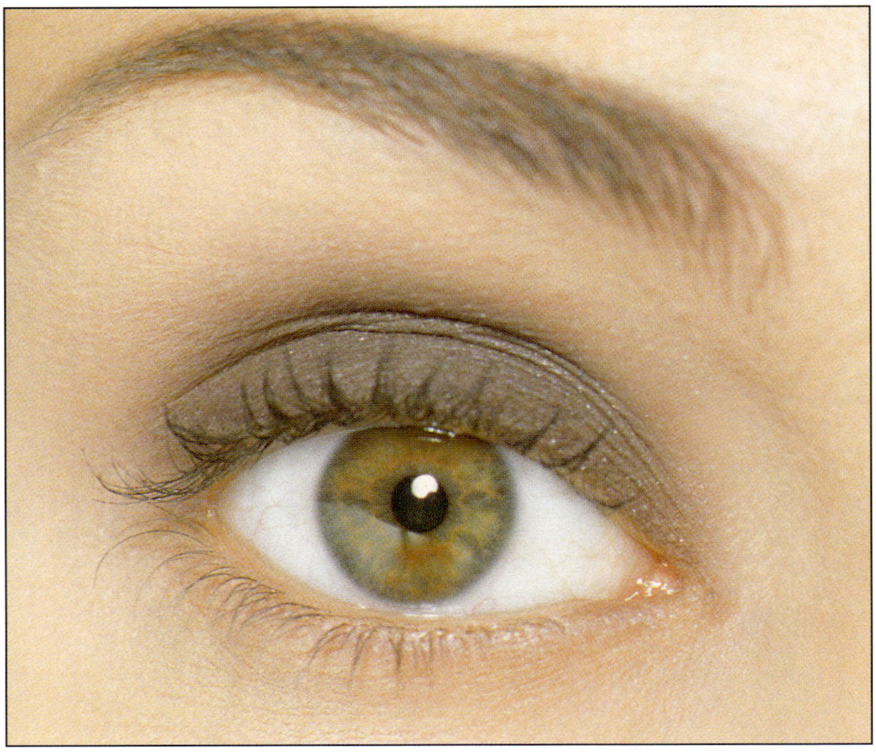

DUNKLER LIDSCHATTEN
prägt die Form der Augen aus. Er zeigt plastisch, wie groß das Auge ist und gibt einen warmen, sinnlichen Blick. Auf dem Foto ist der Lidschatten klassisch auf dem ganzen Lid oben und unten aufgetragen. Das sieht am besten aus, wenn die Lider frei und gut sichtbar sind.

HELLER LIDSCHATTEN
belebt und wirkt luftig. Auf dem ganzen sichtbaren Lid plaziert, macht er einen leichten Eindruck und fördert so die Frische des Gesichts.

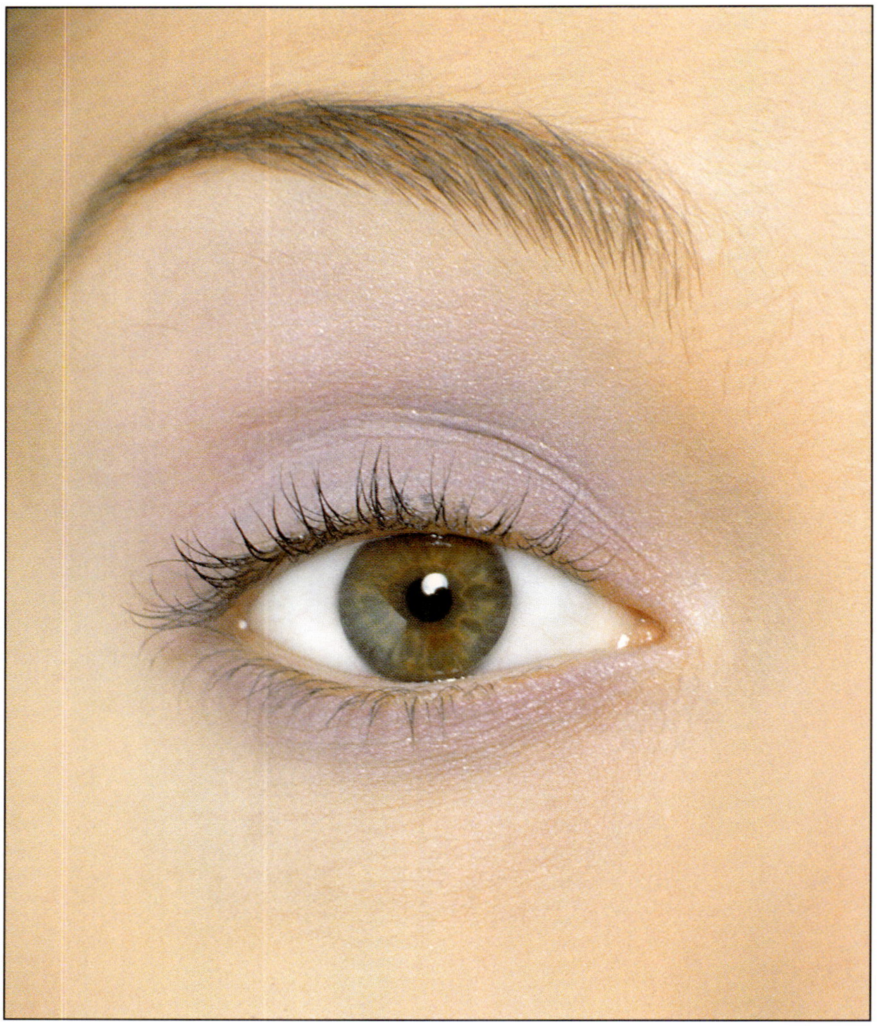

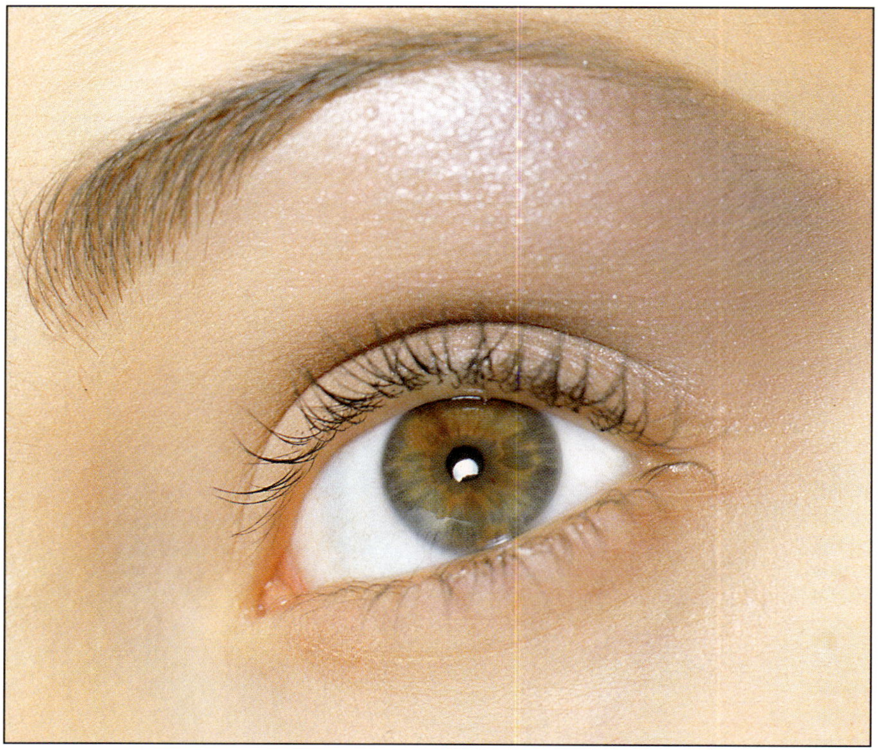

LIDSCHATTEN AUS DEM BRAUEN-ENDE ABSCHATTIERT
sieht vor allem bei Frauen gut aus, die unter Schlupflidern leiden. Auch stark vortretende Brauenknochen werden so kaschiert. Bei dieser ungewöhnlichern Technik wird mit einem Applikator der Eyeshadow flächig und mit eng aneinandergesetzten Tupfern bis in die Lidfalte hinein abschattiert. Dabei entsteht ein Farbverlauf, der in der Braue kräftig wirkt und nach unten hin sanfter ausläuft.

EIN AUGE KANN OPTISCH GESTRECKT

werden, wenn man dunklen Lidschatten plaziert. Vom Außenwinkel beginnend wird der Lidschatten nach außen und oben hin zum Knochen flächig aufgetragen. Der Unterlidrand bleibt frei.

Ergebnis: Das Auge wirkt länger.

RUNDE AUGEN

erreicht man, wenn das sichtbare Lid und die Lidfalte dunkel geschminkt werden. Ebenso wird das Unterlid breit abschattiert. Durch diese Fläche des Lidschattens prägt sich die runde Form des Auges aus.

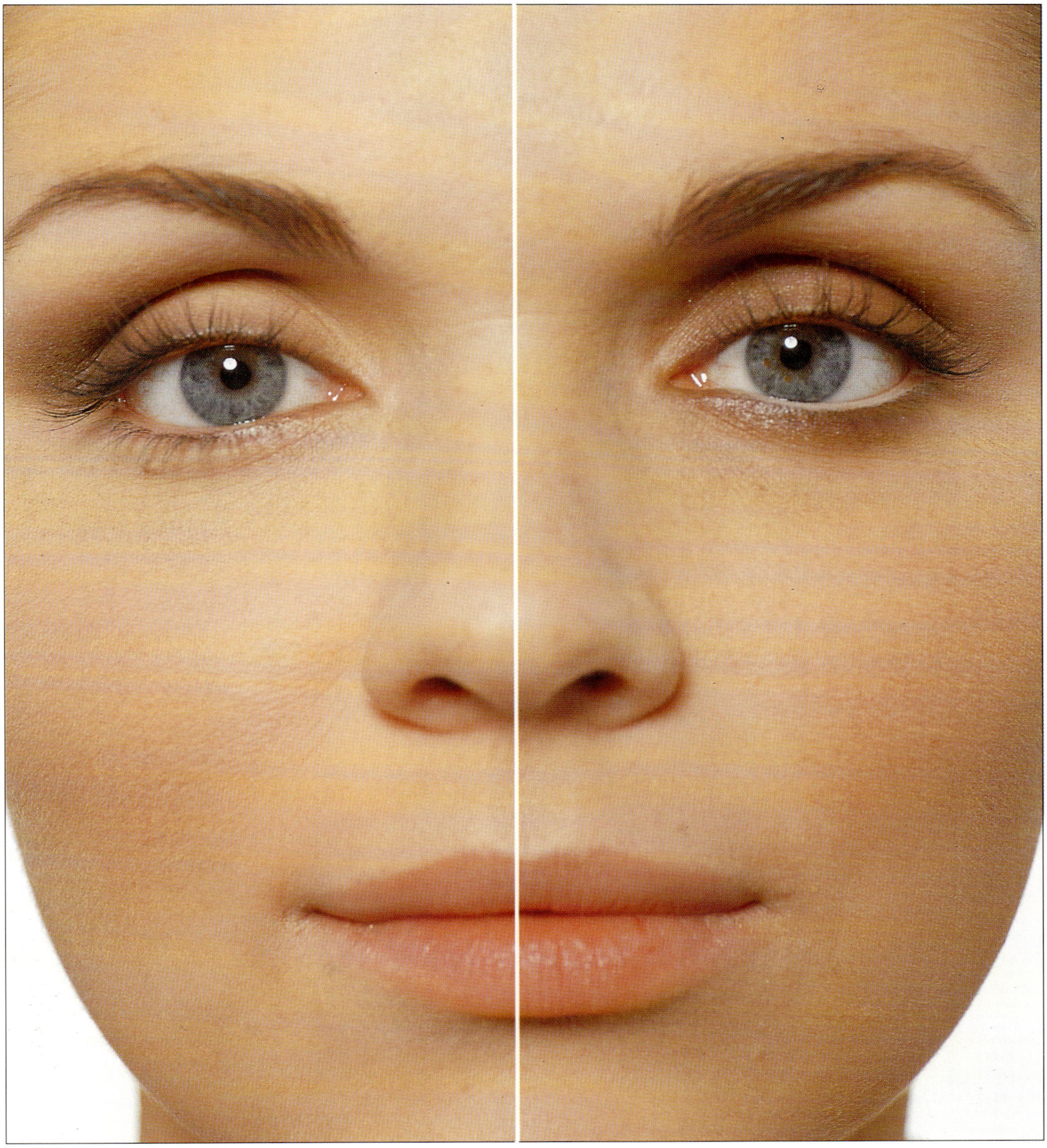

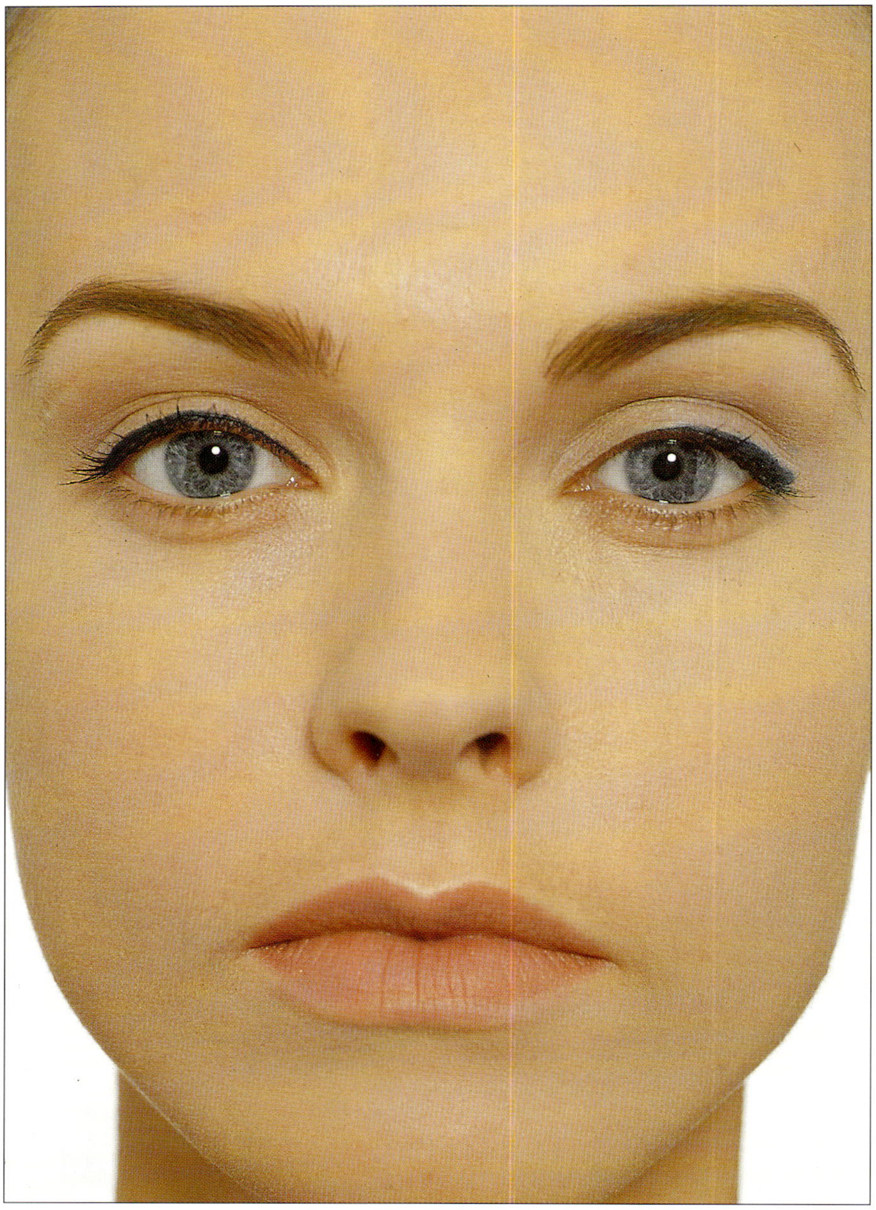

AUGEN UND LINIEN – WAS MÖGLICH IST

DER LIDSTRICH

Ein dünner Lidstrich dient in erster Linie dazu, die Augen dezent zu betonen und die Wimpern voller aussehen zu lassen. Perfekt ausgeführt kann der Lidstrich jedoch noch mehr – wie im Foto zu erkennen ist. Das linke Auge des Models wirkt runder, das rechte Auge sieht eher gestreckt aus. Allein der Lidstrich bewirkt diesen Unterschied.

Beim linken Auge geht die Eyelinerzeichnung über das ganze Augenlid – vom Innenwinkel bis zum äußeren Rand, wobei der Strich über der Pupille am breitesten ist. Schmale Augen lassen sich auf diese Weise optisch vergrößern.

Rechts beginnt der Eyeliner erst in der Mitte des Lids über der Pupille. Der Lidstrich ist im Ansatz sehr fein und wird nach außen hin deutlich breiter. Hängende Augen stehen so gerader, und Schlupflider können mit dieser Methode kaschiert werden.

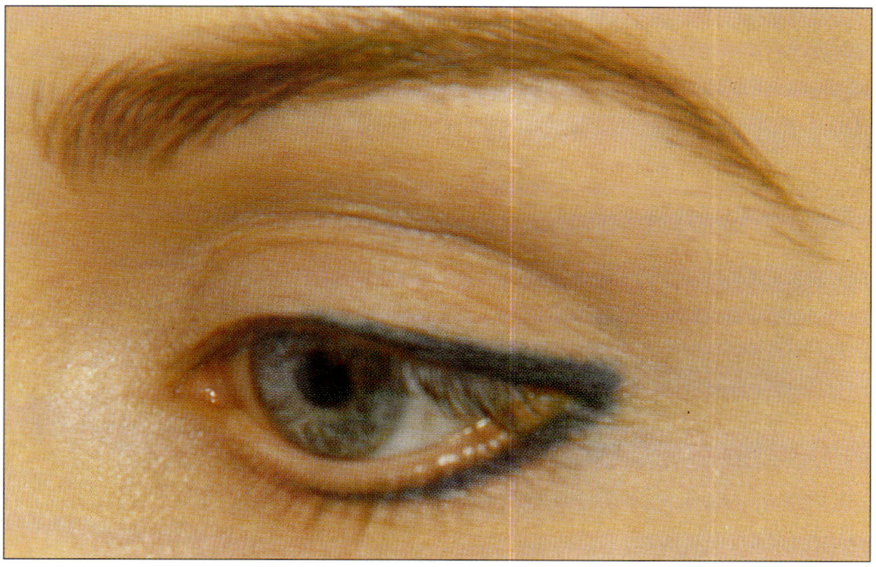

GESCHLOSSENER KAJALRAND

Diese klassische Linienführung betont die Augen und verleiht ihnen Dominanz. Der Kajal am oberen Lidrand wird weit nach außen gemalt und trifft sich am Außenwinkel mit der Kajalkontur des Unterlids. Diese Form der Kontur ist jedoch ungünstig bei sehr kleinen Augen, oder wenn sie eng stehen. Es besteht die Gefahr, daß der geschlossene Augenwinkel die Augen optisch zusammenschiebt.

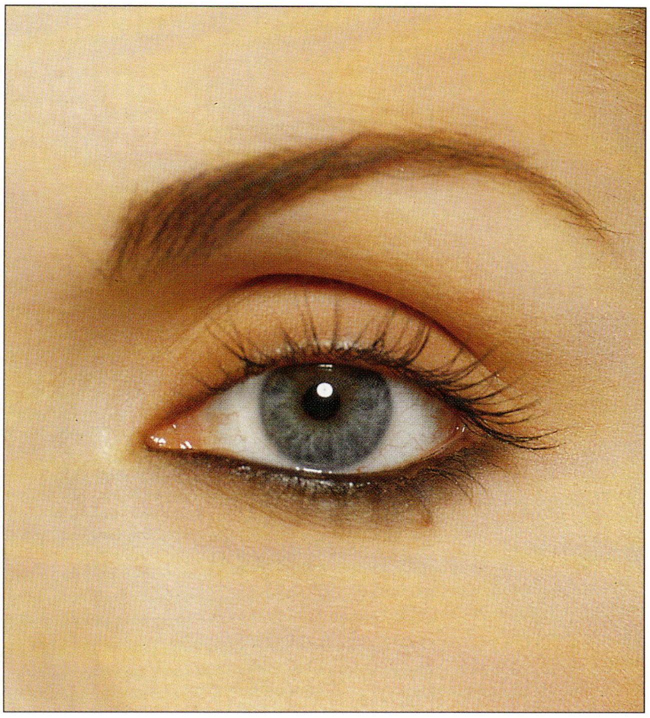

DUNKLER KAJAL IM UNTERLID

Dunkler Kajal sorgt für Intensität. Im unteren Innenlid läßt er die Augen glutvoll und ausdrucksstark erscheinen und ist daher besonders für das Abend-Make-up geeignet. Nachteil: Er verkleinert das Auge, beschreibt diese Linie das Auge doch in seiner engsten, kleinsten Form.

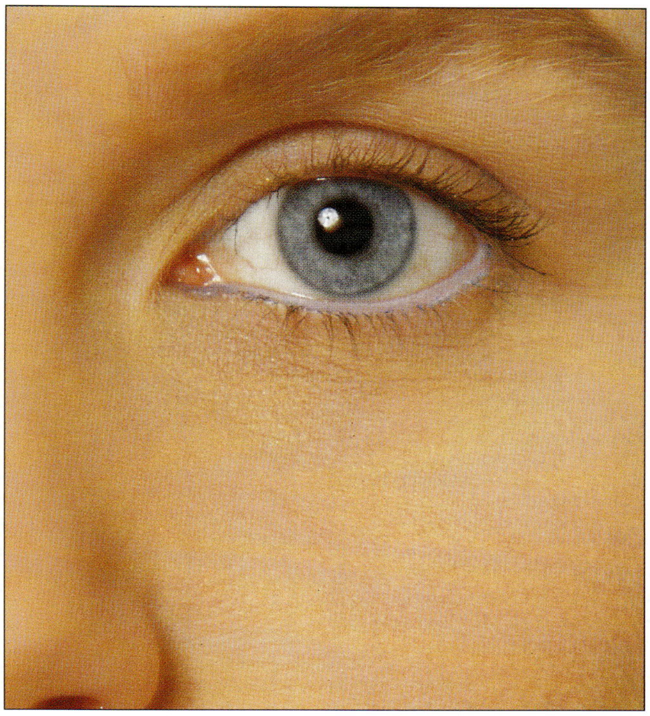

HELLER KAJAL IM UNTERLID

Weißer oder sehr heller Kajal im Unterlid ist ein ideales Hilfsmittel, überanstrengte Augen wieder frisch und erholt aussehen zu lassen. Er schluckt eventuelle Rötungen und vergrößert das Auge optisch. Er ist deshalb auch für kurzsichtige Brillenträgerinnen ideal, deren Gläser die Augen kleiner erscheinen lassen.

Perfekt ist weißer Kajal für Brillenträgerinnen mit getönten Gläsern, ansonsten wirkt hellbeiger Kajal natürlicher. Das Auge wird zusätzlich belebt, wenn man blauen oder grünen Kajal mit weißem im Auge mischt. Dabei setzt man zuerst den Farbkajal und macht dann die Linie mit weißem Kajal milchig.

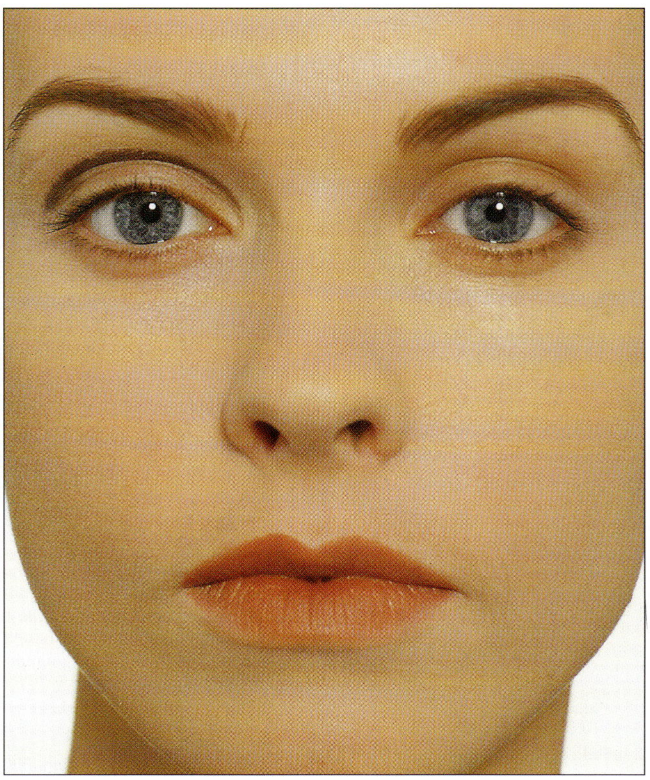

BETONEN DER LIDFALTE

Mit einem dunklen Kajalstift oder einem intensiven, fein aufgetragenen Puder kann die Lidfalte nachgezogen werden. Der Effekt: Die Augen wirken wacher, sie sehen größer und runder aus. Das Augenlid ist deutlich definiert. Bei Überlidern ist es aber nicht immer einfach, die exakte Plazierung für diese Linie zu finden: Es sollte immer genau der Hautüberschuß angemalt werden, der bei geradem Blick in den Spiegel auf dem eigentlichen Lid aufliegt.

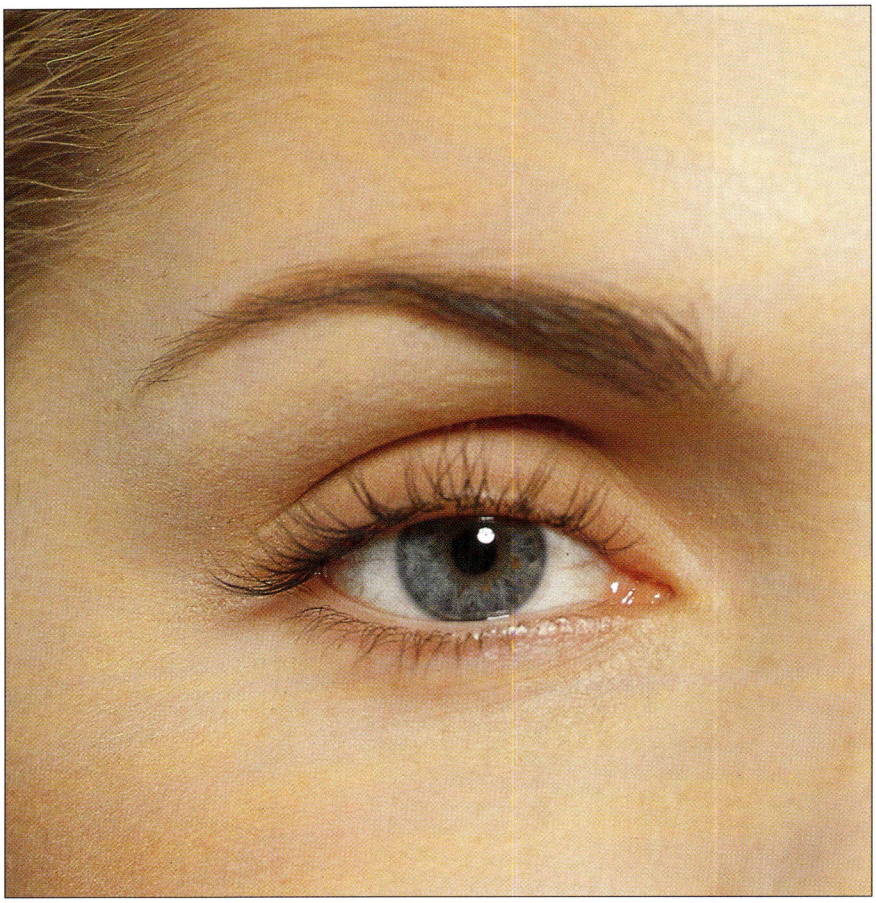

PROFI-TRICKS FÜR EIN PERFEKTES AUGEN-MAKE-UP

STRAHLENDE, AUSDRUCKSVOLLE AUGEN

Dunkel umrandete Augen wirken ausdrucksvoll, feminin und sind der Wunsch vieler Frauen. Mit der folgenden Technik kann man große und ausdrucksvolle Augen herstellen.

Im unteren Innenlid wird dunkler Kajal plaziert. Zunächst erscheint das Auge kleiner, deshalb wird auch zwischen die Unterwimpern Kajal gepunktelt.

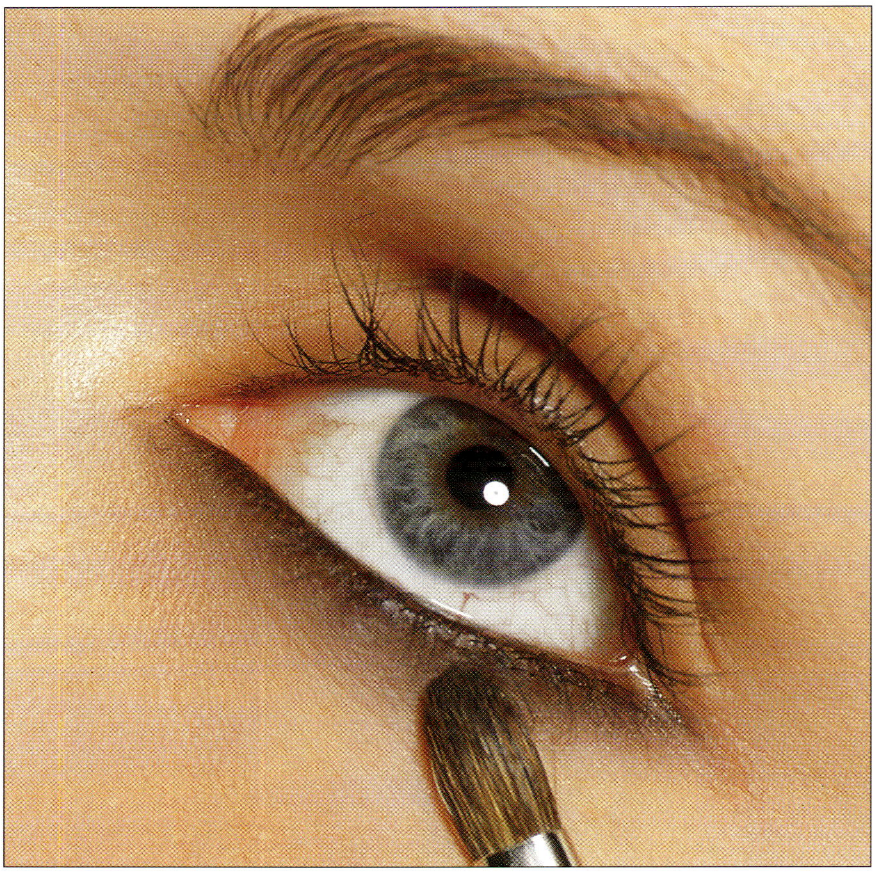

Mit einem weichen Pinsel werden diese Pünktchen am unteren Rand aufgelöst und verwischt. Dabei bewegt man den Pinsel mit kleinen, kurzen Wischern aus den Wimpern schräg vom Auge weg. Es entsteht eine Fläche, ein sanfter Übergang vom dunklen Kajal zur hellen Haut.

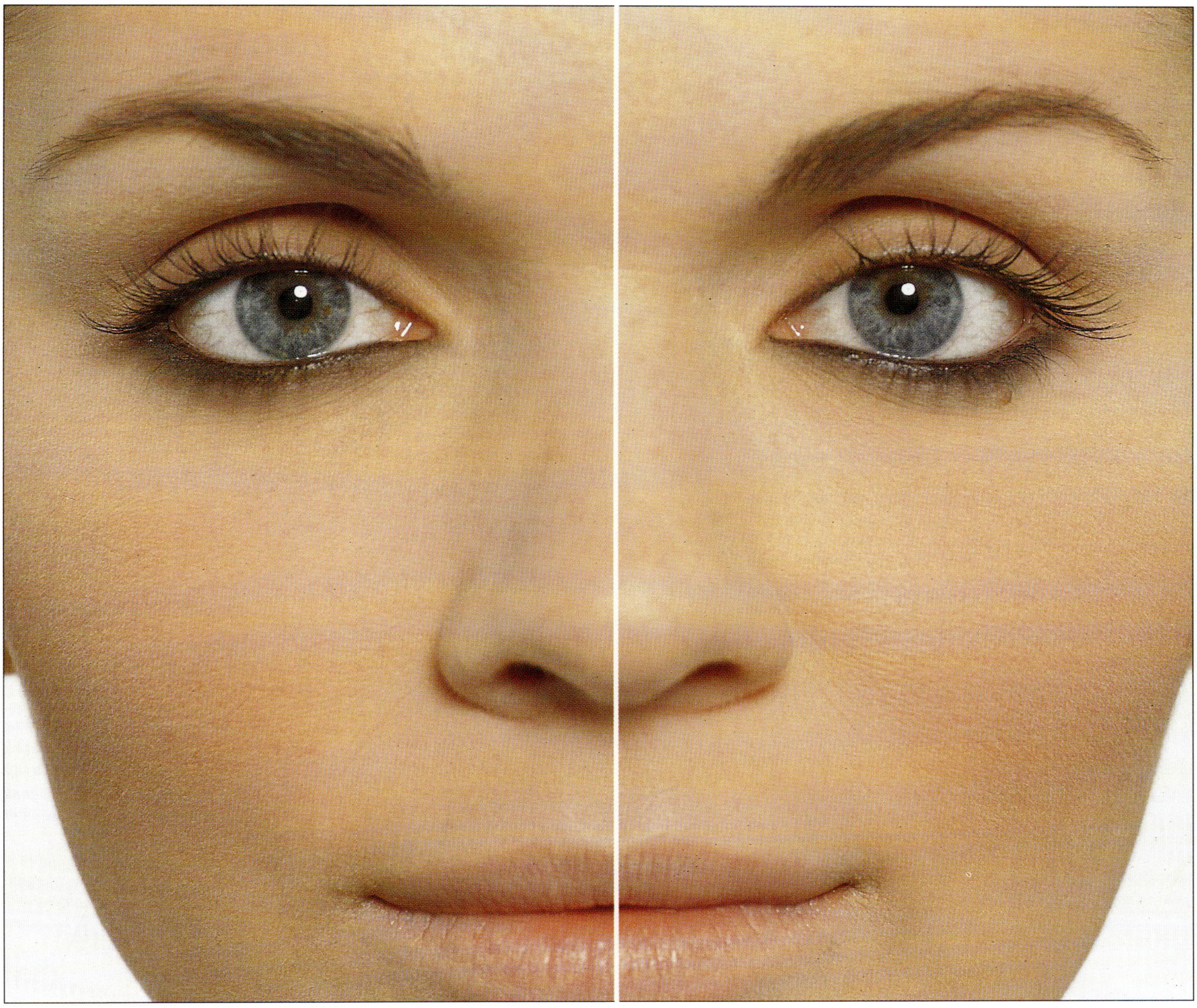

Der Übergang wird nun mit ein wenig Transparentpuder fixiert: So wird das Make-up wischfest und das Auge größer.

Make up TIP Indien und Ägypten gelten als Ursprungsländer des Kajals. Er ist dort das gebräuchlichste Schönheitsmittel, und das hat einen guten Grund: Trägt man schwarzumrandete Augen, so schluckt die dunkle Farbe das Sonnenlicht. Dadurch kann man auch bei intensiver Strahlung gut die Augen offen halten, ohne geblendet zu werden. Schwarzer Kajal ist also eine ideale Methode, um im Urlaub in der Sonne auch gleißenden Lichtverhältnissen zu begegnen.

LIDSCHATTEN AUF KAJALUNTERLAGE

Ein haltbares, intensiv strahlendes Augen-Make-up wird erreicht, wenn der Lidschatten auf einer Kajalunterlage aufgetragen wird. Allerdings ist diese Technik etwas aufwendig. Jeweils am oberen und unteren Lidrand wird eine Kajalkontur aufgezeichnet, so daß sich die Außenwinkel treffen. Von diesem Punkt aus wird jetzt eine halbe Linie nach oben gezogen – entlang der Lidfalte.

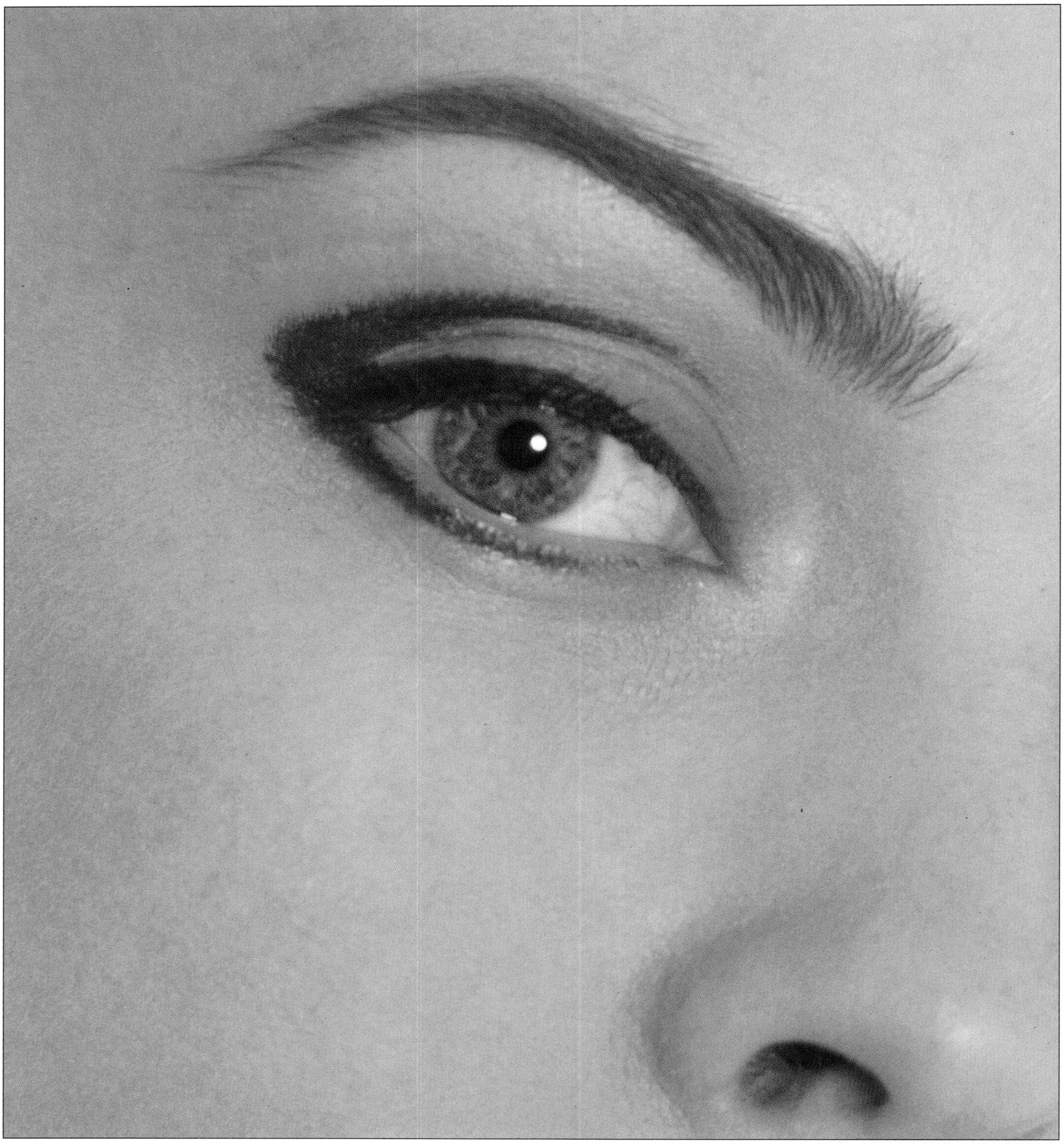

Dieser dunkle Punkt am Außenwinkel wird durch Verwischen mit einem weichen Pinsel (zum Beispiel aus Marderhaar) aufgelöst. Durch die drei Linien stehen viele Farbpigmente zur Verfügung, man kann also weich und flächig arbeiten.

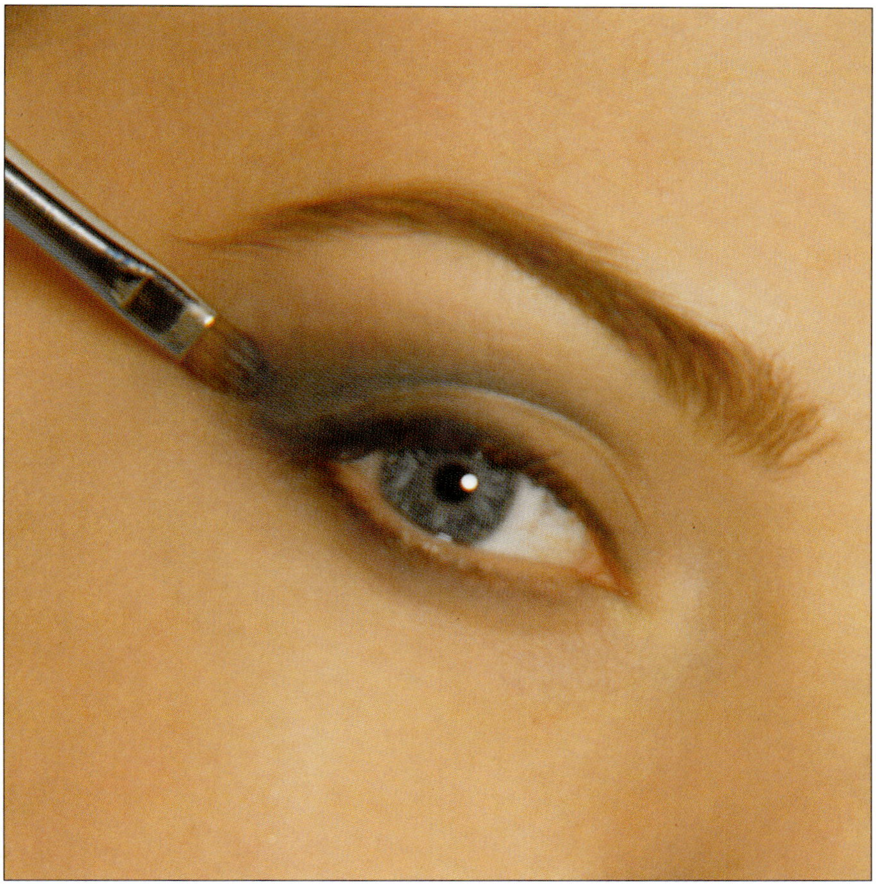

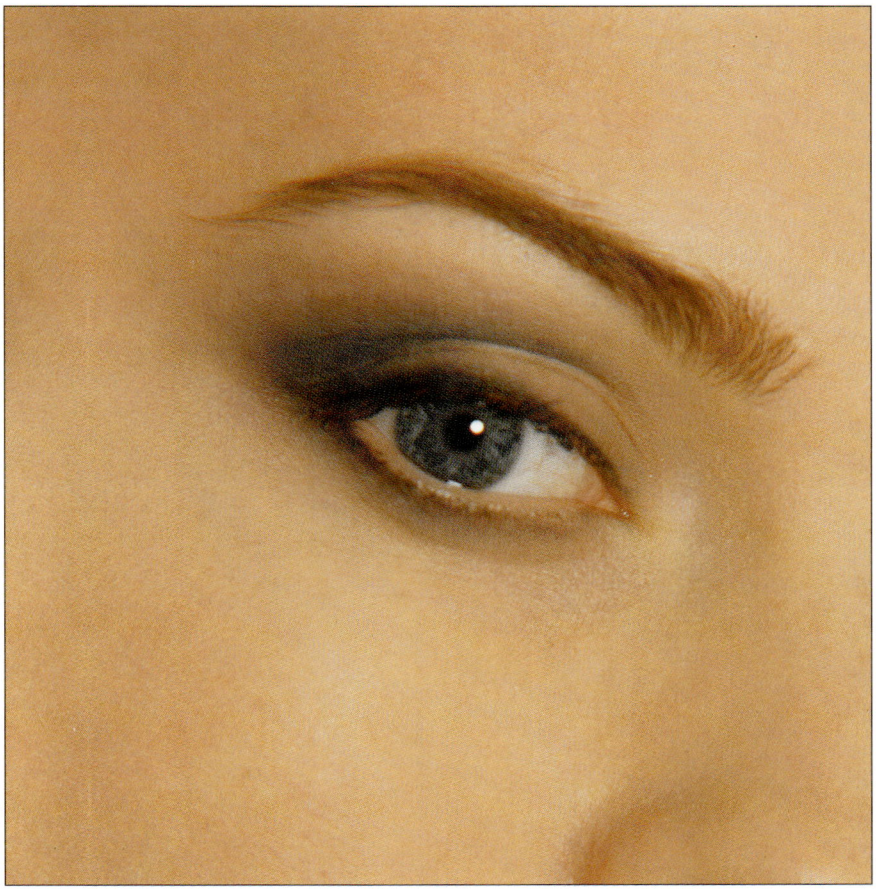

Das fertige Ergebnis wird abgepudert. Jetzt kann der gewünschte Lidschatten aufgetragen werden.

Ich verwende diese Technik vor allem für Fotoaufnahmen, oder wenn das Resultat für einen großen Abend hundertprozentig perfekt sein soll.

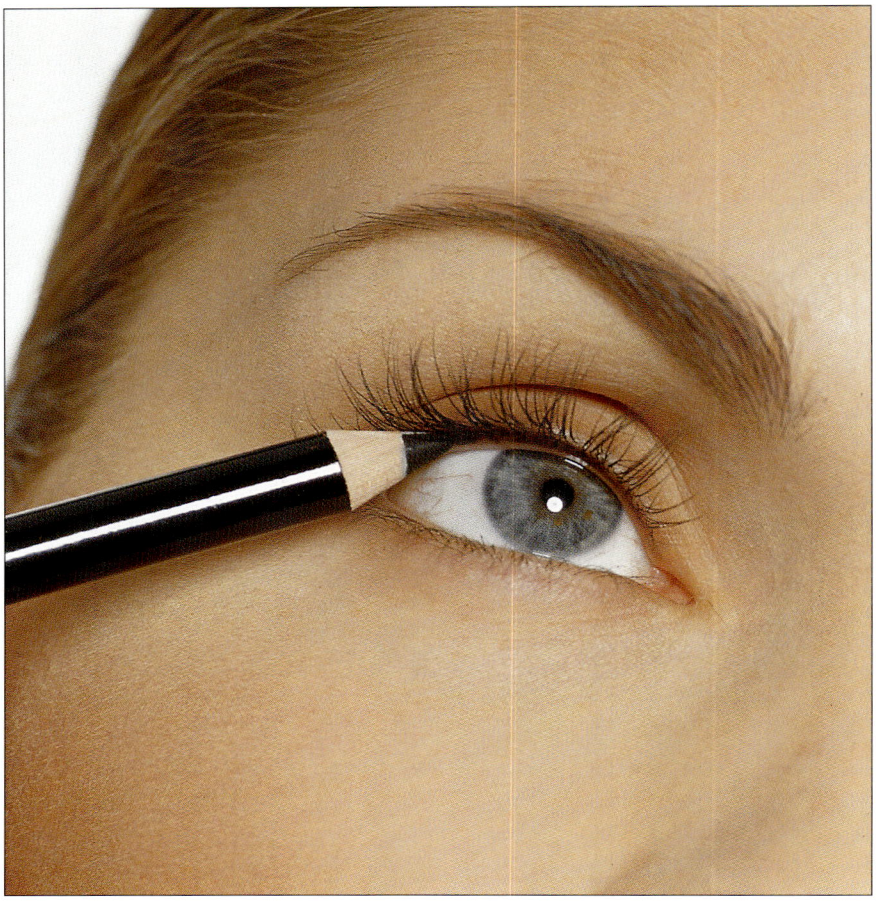

KAJAL IM AUGE OBEN

Diese raffinierte Technik eigenet sich für alle, die ungeschminkt aussehen möchten. Mit einem schwarzen oder auf jeden Fall sehr dunklen Kajalstift malt man entlang des Oberlidrandes im Auge. Der Kajal streicht die Farbe also unter den Oberwimpern auf.

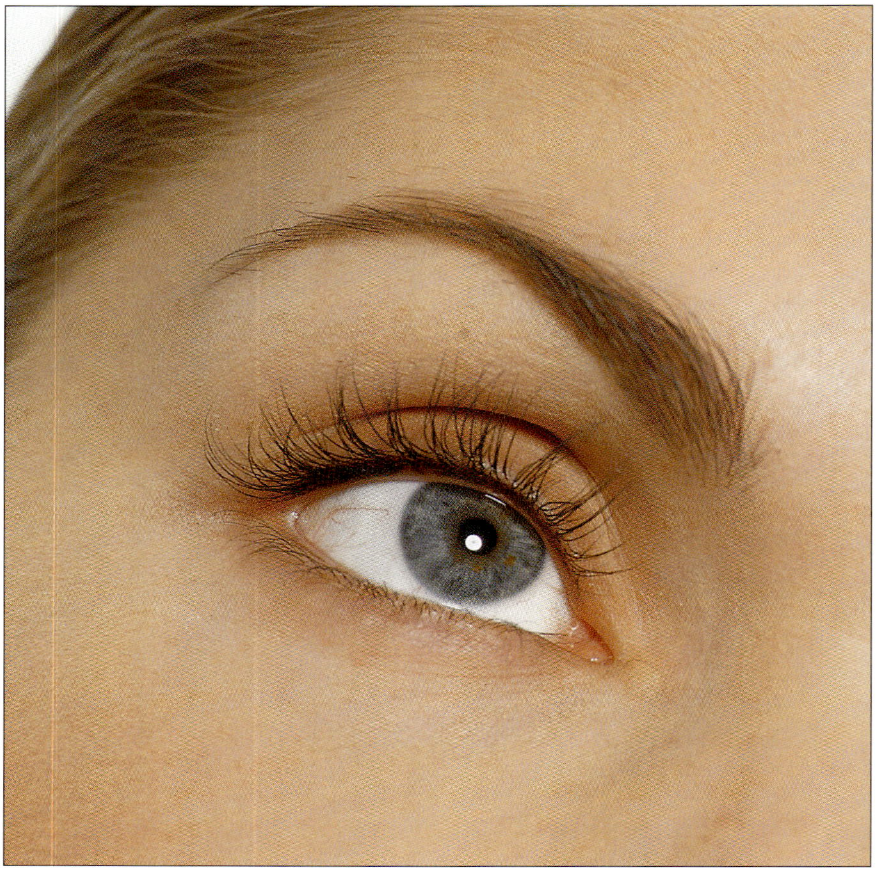

Ist der Kajal richtig plaziert, so ist er selbst nicht zu sehen. Die Wimpern wirken dichter und das Auge deshalb ausdrucksvoller. Dieser Kosmetik-Trick ist für Frauen jeden Alters gleich gut geeignet.

WIMPERN

Krönender Abschluß eines gelungenen Augen-Make-ups sind schöne Wimpern. Sie intensivieren die Augen und lassen den Blick strahlen. Deshalb lohnt es sich, ihre Schminke und Pflege genauer zu betrachten.

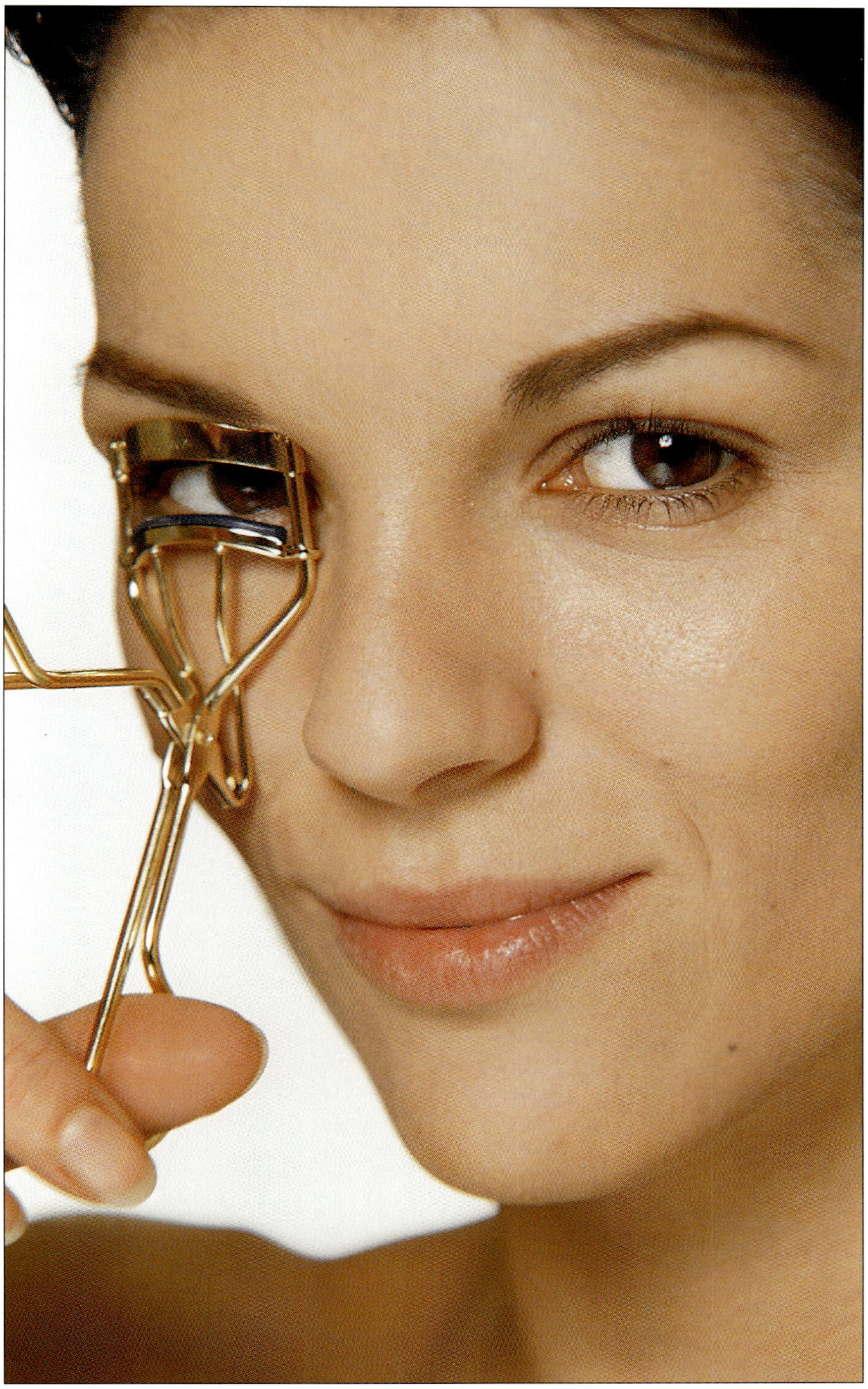

WIMPERNPFLEGE

Das A und O der Wimpernpflege ist das allabendliche Abschminken. Durch das Trocknen härtet die Wimperntusche aus, und die Wimpern können leicht brechen, wenn man nachts den Kopf in die Kissen drückt. Darüber hinaus ist das gereinigte Auge Grundvoraussetzung für die nächtliche Wimpernpflege.

Make up TIP Wer's natürlich mag, greift zurück auf Großmutters Hausrezept: Mit einer ausgedienten Wimperntusche trägt man nach dem Abschminken pures Rizinusöl auf die Wimpern auf. Das Öl ist für die Augen unschädlich, irritiert sie nicht und macht lange glänzende Wimpernhärchen.

Für besser halte ich allerdings die handelsüblichen Cremes, da diese Pflegesubstanzen enthalten, die das Wimpernhaar an der Haarwurzel stärken. Das sichert langfristig einen gesunden und dichten Wuchs. Die Pflegecremes, die es von diversen Firmen gibt, werden nachts aufgetragen. Sie halten die Wimpern weich und geschmeidig.

Diese Cremes oder Flüssigkeiten werden in kleinen Phiolen geliefert, an deren Schraubverschluß ein Bürstchen angebracht ist. Die Wimpernpflege wird wie Mascara aufgetragen. Mit kurzen Strichen werden die Wimpern vom Ansatz bis zur Spitze durch das Bürstchen gezogen, bis sie glänzen.

FORMEN DER WIMPERN

So gepflegte Wimpern sind bedenkenlos mit der Wimpernzange zu behandeln. Sie werden auch bei täglichem Gebrauch der Zange nicht brechen. Wichtig: Die Wimpern müssen vor dem Tuschen gebogen werden, getuschte Wimpern sind zu steif.

Der perfekte Umgang mit der Wimpernzange ist Übungssache. Die Zange sollte möglichst dicht am Lidrand angesetzt werden, bevor man zuzwickt. Jetzt stehen die Härchen gerade nach oben. Oft ist damit die Behandlung der Wimpern auch schon abgeschlossen. Besser ist jedoch, vom Lidrand zur Spitze hin mehrmals kleine Zwicker zu machen. Dadurch entsteht der gewünschte, sanfte Aufwärtsschwung der Wimper.

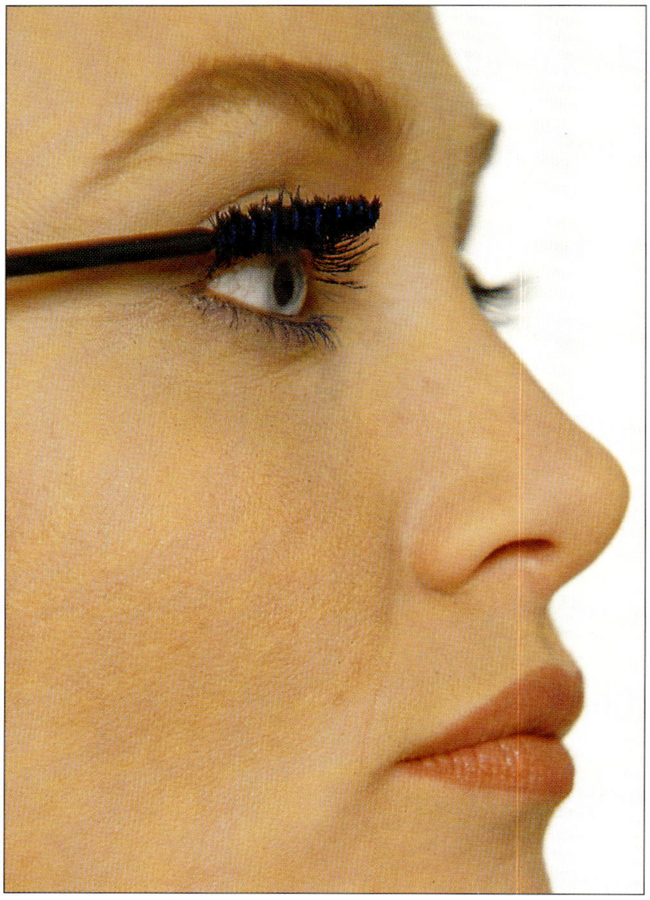

TUSCHEN DER WIMPERN

Üppig getuschte Wimpern erreicht man nur, wenn das Bürstchen wirklich quer zum Auge gehalten wird. Das Mascara wird direkt an die Wimpern angelegt und dann bis an den Wimpernansatz heruntergerollt. Jetzt muß das Bürstchen vorsichtig hin- und hergerüttelt werden, bis die Wimpernhaare zwischen den einzelnen Borsten liegen. Wenn die Bürste jetzt nach vorne abgezogen wird, wird die gesamte Länge der Wimpern erreicht und die Augen sind toll umrahmt.

Klassisch und am weitesten verbreitet ist schwarze Wimperntusche. Sie sieht zu jeder Augenfarbe und zu jedem Make-up gut und passend aus. Doch auch bunte Mascara ist als kleines Extra beim Make-up gut einzusetzen: Sie unterstreicht die Lidschattenfarbe durch Abstimmung aufeinander oder setzt interessante Effekte, wenn Gegensätze bewußt miteinander kombiniert werden. Intensiv blaue Wimpern sehen beispielsweise zu gebräunter Haut oder einem Make-up mit Bräunungspuder sehr gut aus. Die Wirkung von grünen Augen läßt sich durch Mascara in violett, plum oder rotbraun intensivieren. Farbige Wimperntuschen trocknen jedoch schneller ein als schwarze. Das liegt am höheren Farbpigmentanteil und ist kein Qualitätsmangel. Die Phiole muß deshalb nach dem Gebrauch immer sofort geschlossen werden.

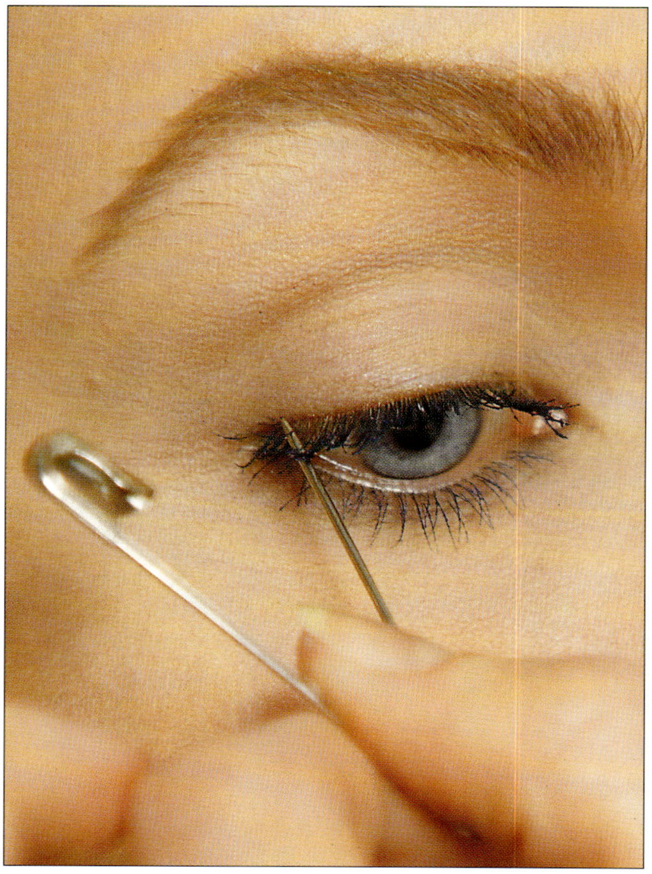

SEPARIEREN DER WIMPERN

Wenn sie verkleben, sollte man die getuschten Wimpern separieren – sonst sieht das Augen-Make-up unschön aus. Das funktioniert gut mit einem Wimpernbürstchen oder bei spärlicheren Wimpern auch mit den dafür vorgesehenen Kämmchen.

Make up TIP Am besten kann man die Wimpern jedoch mit einer Nadel separieren. Das ist zwar etwas sehr zeitaufwendig, aber das Ergebnis genügt auch Top-Ansprüchen. Ich verwende diese Methode vor allem in der Beauty-Fotografie, wenn die Kamera sehr dicht am Model arbeitet. Eine Sicherheitsnadel wird am Ansatz durch die Härchen gesteckt und nach vorne abgezogen. Damit die Hand nicht zittert, wird der Ellbogen der Arbeitshand auf der Arbeitsplatte abgestützt. So kann man ruhig und ganz nah am Spiegel arbeiten.

DOs UND DON'Ts

DOs

❍ Lidschatten kann ohne weiteres mit einem sauberen Finger aufgetragen werden. Oft hat man damit sogar ein besseres Gespür für die richtige Farbmenge. Zusätzliches Plus: Durch den erhöhten Druck verbessert sich die Haltbarkeit des Augen-Make-ups.

❍ Cremelidschatten nach dem Verteilen zusätzlich abpudern. Er wird haltbarer und sieht feiner aus.

❍ Für Augen-Make-up in verschiedenen Farben gilt: Immer zuerst die dunklen und dann die hellen Töne auftragen. Die Übergänge werden so weicher.

❍ Immer zuerst Kajalstift und anschließend den Eyeshadow auftragen.

❍ Gut pigmentierte Kajals lassen sich mit dem Finger oder einem weichen Pinsel auflösen und durch Abpudern haltbar machen.

❍ Für ein intensives Abend-Make-up gilt: Kajal auftragen, leicht auflösen und Puderlidschatten darüber streuen. Wird super-haltbar.

❍ Weißer Kajal im Auge kaschiert Rötungen und macht kleine Augen groß.

❍ Für Farbmuffel: Grünen oder blauen Kajal im Auge auftragen und mit einem weißen Kajal milchig-pastell verwischen. Sieht bei blasser wie brauner Haut toll aus.

DON'Ts

❍ Nie mehrere Lidschatten vermischen, um eine bestimmte Farbe zu erzielen. Mischungen werden meist schmutzig grau.

❍ Bei Liquid-Eyeliner sollte die obere Kontur stets stärker als die untere sein.

❍ Matte Lidschatten dürfen nie feucht aufgetragen werden, der Lidschattenstein wird dabei ruiniert. Diese Technik funktioniert nur bei glänzenden Tönen.

❍ Wimperntusche nie vor dem Augen-Make-up auftragen. Es besteht die Gefahr, daß sich Lidschattenstaub auf die Wimpern legt.

❍ Bei empfindlichen oder leicht tränenden Augen ist Puderlidschatten meist ungeeignet. Besser: cremiger Lidschatten.

❍ Glänzender Lidschatten läßt trockene Haut leicht runzlig erscheinen. Dann am besten nur matten oder satinierten Lidschatten verwenden.

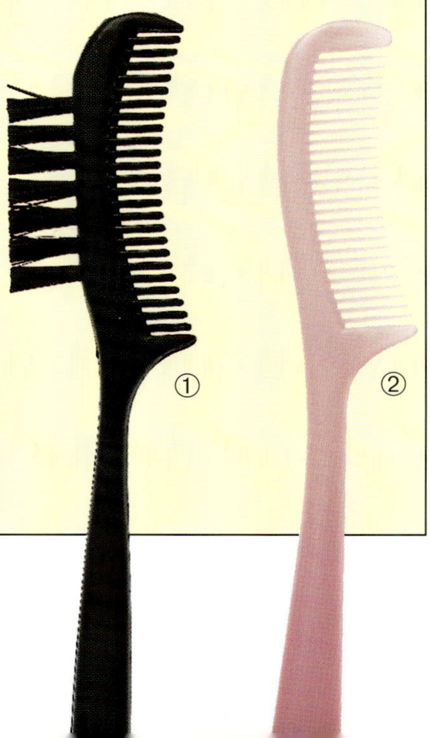

HIER EINIGE NEGATIV-BEISPIELE FÜR ARBEITSMATERIAL, WIE ES NICHT SEIN SOLL

① + ② Wimpernkämmchen zum Separieren verklebter Wimpernhaare wirken am Anfang praktisch. Weil man die Wimpern aber gleich nach dem Tuschen auskämmen muß, verkleben die Zähne schnell mit Farbresten. Mit der Funktion ist es dann vorbei.

③ Mit Eyelinerpinseln, deren Haare an der Spitze auseinanderklaffen, kann man keine exakte Linie ziehen. Dieser Pinsel hat obendrein zu wenig Haare, so daß sie beim Malen umknicken.

④ Ein Lippenpinsel, dessen Haare gerade abgeschnitten sind, ist ungeeignet zum Malen einer organischen Lippenform. Außerdem macht er den Lippenstift beim Abnehmen der Farbe unschön kaputt.

⑤ Ein Lidschattenpinsel mit zu langen Haaren bewirkt, daß beim Farbauftrag die Pigmente bröseln. Mit der geraden Schnittkante ist nur schwer ein weiches Ergebnis herzustellen.

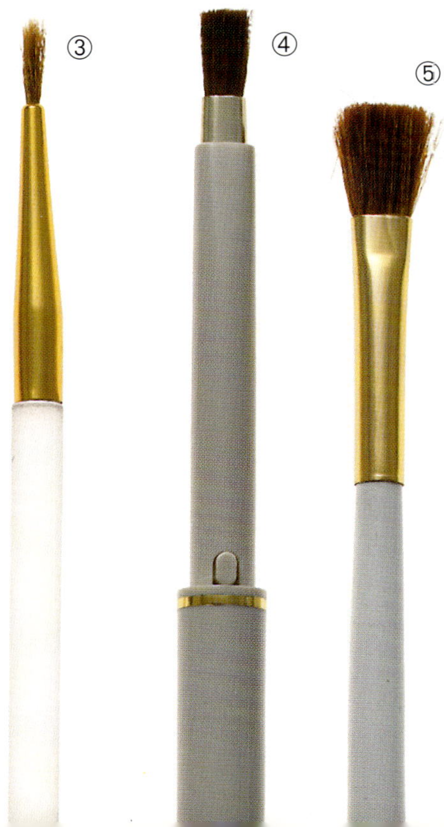

PINSEL UND ARBEITS-MATERIAL

Für ein gutes Make-up braucht man nicht nur einwandfreies Schminkmaterial, sondern auch ein perfektes Handwerkszeug. Wie ein Maler ist auch der Visagist stark von der Qualität der Pinsel, Schwämmchen oder Applikatoren abhängig.

Die meisten Haare für kosmetische Pinsel kommen aus Rußland und werden aus dem Winterpelz des Rotmarders hergestellt. Diese Haare sind in Stärke und Elastizität bestens für gute Pinsel geeignet. Für einen perfekten Schminkpinsel werden nur die Haarspitzen verwendet. Sie sind so gebunden, daß nur weiche Rundungen mit der Haut in Berührung kommen. Für billige Schminkpinsel werden Schnitthaare verarbeitet, die im ungünstigsten Fall sogar an der Arbeitskante Schnittflächen aufweisen.

Wirkliche Spitzenprodukte – sozusagen die »Porsches« unter den Kosmetikpinseln – werden in aufwendiger Kleinarbeit von Hand gebunden und manuell in Form gebracht. Diese Pinsel haben natürlich ihren Preis. Trotzdem lohnt es sich, für sein Handwerkszeug tiefer in die Tasche zu greifen – schließlich hat ein guter Schminkpinsel eine Lebensdauer von mehreren Jahren.

Die abgebildeten Pinsel eignen sich bestens für folgenden Einsatz:

① Puderpinsel
② Aufhellerpinsel
③ Rougepinsel
④ Lippenpinsel
⑤ Lidschattenpinsel
⑥ Eyelinerpinsel
⑦ Applikatorschwämmchen
⑧ Schminkschwämme aus Silikonkautschuk
⑨ Puderquasten aus Veloursamt
⑩ Puderquaste aus Marabufedern

① PUDERPINSEL haben lange Haare, die erst bei Gebrauch richtig »aufgehen«. Nur mit der Puderfüllung erreichen sie ihre endgültige Form: Sie werden groß und rund.

② AUFHELLERPINSEL haben eine breite, flächige Form und eine schmale Kante. Deshalb sind sie ideal zum Einsatz von Linien und Flächen beim Aufhellen.

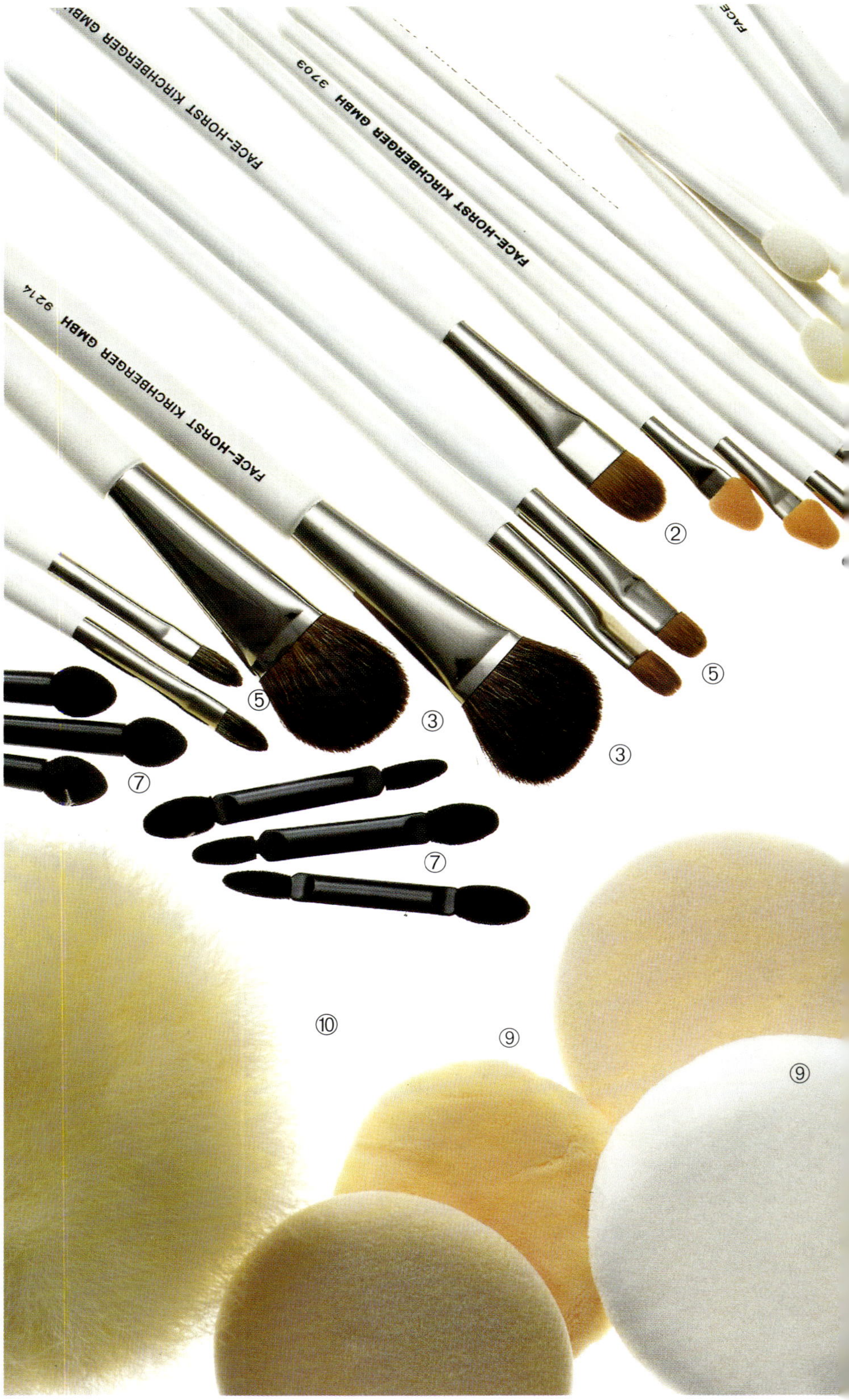

③ ROUGEPINSEL mit abgeschrägten Pinselborsten sind auch für Ungeübte einfach zu handhaben. Die kurzen Härchen geben die Farbe ab, die längeren verteilen das Rouge beim Druck auf die Haut nach allen Seiten.

④ LIPPENPINSEL sollten eine runde Form aufweisen, die Haare kurz und steif gebunden sein. So kann man beim Auftragen des Lipsticks mit mehr Druck arbeiten, und das erhöht die Haltbarkeit der Lippenmaquillage.

⑤ LIDSCHATTENPINSEL können in der Größe variieren, sie sind jedoch kleiner als Aufhellerpinsel. Je nach Lidfläche, die bearbeitet werden soll, wählt man einen breiteren oder schmaleren Pinsel aus.

⑥ EYELINERPINSEL sind rund gebunden und haben eine pointierte Spitze. So gelingt der Lidstrich immer, weil die Härchen beim Ziehen der Linie nicht umknicken.

⑦ APPLIKATOREN gibt es in unterschiedlichen Größen und Formen. Einen guten Applikator erkennt man am Innenleben: Der Schaumstoff umhüllt eine »flächige Schaufel«. Ein schlechter Applikator hat lediglich ein »Stäbchen« als innere Druckfläche.

⑧ SCHMINKSCHWÄMME sind heute aus einem Mehrkomponenten-Silikonkautschuk »gebacken«. Sie sollten eine glatte, hautähnliche Oberfläche haben. Das Make-up läßt sich damit sehr fein auftragen. Je poröser die Struktur ist, desto gröber wird auch die Foundation. Eckige Schwämme sind schwerer zu handhaben wie runde.

⑨ + ⑩ PUDERQUASTEN werden zum Auftragen von losem Puder verwendet. Samtvelourquasten lassen sich waschen und gewähren so ein sauberes Arbeiten. Quasten aus Marabufedern sind ein reiner Luxusgegenstand, der Preis dafür ist entsprechend. Solche Quasten sind ungeeignet fürs Gesicht und finden bei Körperpuder ihre Anwendung.

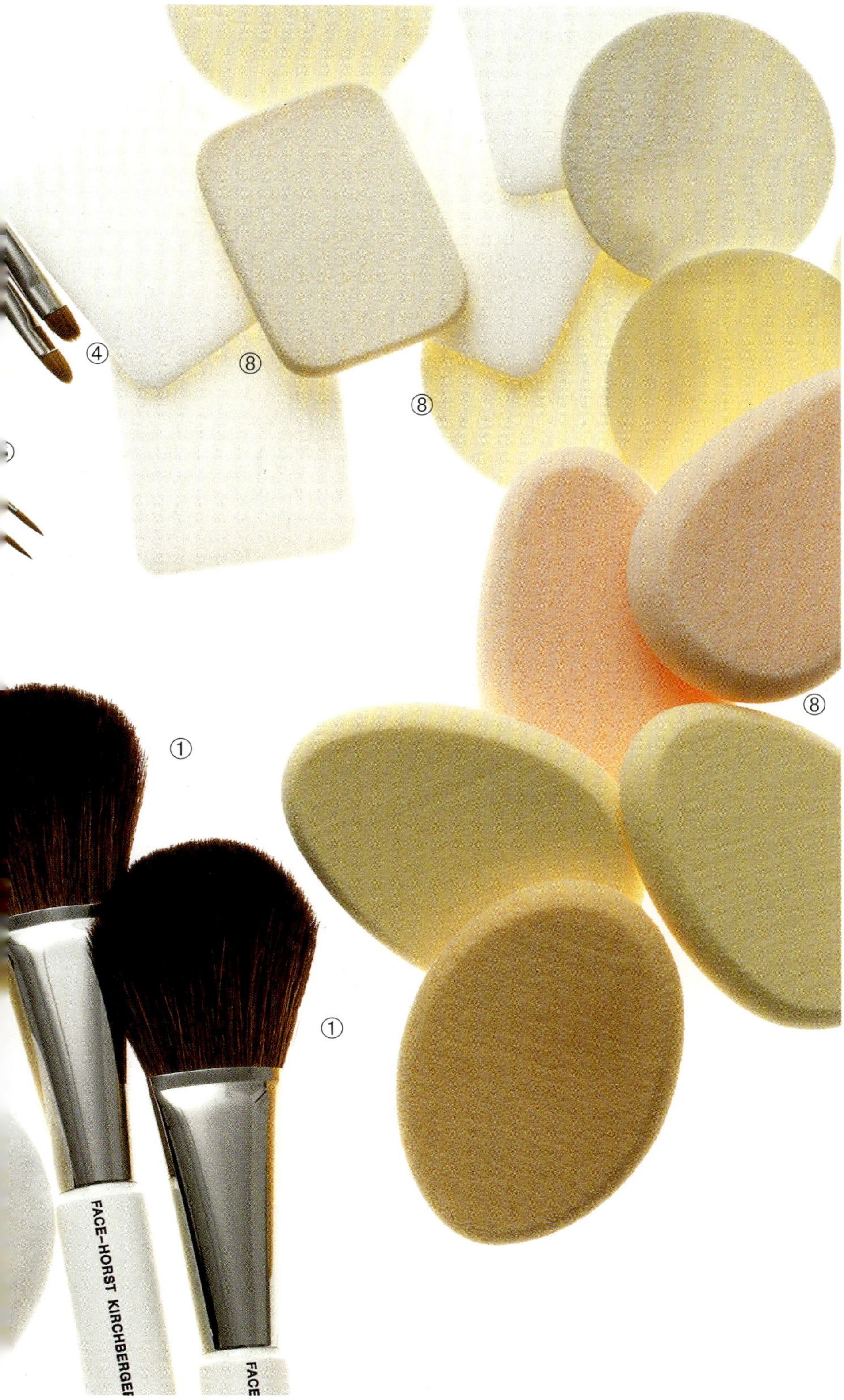

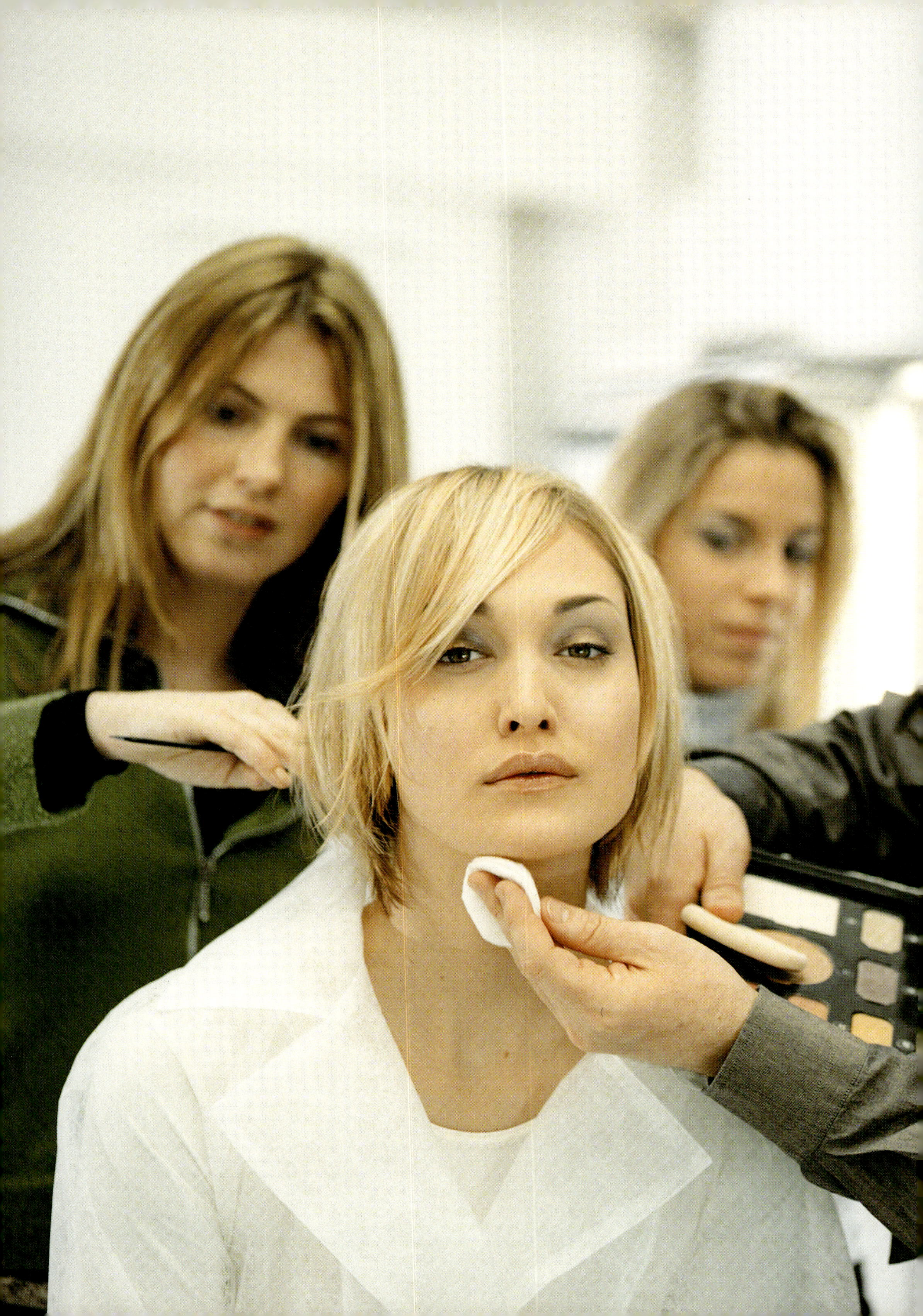

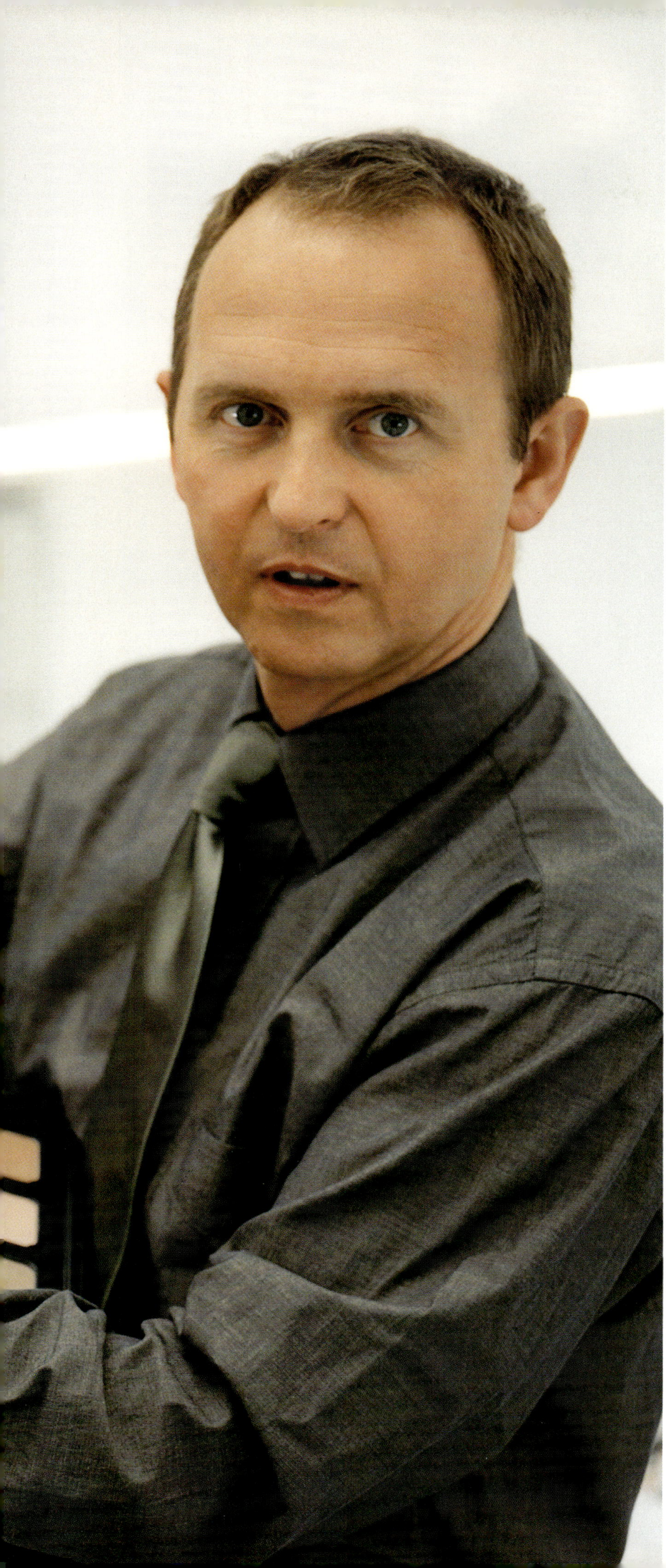

MAKE-UP-VERWANDLUNGEN

Auf die graue Theorie folgt nun die goldene Praxis: Was Sie in den vergangenen, knapp einhundert Seiten erfahren haben, können Sie nun anhand von 14 Beispielen in der praktischen Anwendung sehen. Ich habe einige Kundinnen aus meinem Geschäft sowie eine Reihe von Kosmetikerinnen und befreundeten Visagistinnen dafür gewinnen können, sich als Modell für die folgenden Seiten zur Verfügung zu stellen. Dafür möchte ich ihnen ganz herzlich danken.

Die gezeigten Beispiele sollen ein Spektrum der Möglichkeiten zeigen, die heute mit Make-up möglich sind. Noch nie standen so viele Varianten zur Verfügung, noch nie war Make-up so flexibel in der Anwendung und so individuell auf den Typ abzustimmen.

Ich hoffe, Sie sind nach der Lektüre ebenso wie ich davon überzeugt, daß Make-up eine der schönsten Sachen der Welt ist. Viel Vergnügen beim Lesen.

GABRIELE

Eine ungewöhnliche Frau braucht ein ungewöhnliches Make-up! Bei diesem signifikanten, farbreduzierten Look wird in erster Linie mit einem Hell-Dunkel-Kontrast gearbeitet.

Dazu wird erst der innere Augenwinkel mit Cover Cream aufgehellt. Die Haut wird nur mit Compact Puder grundiert. Dieser Puder schluckt sämtliche Rötungen und eignet sich dank seines Feuchtigkeitsgehaltes auch hervorragend für die empfindliche Augenpartie. So kommt das feine Hautbild von Gabriele optimal zur Geltung. Statt Rouge wird in diesem Fall Bräunungspuder klassisch auf den Wangenknochen und flächig an den breiten Ecken der Stirn aufgetragen. Die Braue wird in ihrer klassischen Form mit dem Eyebrow-Pencil durch Einstricheln betont. Hierbei den Ansatz vorne weich lassen. Der gleiche Brauenstift dient auch als Lippenkonturenstift und gibt dem Mund seine volle, schöne Form. Der champagnerfarbene Lipstick läßt die Lippen natürlich und fast wie ungeschminkt aussehen.

Umso stärker werden dafür die Augen, das lebhafteste Element in diesem Gesicht, hervorgehoben. Als Vorgrundierung verwendet man ein tiefes Samtbraun, das man bis über die Konturen der Lidfalte aufträgt. Damit folgt man der großen, runden Augenform. Mit dem Farbrest wird dann der untere Lidrand sanft verlaufend betont. Knapp am Wimpernrand der Oberlider entlang zieht man einen anthrazitfarbenen Eyeliner. Er schenkt den Augen und damit dem ganzen Gesicht eine besondere Intensität. Zum Abschluß werden die oberen Wimpern schwarz getuscht.

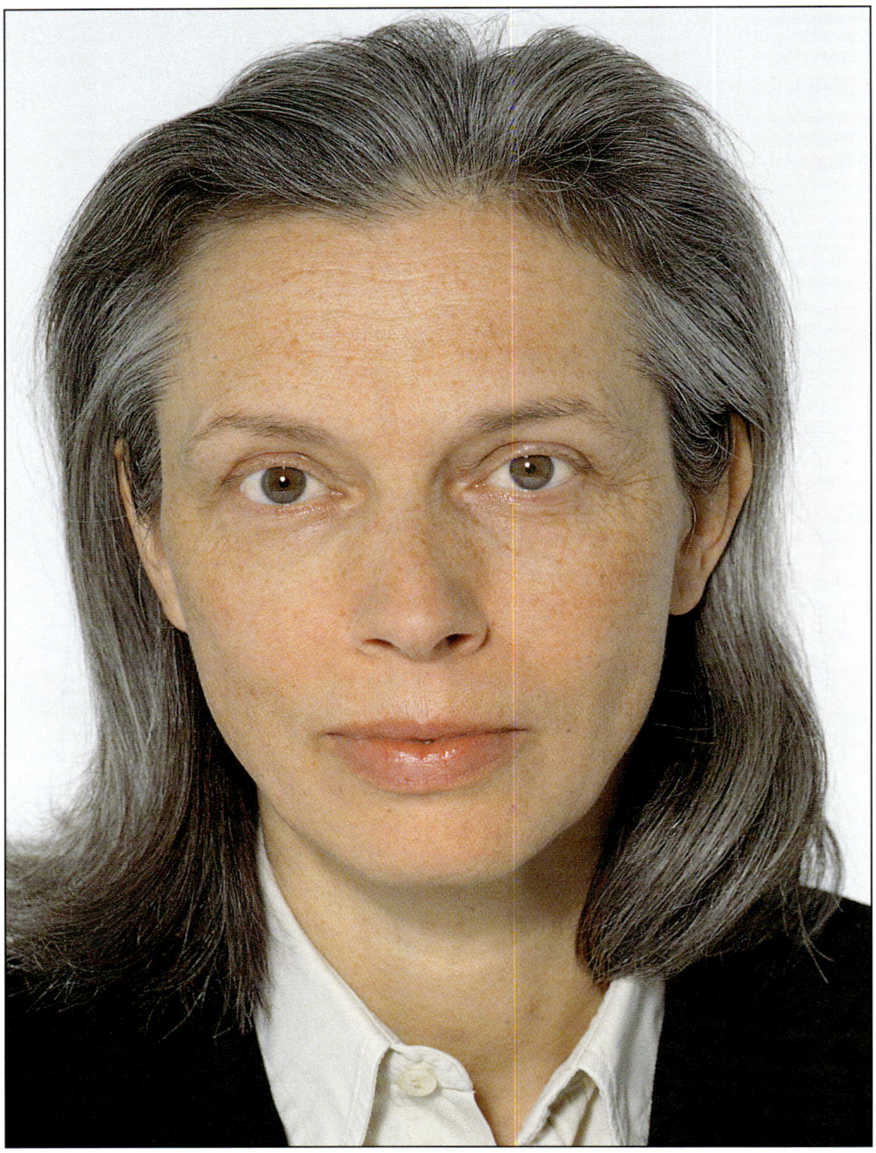

GESICHTSFORM:
eckig mit breiterer Stirnpartie

TEINTFARBE:
beige mit flächigen Rötungen

FOUNDATION:
nur Puderfoundation Nr. 02 in Beige

AUFHELLER:
um den inneren Augenwinkel, Cover Cream Nr. 01

PUDER:
hautfarben, wird als Grundierung eingesetzt, Compact Powder Nr. 02

ROUGE:
keines, stattdessen Bräunungspuder, Sportive Toner Nr. 03

BRAUE:
sehr klassisch, lang ansteigende Form, wird mit dem Eyebrow-Pencil Nr. 20 definiert

LIPPEN:
helle Farben sorgen für einen weichen Gesichtsausdruck und strahlen vornehme Weiblichkeit aus, Kontur mit Eyebrow-Pencil Nr. 20, Lipstick Nr. 45

AUGEN:
ausdrucksvoll, warm und intensiv durch samtig-matten dunklen Ton, Eye-Contour-Pencil Nr. 01 und Shading Colour Nr. 32

Make up TIP Der Lidschatten hält länger und bleibt satt und intensiv, wenn mit einem dunklen Konturstift vorgrundiert wird. Nach dem Auftragen erst weich verwischen, danach Lidschatten auftragen.

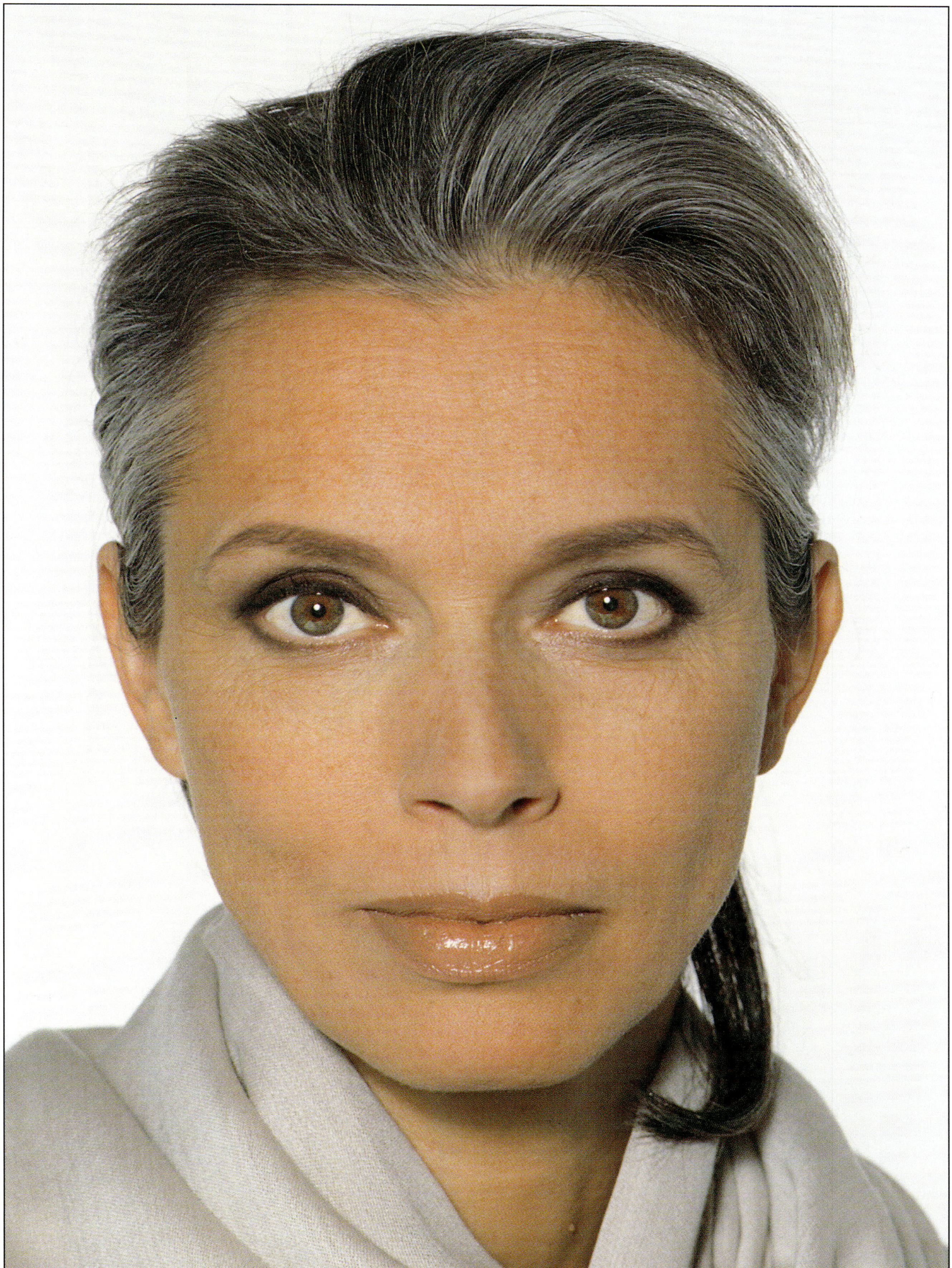

FLORENTINE

Florentine hat ein klassisch geformtes, ovales Gesicht. Es ist eine wahre Freude, dieses ideal proportionierte Gesicht zu schminken, da keine Formkorrekturen nötig sind. Lediglich die zarte Porzellanhaut ist zu berücksichtigen . Sie ist im Augenbereich besonders dünn, so daß die gesamte Partie zu rötlich erscheint.

Als beige Grundierung wird Liquid Skin Foundation mit dem Schwamm aufgetragen. Die Hautverfärbung in der empfindlichen Augenpartie deckt man mit Cover Cream flächig ab. Vor dem Abpudern des Gesichtes wird eine Glanzcreme sehr großzügig auf die Erhöhung des Wangenknochens, auf die Kerbe der Oberlippe sowie unter dem Brauenbogen eingetupft. Erst danach wird das Ganze mit losem Puder fixiert. So entstehen übrigens auch die hypermodernen Glanz-Looks, die man in Modeheften wie ELLE, Vogue, Marie-Claire und Freundin häufig sieht.

Erst jetzt wird die eigentliche »Farbe« aufgesetzt. Als Lidschatten verwendet man eine helle Nuance in Greige und malt ihn flächig auf die Lider bis über die Lidfalte hinaus verlaufend auf. Der Mund wird nur zart betont. Ein blaß roséfarbener Gloss mit Glanzpartikeln sorgt dafür, daß die Lippen natürlich, frisch und hell erscheinen. Gloss oder Lippenstift mit Glanz verhindert ein Nachdunkeln der Lippen. Auf eine Kontur wird bei diesen Lippen verzichtet.

Auch die Braue wird nicht nachgezogen, sondern nur gebürstet. Dadurch wirkt das Gesicht offen und frisch. Der Oberlidrand wird mit einem rauchigen Lidschattenton konturiert. Abschließend werden nur die oberen Wimpern getuscht.

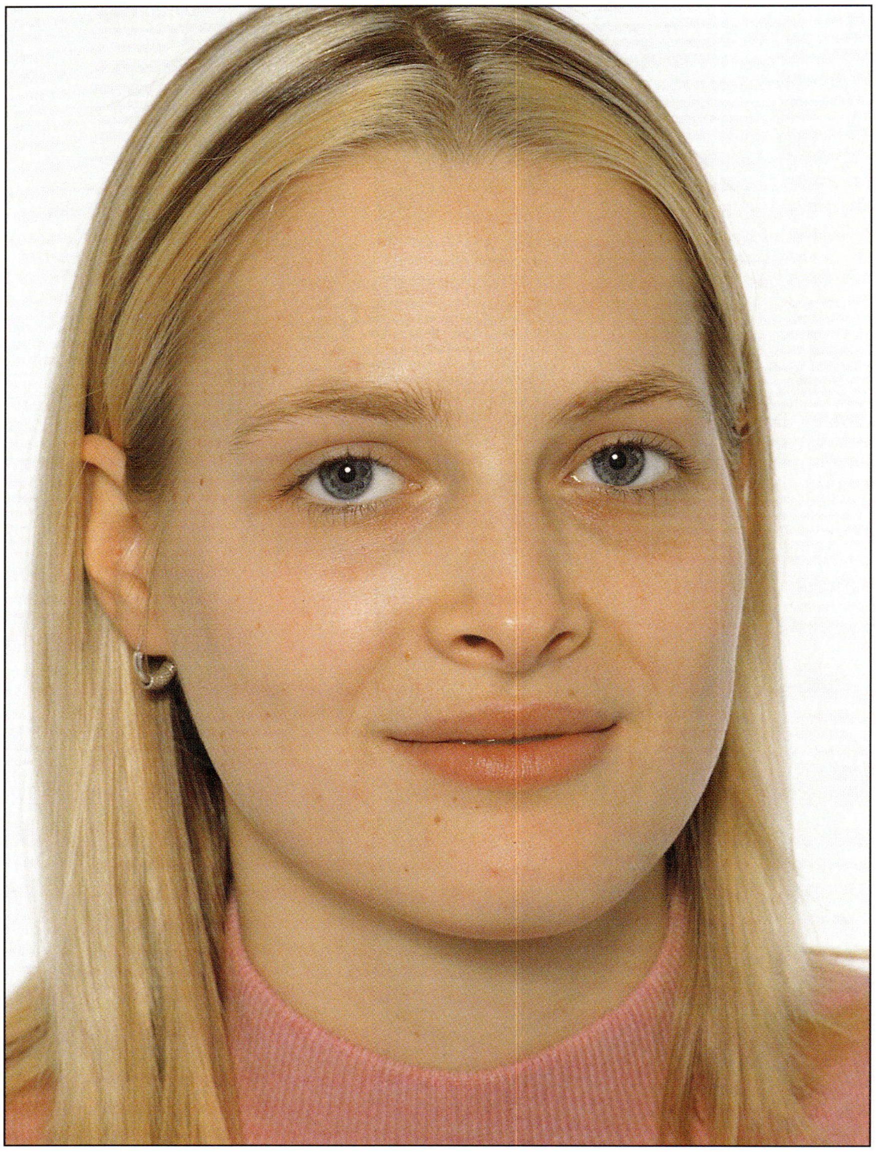

LOOK 1:

GESICHTSFORM:
oval

TEINTFARBE:
durchsichtiger, hellbeiger Teint

FOUNDATION:
hellbeige, Liquid Skin Nr. 01

AUFHELLER:
um die Augen, Cover Cream Nr. 01

PUDER:
loser Puder, transparent,
Loose Powder Nr. 01

ROUGE:
nur seitlich am Wangenknochen, aber Highlight auf dem Wangenknochen, Action Shading Cream Nr. 11

BRAUE:
nur bürsten, nicht nachziehen

LIPPEN:
keine Kontur, nur Gloss Nr. 01 »Naturel«

AUGEN:
flächige Glanzgrundlage plus glänzende Lidschatten, Action Shading Cream Nr. 11 und Shading Colour Nr. 13

Make up TIP Das Hairstyling sollte ebenso einfach und klar sein wie das Make-up. Nur dann wirkt der Look modern und easy.

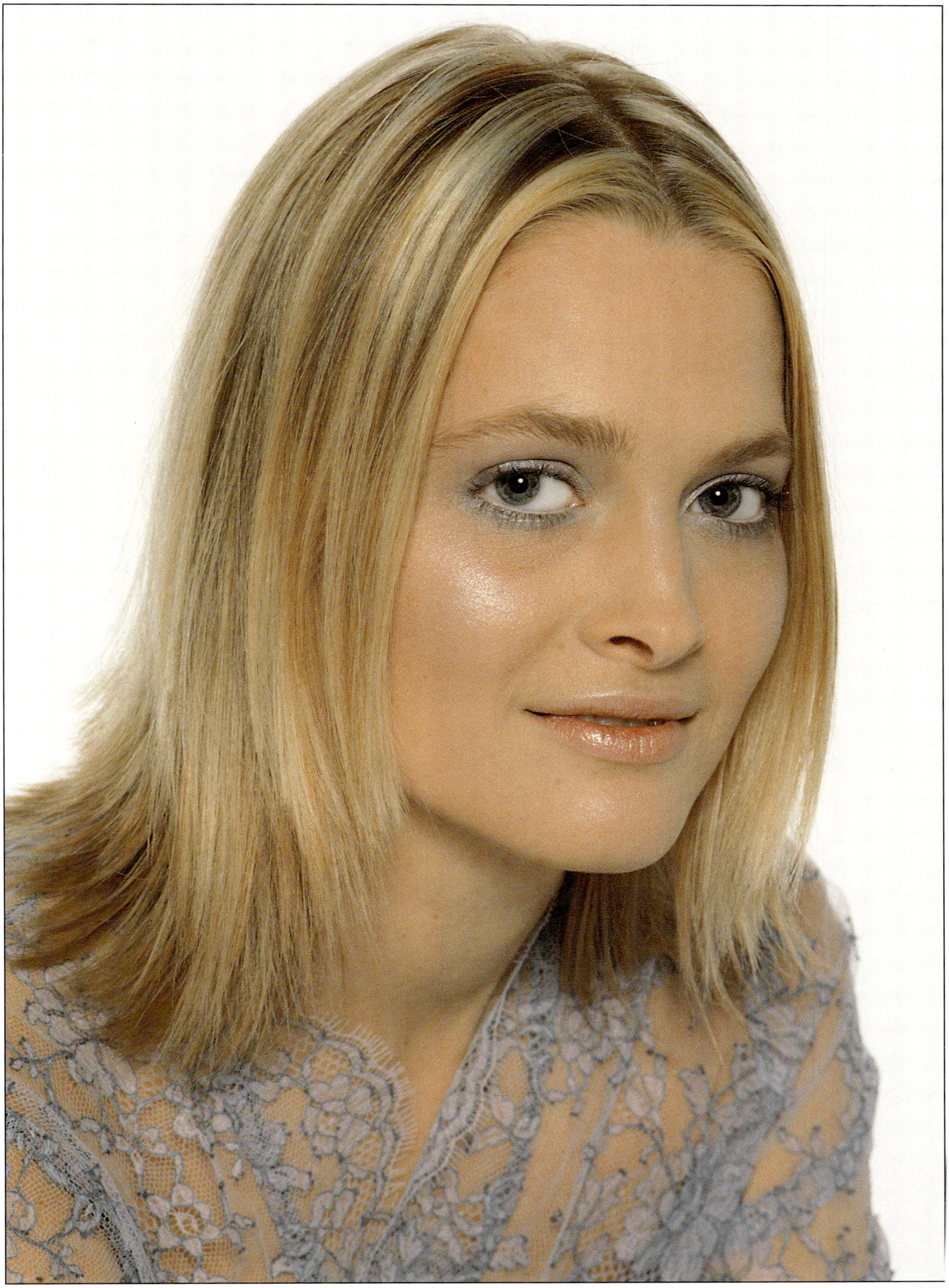

FLORENTINE

Auch Florentines zweites Gesicht unterstreicht ihren frischen Typ sehr überzeugend. Mit etwas mehr Farbe zeigt sie allerdings ihre klassische Seite stärker – sie wirkt dadurch edler und reifer. Damit der Look nicht zu »damenhaft« aussieht, muß man entscheiden, ob die Augenpartie oder der Mund stärker betont werden soll. Beides wäre zuviel. Bei dieser Variante sind es die Augen, die in einer modischen Flieder-Variation sehr dekorativ gestaltet wurden.

Die Grundierung für diesen Look ist dieselbe wie bei Look 1, allerdings läßt man das Einarbeiten der Glanzcremes weg. Da die Augen das Wichtigste sind, fängt man auch damit an. Zuerst wird die Lidfalte dunkel nachgezogen. Mit einem blauvioletten Kajal malt man diese »Banane« nach und löst sie mit einem Pinsel leicht auf. Dann schattiert man vom ganzen Lid aus bis unter die Braue alles mit dem pastellfarbigen Fliederton ab. Den Augenwinkel verstärkt man mit dunklerem Violett und läßt die Farbe nach oben verlaufen. Die Unterlidkante wird mit dem hellen Flieder-Lidschatten leicht betont. Zu diesem Augen-Make-up werden nur die oberen Wimpern getuscht.

Das Rouge bleibt sehr zurückhaltend. Der Roséton wird nur seitlich am Wangenknochen plaziert und danach überpudert. Die Lippen bleiben zugunsten der Augen blaß. In diesem Fall wurden die Lippen mit der Cover Cream grundiert und anschließend mit farblosem Gloss Naturel »aufgemischt«. So erhält man die milchige, hautfarbene Nuance.

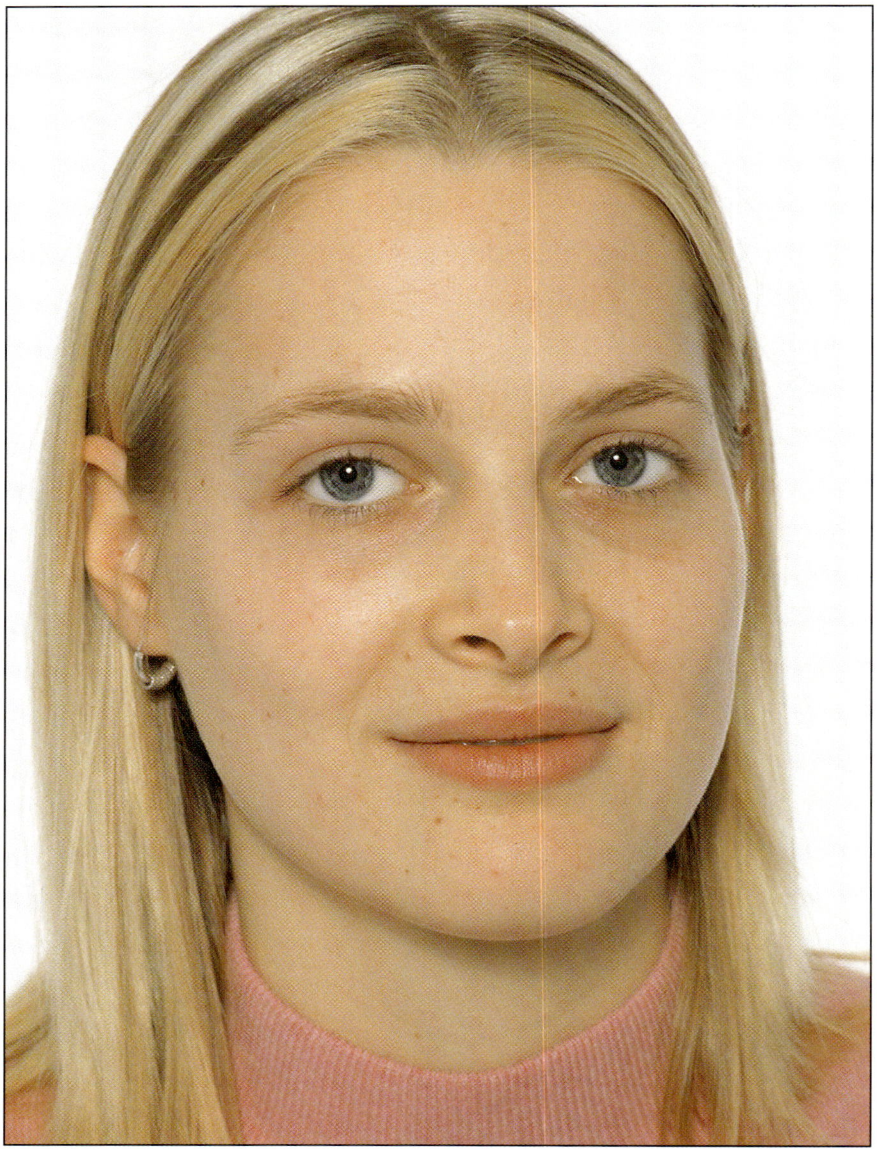

LOOK 2:

GESICHTSFORM:
oval

TEINTFARBE:
hellbeige-durchsichtig (transparent)

FOUNDATION:
hellbeige, Liquid Skin Nr. 01

AUFHELLER:
flächig an der Augenpartie, Cover Cream Nr. 01

PUDER:
transparent, Loose Powder Nr. 01

ROUGE:
helle, weiche Farben, Shading Colour Nr. 15

BRAUE:
nur bürsten

LIPPEN:
zugunsten der Augen blaß gelassen, Cover Cream Nr. 01 und Lipgloss Nr. 01

AUGEN:
starke modische Farben, Eye-Pencil »Amethyst« von Voirnet, Shading Colour Nr. 19 und Nr. 25

Make up TIP Die »Banane« ist auf Seite 85 genau erklärt. Diese Technik macht die Augen wacher und größer.

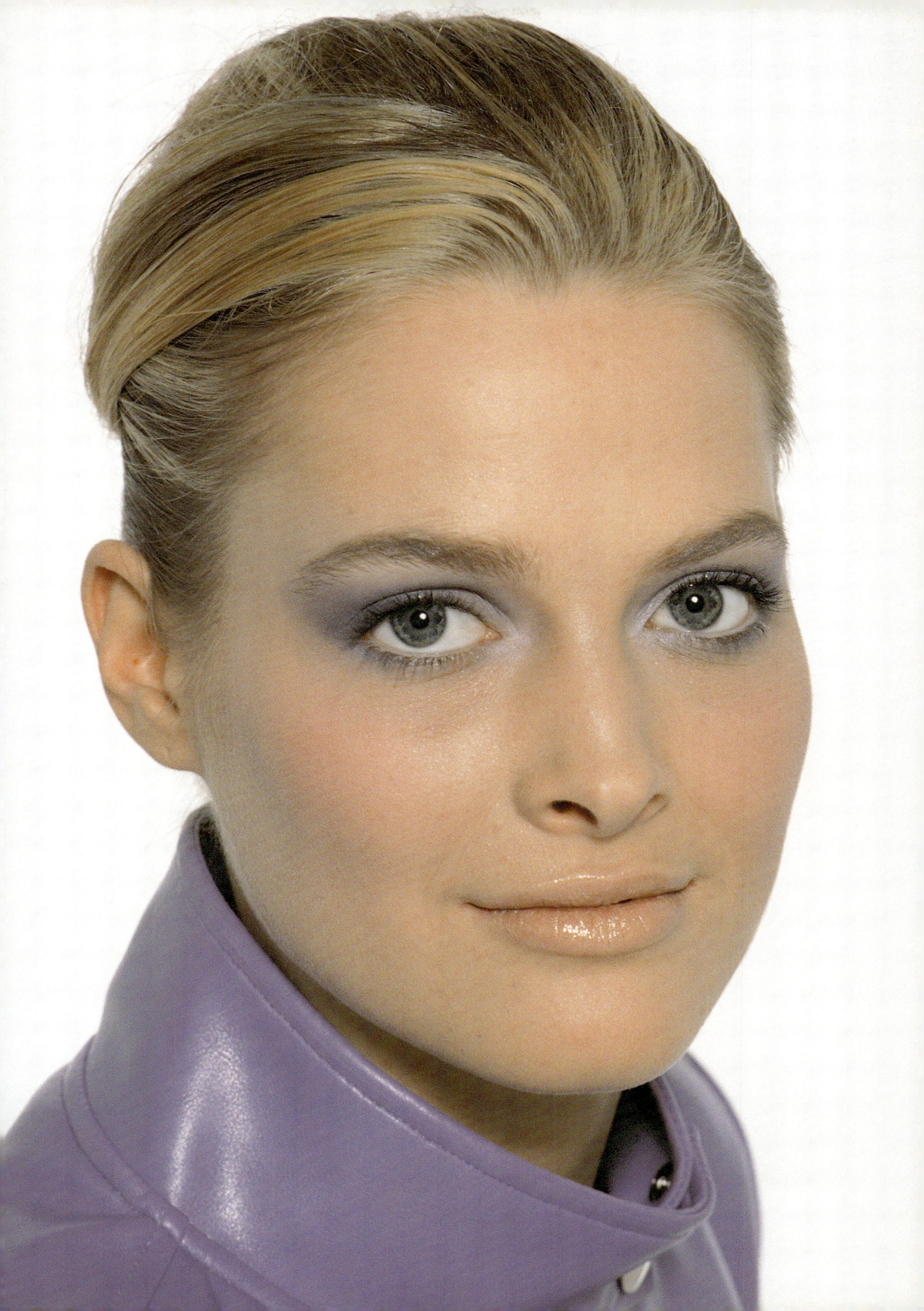

SIGRID

Sigrid trug die Haare bisher sehr klassisch. Darauf war auch ihr Make-up abgestimmt. Ein roter Mund und schwere, schwarze Wimperntusche ergänzten ihre klassische Erscheinung. Der neue, kurze Stufenschnitt mit langem Pony wirkt jünger und macht sie zu einem Typ. Diese neue Frisur läßt den Hinterkopf voller wirken und in Kombination mit der flachen, fransigen Ponypartie entsteht eine sehr schöne Kopfform.

Das neue Make-up sollte so modisch und frech sein wie die Frisur. Dazu passen jetzt warme Farben. Die gelblich-beige Grundierung gleicht Unebenheiten der Haut aus. Ein Aufheller wird unter den Augen sowie unter der Unterlippe flächig aufgetupft und streckt so das Gesicht (siehe S. 33 unten). Das Rouge wird seitlich am Wangenknochen angesetzt. Ein sanftes Rotbraun wirkt trotz flächiger Auftragetechnik sehr dezent. Die starke Kontur des Mundes mit dem Contour-Pencil in Chocolate fördert ein klares Hautbild. Darüber liegt der schokoladebraune Lipstick.

Wichtig sind hier vor allem die Augen: Das Ober- und Unterlid wird mit dunkelbraunen Kajal konturiert. Diese Kajallinie wird dann mit dem Pinsel – weich in die Haut verlaufend – aufgelöst. Darüber trägt man den glänzenden Lidschatten vom Lidrand bis weit nach oben auf. Er sollte das gesamte Oberlid zudecken und dabei vom Brauenansatz bis zum Brauenende verlaufen.

Wichtig: Die breite Lidschattenkontur unter dem Auge verbindet sich am äußeren Augenwinkel mit dem Lidschatten des Oberlides und zaubert einen intensiven, geheimnisvollen Blick. Auf den Oberlidern wirkt zusätzlich der dunkelbraune Eyeliner. Die klassisch geschwungene Braue rundet dieses modische Make-up ab.

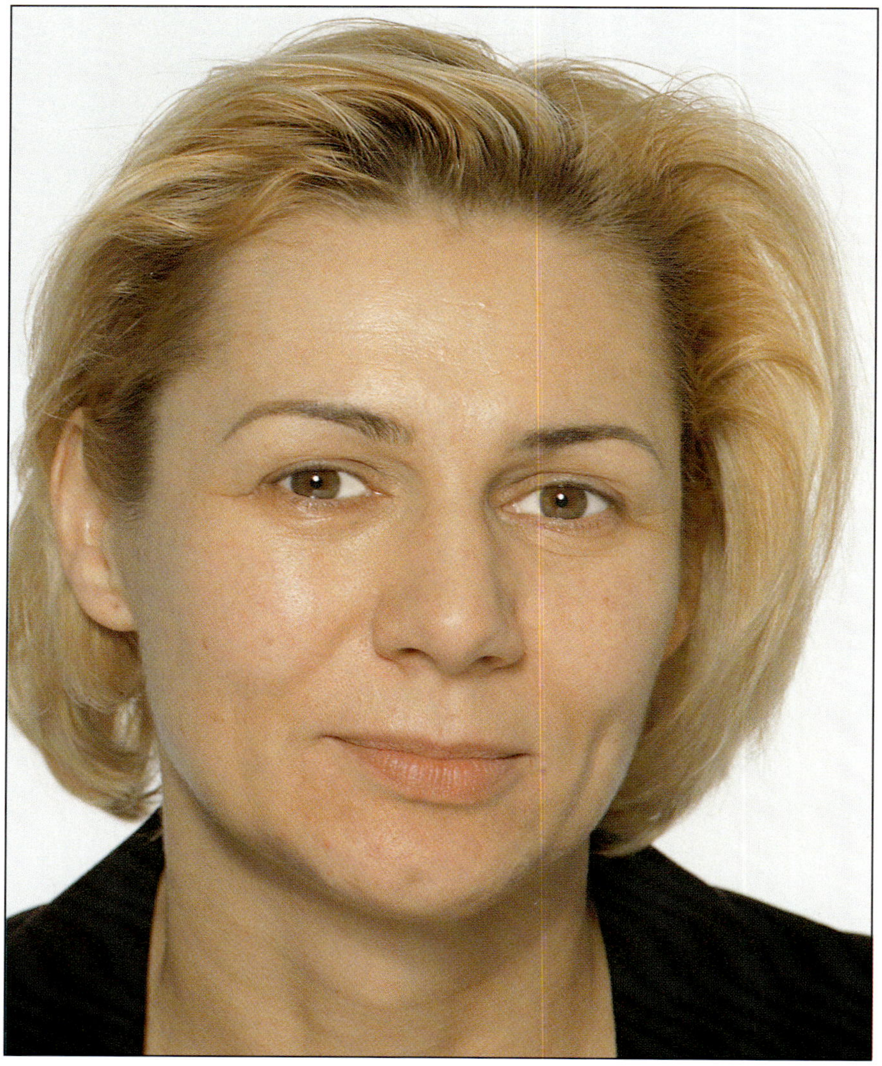

GESICHTSFORM:
eckig

TEINTFARBE:
beige bis gold

FOUNDATION:
selbstmattierendes Beige-Gold, Liquid Skin Nr. 02

AUFHELLER:
elfenbeinfarbener Cream-Aufheller, flächig verarbeitet, Cover Cream Nr. 01

PUDER:
lose, hautfarbene Textur, Loose Powder Nr. 02

ROUGE:
leichtpigmentiertes Braunrot, Shading Colour Nr. 31

BRAUE:
klassische Form

LIPPEN:
strenge Kontur, warme intensive Farbe, Lipliner Nr. 62 und Lipstick Nr. 35

AUGEN:
flächig aufgetragener Bronzeton, korrigierend, Eye-Pencil Nr. 02, Shading Colour Nr. 18 und Nr. 07, Softliner Nr. 02

Make up TIP Bei Augen mit Überlid wird der Lidschatten am Unterlidrand breit und flächig verarbeitet. So bleiben die Proportionen günstig.

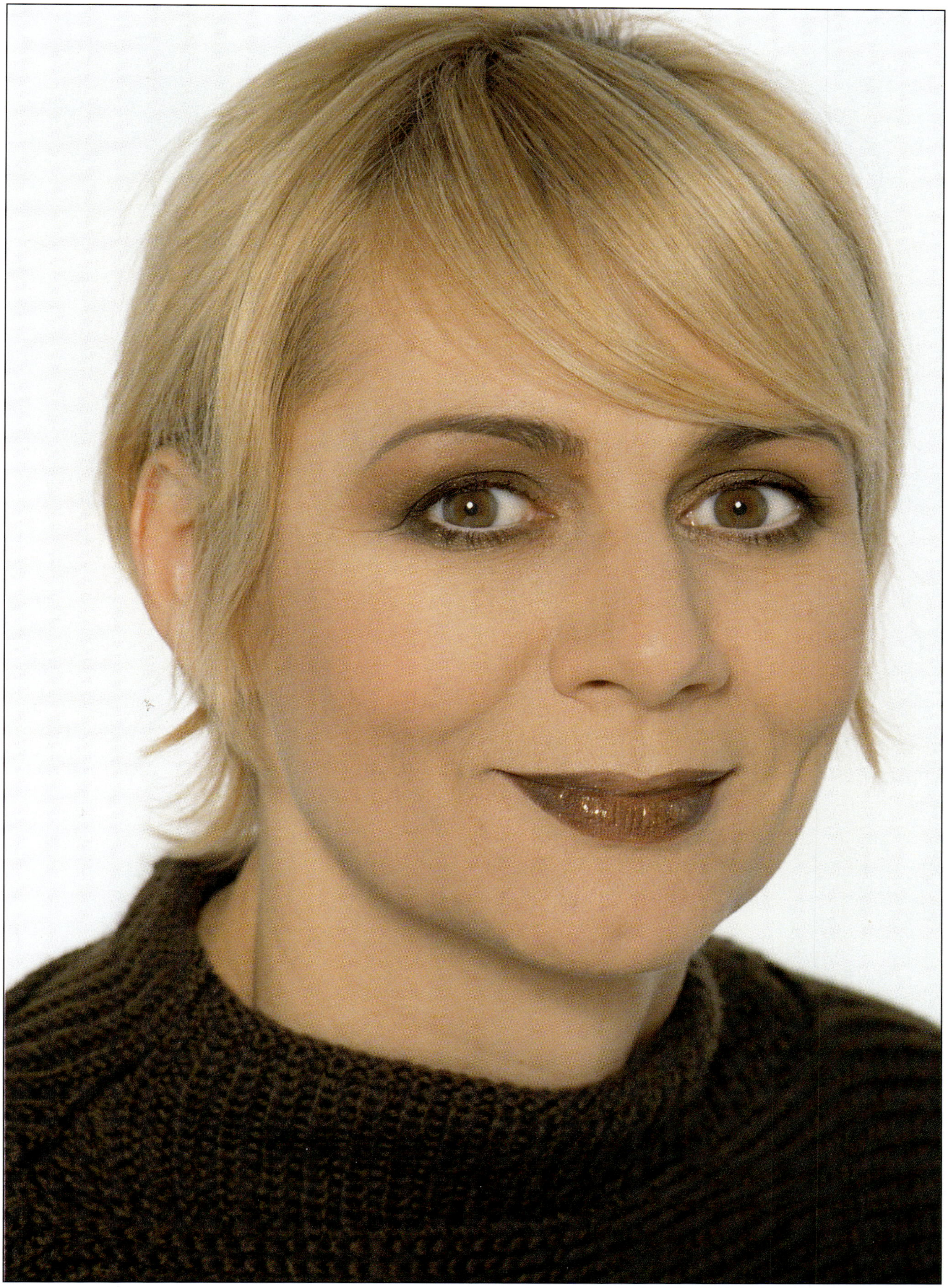

MAJA

Majas großflächiges, ovales Gesicht ist einfach zu schminken. Maja ist eine sehr aktive Geschäftsfrau und braucht daher einen eindrucksvollen Business-Look, mit dem sie immer und bei jeder Gelegenheit perfekt aussieht. In solchen Fällen ist es am einfachsten, die Lippen stark zu betonen.

Die Grundierung mit klarem Beige wird dem mit Schwämmchen aufgetragen. Um den tiefliegenden Augen Licht zu geben, wird mit der Cover Cream der Innenwinkel an den Augen aufgehellt. Den Aufheller läßt man von da an bis zur Wangenpartie flächig verlaufen. Abgepudert wird mit losem Puder. Ein weiches Rouge belebt die eher blasse Haut. Die Lippen werden mit dem Lipliner in Karminrot konturiert. Ein leuchtendes, sattes Rot auf den Lippen ist der Blickfang in Majas Gesicht. Dieser Mund signalisiert Stärke und unterstreicht ihre aktive Ausstrahlung. Beide Produkte sind übrigens stark pigmentiert und haften dadurch auch den ganzen Tag.

Die tiefliegenden Augen werden an der Ober- und Unterkante mit Kajalstift umrahmt und diese Kontur anschließend mit dem Pinsel weichgewischt. Fixiert wird das Ganze mit einem matt-weißen Lidschatten. Ein neutrales, samtiges Grau verläuft vom Augenwinkel zum Innenlid. Dieses Make-up paßt zu jedem Outfit und zu allen Kleidungsfarben. Egal, ob tagsüber eine geschäftliche Besprechung auf dem Plan steht oder ob sie zu einem festlichen Anlaß eingeladen ist, dieser Look begleitet Maja rund um die Uhr.

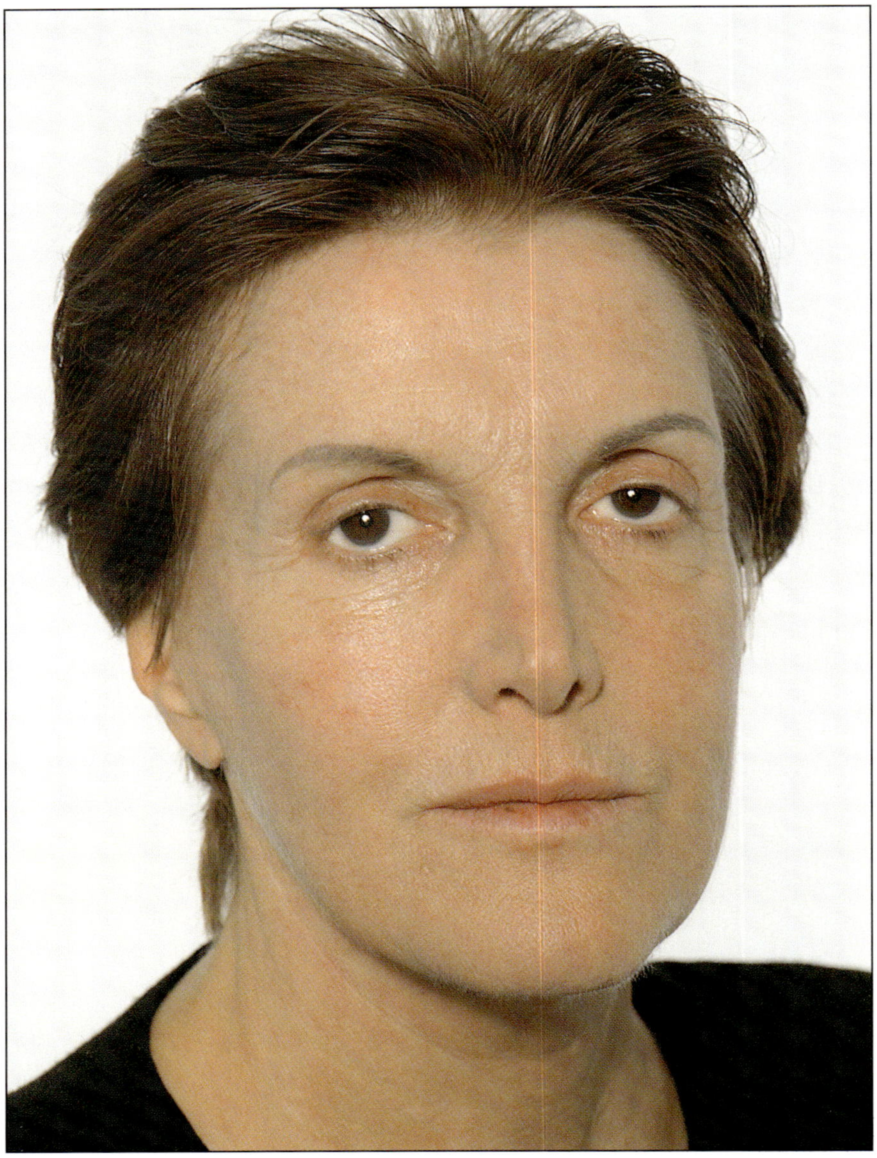

GESICHTSFORM:
oval, leicht kantig

TEINTFARBE:
helles, klares Beige

FOUNDATION:
kompaktes Make-up mit Pudergehalt, Compact Skin Nr. 01

AUFHELLER:
cremiger, elfenbeinfarbener Aufheller um die Innenwinkel der Augen, Cover Cream Nr. 01

PUDER:
loser Puder, transparent, Loose Powder Nr. 01

ROUGE:
heller, frischer Fruchtton, Shading Colour Nr. 31

BRAUE:
nur bürsten, da bereits mit Permanent-Make-up geformt

LIPPEN:
kräftige Kontur plus Farbe, Ton in Ton, Lipliner Nr. 59 und Lipstick Nr. 48

AUGEN:
erst konturieren, dann pudrig weich ausarbeiten, Eye-Pencil Nr. 03, Shading Colour Nr. 09 und Nr. 24

Make up TIP Maja würde auch mit weicheren, hellen Lippenfarben sehr gut wirken. Allerdings sollte man dann die Augen stärker betonen.

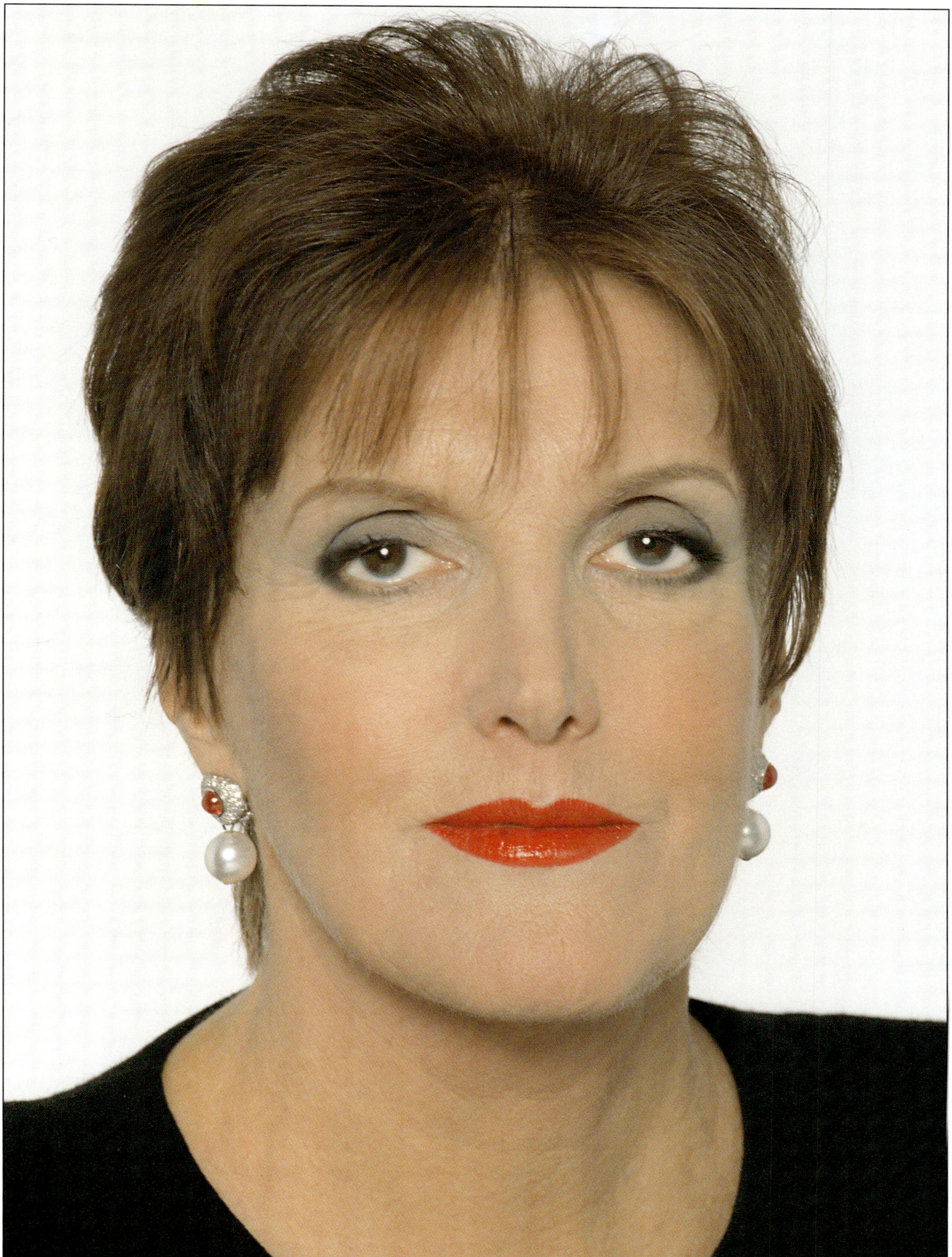

STEFANIE

Stefanies flächiges Gesicht hat alles, was man sich wünscht: gute Knochenstruktur, schöne Formen, große Augen, viel Platz etc. Darum hat das Make-up auch einen gewissen klassischen Background: Teintgrundierung mit aufgepattertem Puder-Make-up, das in mehreren Lagen übereinander gelegt wurde: Der Aufheller ist hier nur im Grübchen unter der Unterlippe plaziert! Am Auge wurde sehr sparsam nur am Innenwinkel aufgehellt!

Dieser sehr modische Pastellook ergibt sich bei ihr durch ganz flächiges Arbeiten mit Rouge, klassisch auf den Wangenknochen und an den Ecken der Stirn verteilt:

Interessant sind die Augen, die mit nahezu gleichstarken Farben zunächst von Lid her nach oben und am Innenansatz der Braue nach unten abschattiert wurden. Der Wimpernkranz wird üppig getuscht, so daß die Augen strahlen. Der Mund hat eine aschbraune Kontur, die allerdings mit einem pastellfarbenen Lipstick nahezu abgedeckt ist!
Für weiche und sauber wirkende Make-ups ist das Arbeiten mit Puder oder Puderfoundation absolut unerläßlich! Hier bei Stefanie bildet die Pudergrundierung die Basis für den zarten Farbeindruck.

GESICHTSFORM:
Mischform zwischen viereckig und rund

TEINTFARBE:
sandiges Gold, aber hell

FOUNDATION:
getupftes Puder-Kompakt-Make-up mit Compact Powder Nr. 02 und Nr. 03

AUFHELLER:
punktuell eingesetzter Cream-Concealer, Cover Cream Nr. 01

PUDER:
keinen

ROUGE:
gemischter hautfarbener Rotton, Nr. 33

BRAUE:
Oberkante nachgezogen mit Verlauf in die Breite mit Eyebrow-Pencil Nr. 20

LIPPEN:
hell und dunkel – moderne Kontraste mit Lipliner Nr. 53 und Lipstick Nr. 45

AUGEN:
keine Formveränderung, aber ganz weiche Flächen mit Shading Colour Nr. 11 und Nr. 20

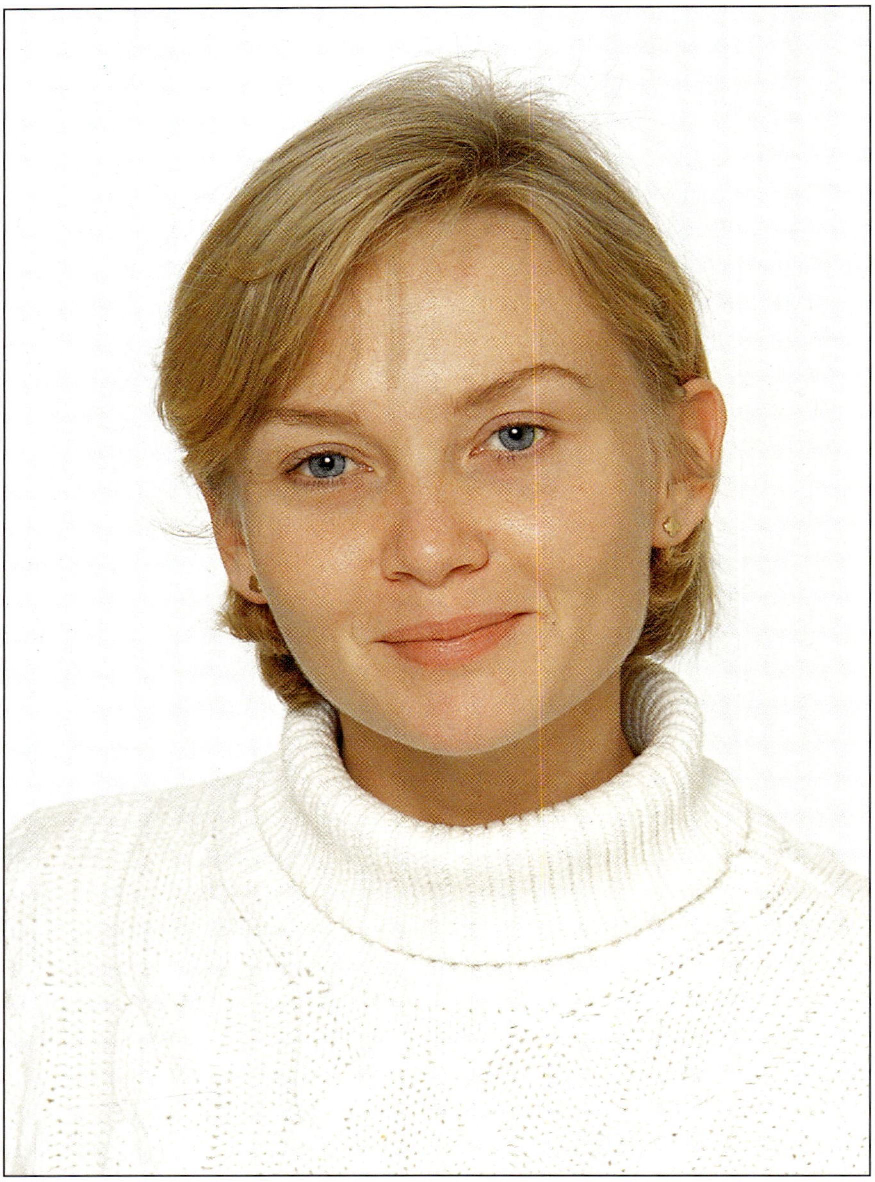

Make up TIP Mit sehr viel kräftigeren Farben, wie z.B. rotem Lippenstift kann Stefanie den Eindruck ihres Make-ups steuern. Sie würde so mal klassisch, mal jung, mal extrem modisch aussehen können.

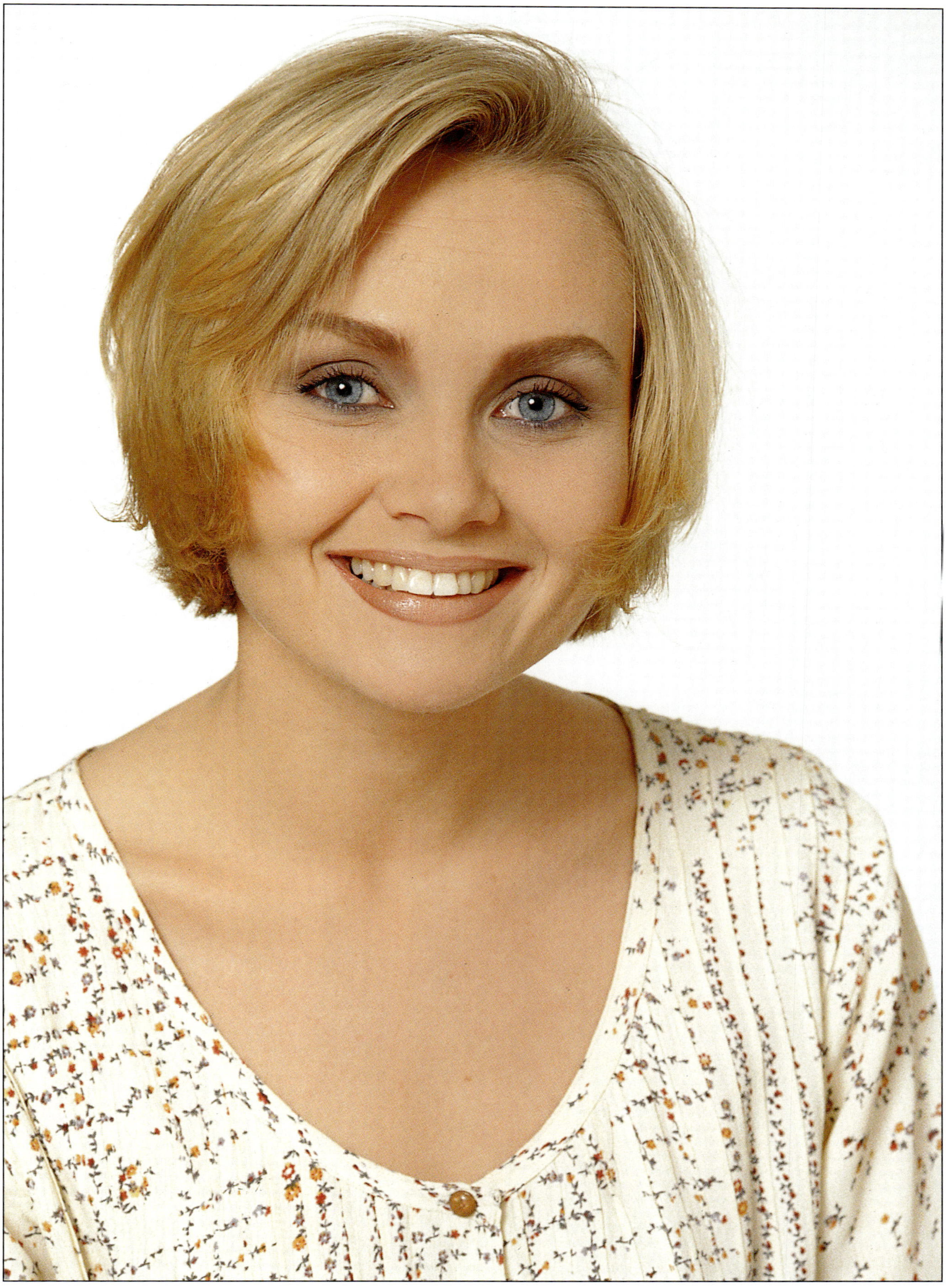

BARBARA

Barbaras Gesicht ist der Prototyp für eine eckige Gesichtsforrm. Sie hat eine sehr runde Unterlippe, sehr große offene Augen und eine wunderschöne Haut. Bei einem so ebenmäßigen Hautbild sind der Kreativität in keine Grenzen gesetzt. In diesem Fall wurden chromatische Glanzfarben verwendet, die momentan sehr modern sind.

Zunächst wird der klassische Hautton in einem sanftem Goldbeige mit Liquid Skin erstellt. Die gesamte Augenpartie sowie die Kerbe unter der Unterlippe werden flächig mit Cover Cream aufgehellt. Die glänzenden, cremigen »Accessoires« machen dieses Make-up trendy. Damit der Look natürlich bleibt, sollte man damit vorsichtig arbeiten. Der Profi-Trick: Der Glanz wird vor dem Abpudern aufgetragen. Ein pinkfarbenes Cremerouge wird flächig mit dem Finger in die Foundation eingepattert. Dasselbe Rouge gibt man als flächigen Farbton auf das Lid (bis fast unter die Braue). Vom Innenwinkel bis über die Pupille trägt man nun einen glänzenden, opalisierenden Puder ganzflächig ohne eigene Kontur auf. Der äußere Winkel des Auges wird, wie die Augenkontur, mit einen lachsbraunen Farbton unterstrichen.

Der Mund bleibt ohne Kontur und wird mit dem Gloss Brillant Multicolor von Guerlain abgetönt. Die Wimpern zum Schluß mit Schwarzbraun tuschen. Die Augenbrauen bleiben natürlich und werden deshalb nur gebürstet.

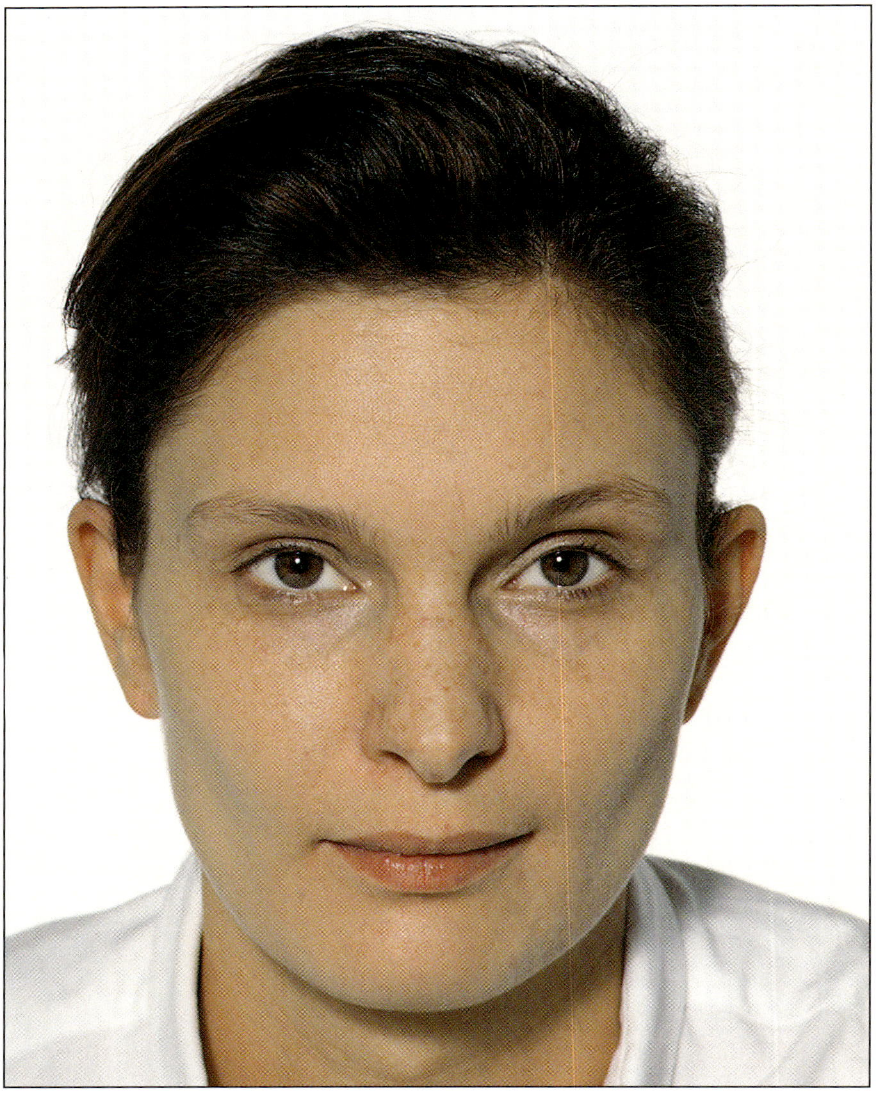

GESICHTSFORM:
deutlich eckig

TEINTFARBE:
blasses Beige mit leichten Sommersprossen

FOUNDATION:
flüssiges Make-up, nicht ganz deckend, wirkt natürlich und sportlich, Liquid Skin Nr. 02

AUFHELLER:
elfenbeinfarbener Creme-Aufheller, Cover Cream Nr. 01

PUDER:
transparent, Loose Powder Nr. 01

ROUGE:
cremig und flächig eingearbeitet, Cream Rouge »Pink« von Guerlain

BRAUE:
nur bürsten, keine Farbe

LIPPEN:
ohne Kontur, aber viel modischer Gloss, Brillant à Lèvres Multicolor von Guerlain

AUGEN:
stark glänzende Farben, sehr flächig ineinander verlaufend. Pink, Highlight-Puder und Lachsbraun »Pain Brulée Nr. 04« von Guerlain.

Make up TIP Das Entscheidende bei diesem unkomplizierten Trend-Look ist der Verzicht auf Konturen. Stattdessen werden sämtliche Farbelemente wie Lidschatten, Rouge, Highlight etc. sehr flächig ineinander gearbeitet. Dieser Look wirkt natürlich besonders toll, wenn ein Gesicht so schöne Proportionen hat wie das von Barbara.

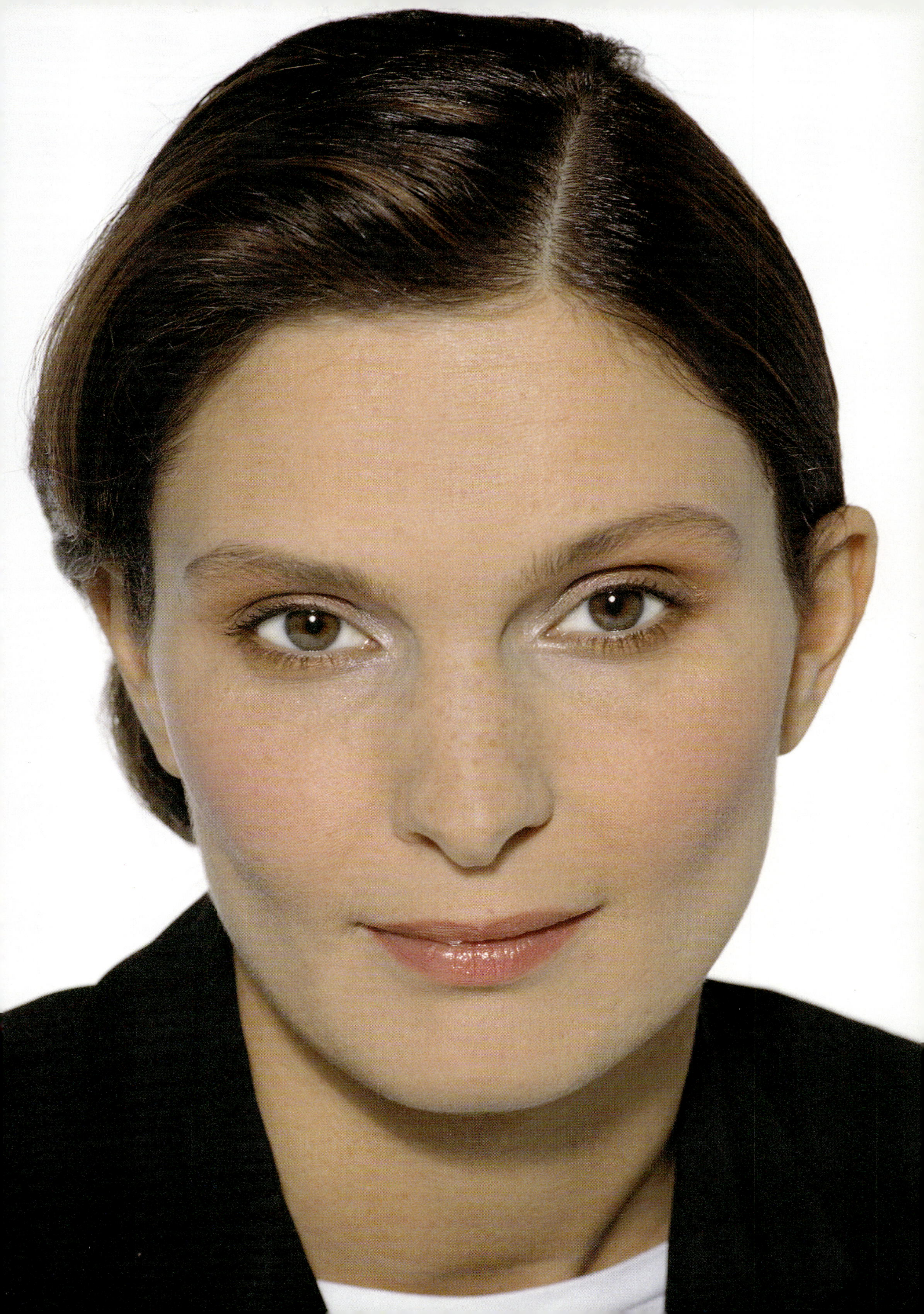

PETRA

Petras rundes, gleichmäßiges Gesicht bietet eine ganze Reihe von Gestaltungsmöglichkeiten. Die oberste Devise – egal ob für ein einfaches Tages- oder ein aufwendiges Abend-make-up – lautet jedoch: Runde Gesichter brauchen Kontur. Alles, was dem Gesicht Kanten gibt, sollte betont werden.

Nach einer deckenden Grundierung werden mit einem Aufheller »Highlights« gesetzt, damit das Gesicht Höhen und Tiefen erhält. Nach dem Abpudern mit Transparentpuder habe ich die Seitenpartien und den Wangenknochen zusätzlich mit einem zwei Nuancen dunkleren Hauttonpuder abgetönt. Dieser kleine Farbtrick schafft bereits viel Struktur.

Die Brauen sind deutlich kantig nachgezogen. Linien werden auch im Auge geschaffen. Grüner Kajal wird im unteren Innenlid plaziert und zwischen den Unterwimpern mit einem

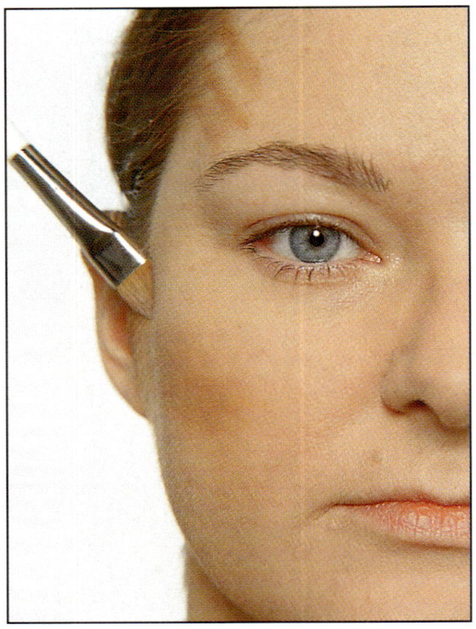

Pinsel aufgelöst. Auch am oberen Lidrand gibt es einen Kajalstrich, der die Hälfte des Auges, ab der Pupille nach außen, betont. Der Außenwinkel der Augen ist die intensivste Stelle. Ein matter Petrolton wird von der Braue zum Auge hin abschattiert, und zwar vom Brauenansatz zum Innenwinkel sowie vom letzten Drittel

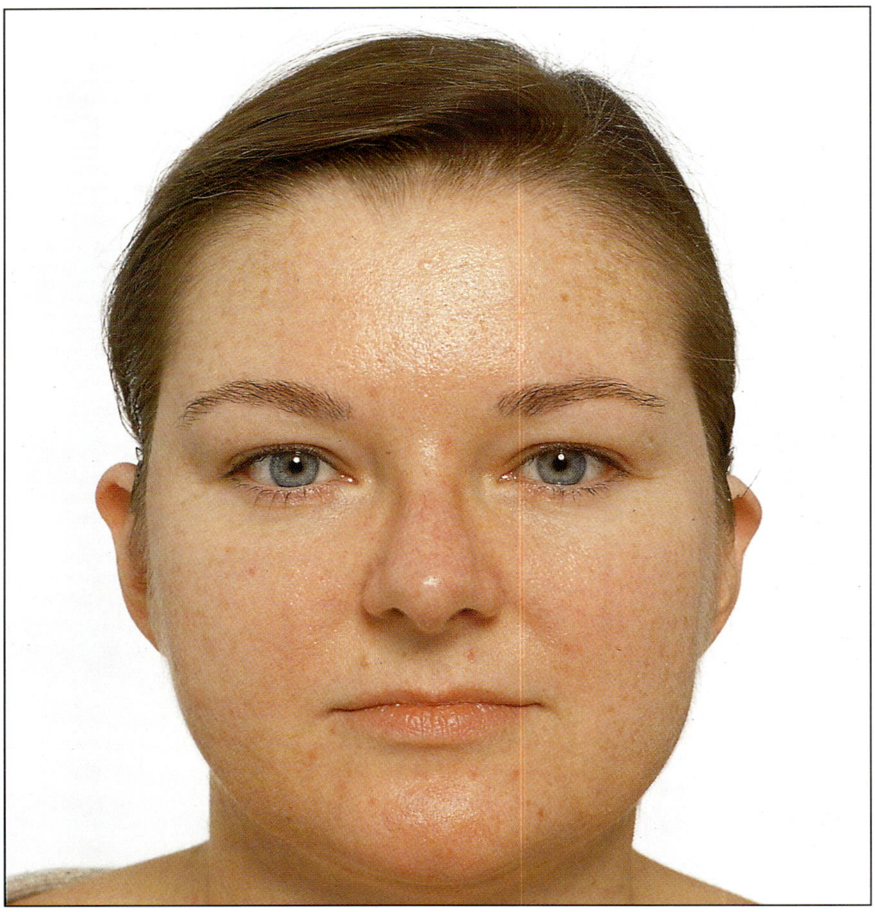

der Braue zum Außenwinkel. Der Bereich dazwischen bleibt hell und bekommt außer ein wenig Transparentpuder keine weitere Farbe. Es werden nur die Oberwimpern getuscht.

Die Lippen sind, um die schmale Oberlippe auszugleichen, ganz konturiert. Für die notwendige Fülle sorgt ein farbiger Gloss, der dem Mund zusätzlich Glanz gibt.

GESICHTSFORM:
runder Prototyp

TEINTFARBE:
blaß-beige mit Rötungen

FOUNDATION:
klassisches Kompakt-Make-up, mit einem Schwamm aufgepattert, Compact Skin Nr. 01

AUFHELLER:
wird streckend im Zentrum des Gesichts plaziert, Cover Cream Nr. 01

PUDER:
Loose Powder, im Zentrum transparent, Nr. 01, an den Konturen im Hautton, Nr. 03

ROUGE:
unbedingt matte Farben, seitlich am Wangenknochen plaziert, hier Shading Colour Nr. 31

BRAUE:
deutliche Oberkante schminken mit Eyebrow-Pencil Nr. 22

LIPPEN:
Konturenstift Nr. 60 und Lipstick Nr. 03 sind Ton-in-Ton

AUGEN:
mehr mit Kanten als mit Flächen arbeiten, Eye-Pencil Nr. 05, Shading Colour Nr. 12 und Nr. 29

Make up TIP Auf keinen Fall sollten hier die Rundungen betont werden! Also kein Rouge auf den Wangenknochen, auch die Lidfalte darf keinesfalls in ihrer vollständigen Rundung nachgezeichnet werden.

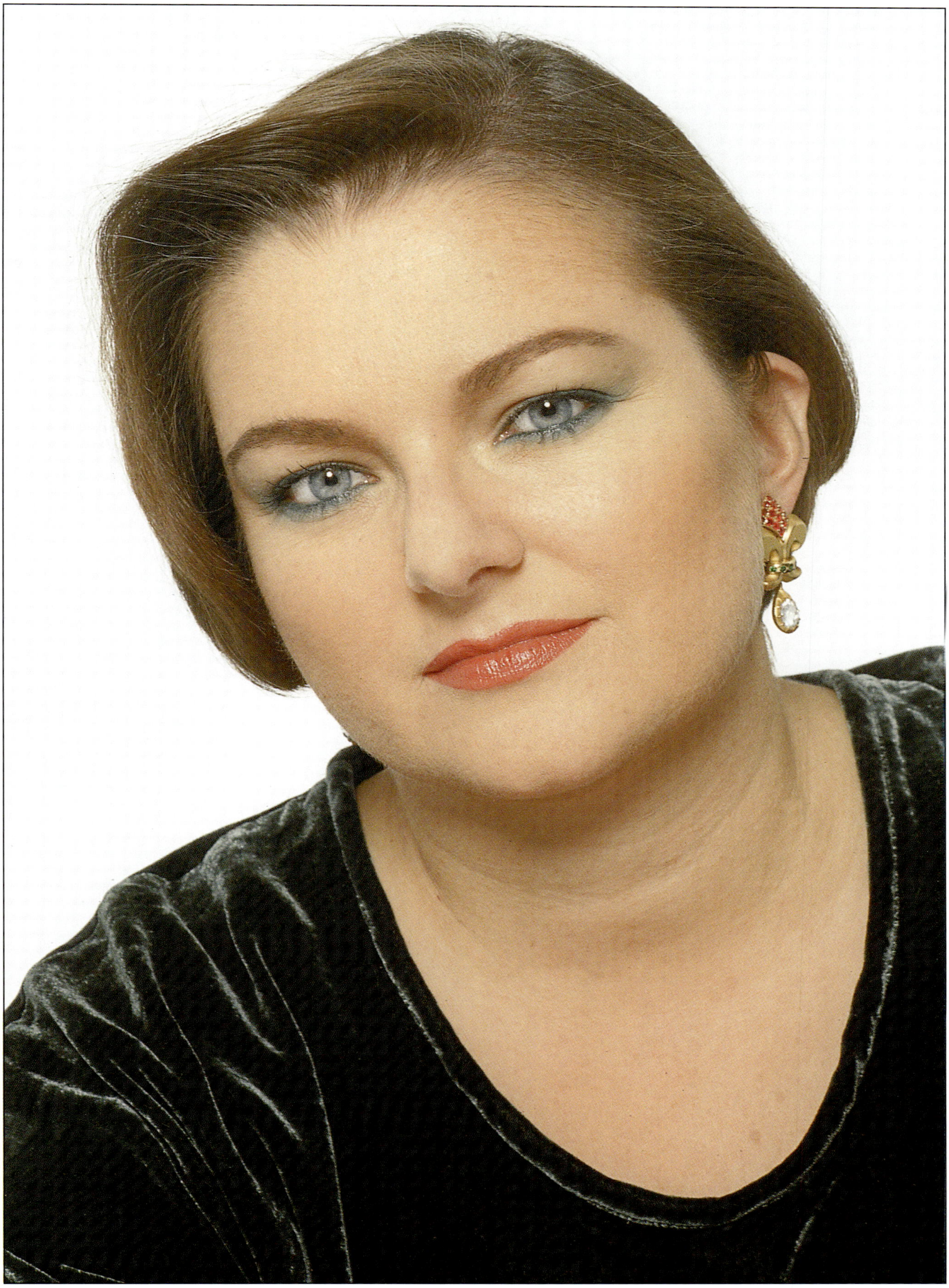

CHARLOTTE

Charlottes klassisch-ovales Gesicht weist sehr viel Struktur auf. Dazu kommt ein unruhiges Hautrelief sowie sichtbare Linien und Konturen. Die Lösung: Einige Elemente werden nur weich betont, andere dagegen dürfen stärker definiert werden. Bei dieser Variante werden die Augen und der Mund ins Blickfeld gerückt, die Wangen, die Brauen und der Hautton bleiben dagegen mit sanften Farben dezent im Hintergrund.

Der erste Schritt: Die gesamte Augenpartie wird mit Cover Cream gut aufgehellt. Der Aufheller wird dabei sehr flächig bis zur Nase und um die Mundwinkel herum plaziert. Auch auf den Nasenrücken wird etwas Aufheller gegeben, denn dadurch wirkt die Nase viel feiner. Da das Hautrelief sehr großporig ist, wird ausschließlich mit Puder grundiert. Der Compact Powder in Beige schluckt Rötungen, vermindert optisch Linien und Fältchen und läßt das Gesicht weicher erscheinen.

Charlottes Augen sind nicht ganz symmetrisch. Um das auszugleichen, wird der Brauenbogen etwas angehoben. Das erreicht man am besten durch leichtes Zupfen an der Unterkante und durch das Nachzeichnen der Braue an der Oberkante mit dem Eyebrow-Pencil. Mit warmen Farben wirkt ein Make-up grundsätzlich weicher. Deshalb sind hier die Augen abschattiert. Den gleichen Eyeshadow trägt man auch in der Lidfalte und von dort elliptisch nach oben verlaufend auf. Der Colour Shadow in Elfenbein wirkt als Weichzeichner am Lidinnenwinkel. Die oberen Lidränder werden mit Liquid Eyeliner in Mauve verstärkt. Die oberen Wimpern zum Schluß mit Schwarz tuschen. Dazu paßt ein kupferroter Mund mit klarer Kontur, geschminkt mit dem Lipliner in Braunrot und einem kupferfarbenem Lipstick.

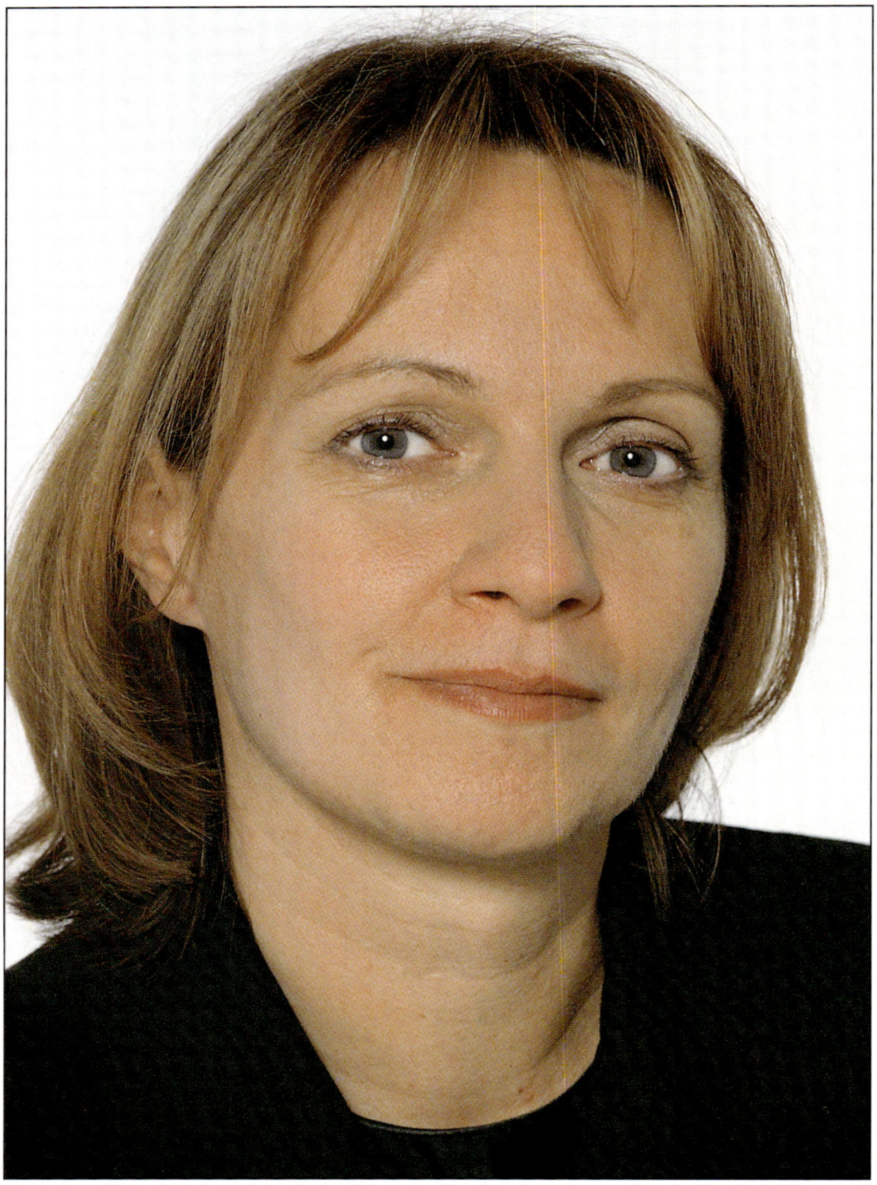

GESICHTSFORM:
oval mit zuviel Struktur

TEINTFARBE:
beige bis blaß mit Rötungen und zu großporiger Haut

FOUNDATION:
hautfarbener Puder, nicht transparent, Compact Powder Nr. 02

AUFHELLER:
auf Grauton abgestimmtes Beige, Cover Cream Nr. 01

PUDER:
siehe Foundation

ROUGE:
warme, weiche Farbe

BRAUE:
durch Zupfen und Nachziehen der Oberkante guter Hebeeffekt, mit Eyebrow-Pencil Nr. 22

LIPPEN:
eine starke Kontur und eine intensive Farbe klären das Hautbild, Lipliner Nr. 53 und Lipstick Nr. 32

AUGEN:
eine starke Kontur betont die Form und lenkt von der Asymmetrie ab, Shading Colour Nr. 34 und 29, Liquid Liner »Mauve« von Guerlain

Make up TIP Kräftige Konturen und klare Farbtöne lassen das Hauptbild ebenmäßig erscheinen.

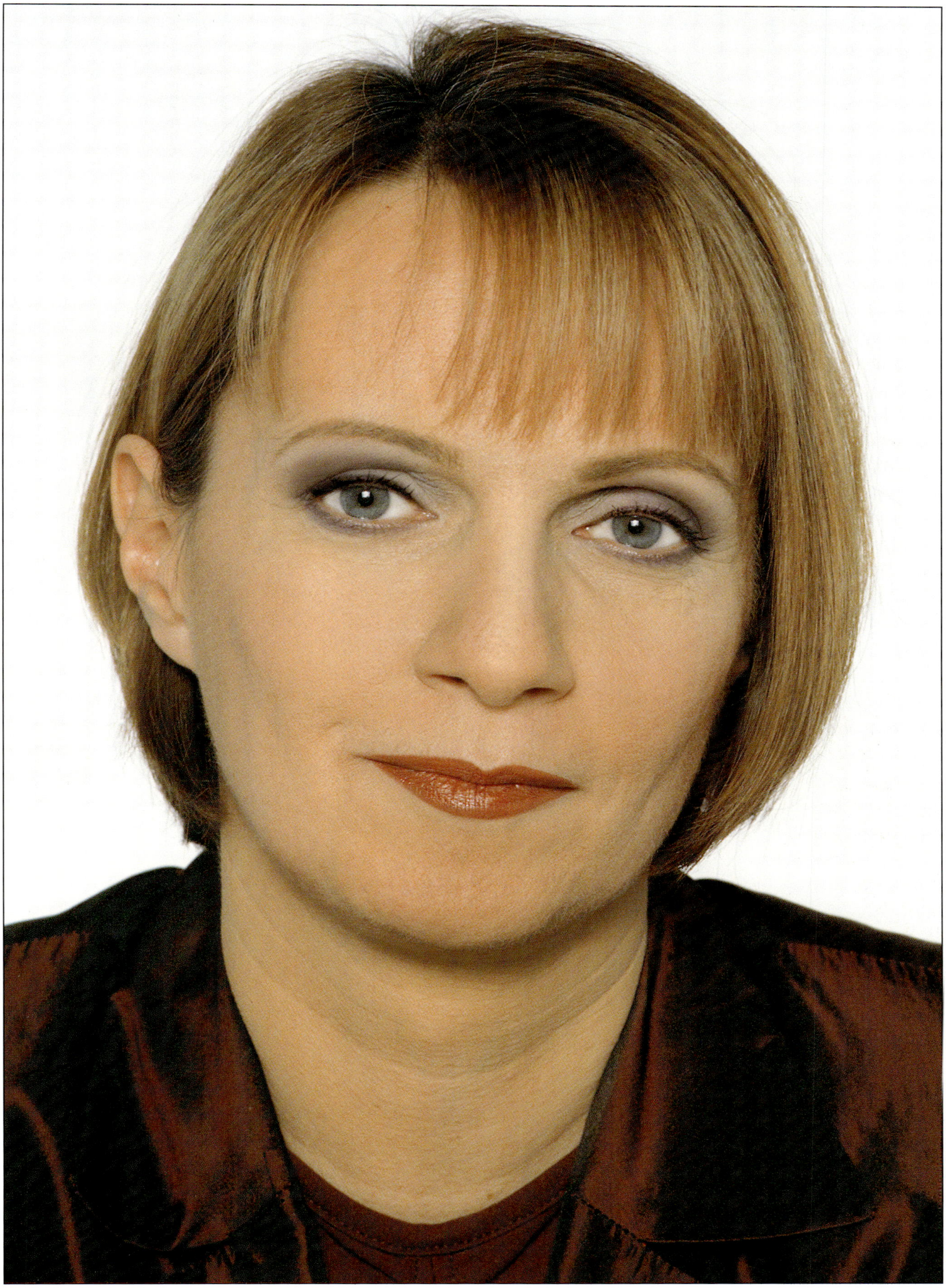

IRIS

Iris ist ein »Wintertyp«, der deutliche, klare Farben verlangt.

Die Unruhe ihrer Haut muß durch Make-up ausgeglichen werden. Ein Aufheller um den inneren Augenwinkel ist unerläßlich, um dem Gesicht Klarheit zu geben. Er verläuft an der Nasenseitenwand flächig in den Hautton über. Mit Transparentpuder wird die Foundation fixiert. Das Rouge legt seitlich den Wangenknochen ein. Es wurde von außen nach innen aufgetragen, so daß der Kopf gut modelliert wird.

Für Iris' Look ist der Mund besonders wichtig. Ich habe ihn geometrisch konturiert, denn eine gewisse Strenge paßt gut zu ihrem Gesicht. Um den Lippen die notwendige Dominanz zu verleihen, wurde der Mund mit einem kräftigen, matten Rot ausgemalt.

Weil der Mund sehr intensiv geschminkt ist, wird das Augen-Make-up dezenter. Um die leichten Überlider zu kaschieren, wurde der Hautüberschuß mit einem Kajalstift grau abgedunkelt und dann mit einem Pinsel flächig nach oben verlaufend aufgelöst. Darüber wurde ein anthrazitschwarzer Lidschatten sehr flächig plaziert, um den gesamten dominanten Knochen optisch zurücktreten zu lassen. Im Auge habe ich weißen Kajal gezogen, das läßt sie frischer und wacher erscheinen. Zur Ergänzung habe ich die Augenbrauen mit einem dunklen Brauenpuder nachgezogen. Bei diesem – sehr französischen – Look ist es günstig, nur die Oberwimpern zu tuschen.

Iris wirkt klar, sehr reduziert geschminkt und trotzdem typisch in der Definition. Zu dieser Erscheinung passen die ins Gesicht frisierten Haare.

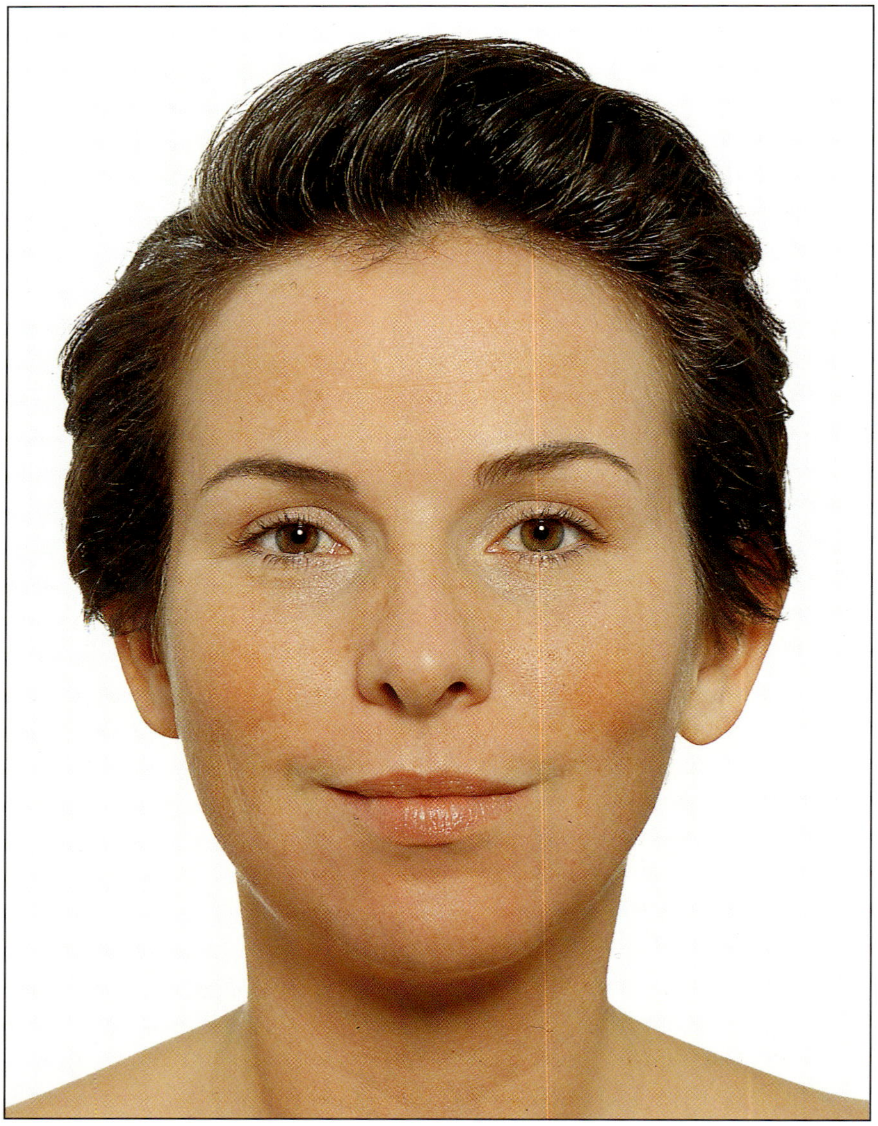

GESICHTSFORM:
oval, mit runder Tendenz

TEINTFARBE:
rötlicher Typ mit beigen Partien

FOUNDATION:
ausgleichendes, nicht deckendes, flüssiges Make-up, Liquid Skin Nr. 01, mit Schwamm aufgetragen

AUFHELLER:
wird als ausgleichende Abdeckcreme unter den Augen eingesetzt, Cover Cream Nr. 01

PUDER:
transparent, lose, klassisch verarbeitet, Loose Powder Nr. 01

ROUGE:
matter, gut pigmentierter Farbton, Shading Colour Nr. 28, seitlich an den Wangenknochen

BRAUE:
mit dunklem Brauenpuder, Nr. 32, wird eine strenge Definition erreicht

LIPPEN:
alle klaren Rottöne mit passendem Konturenstift sind möglich; hier: Lipliner Nr. 59 und Lipstick Nr. 48

AUGEN:
schwarzer und weißer Lidschatten, Nr. 06 und Nr. 24, erzeugen in Kombination den modellierenden Farbverlauf

Make up TIP Klare Farbkontraste wie weiß-schwarz-rot schlucken die Unruhe und stellen dieses Gesicht sehr klar und eindeutig dar.

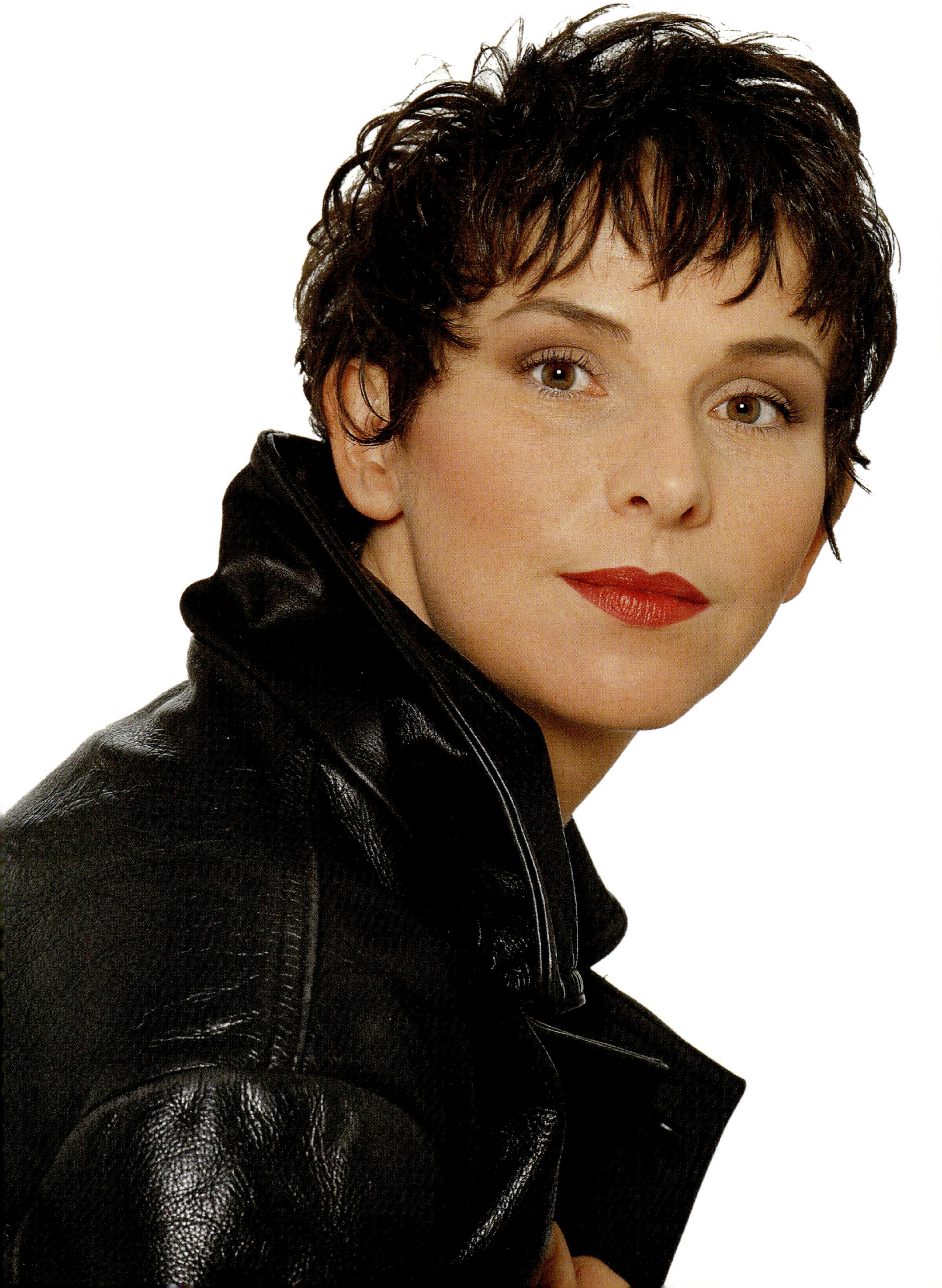

MAJDA

Majdas schönes, volles Gesicht hat eine runde Tendenz. Ihr südländischer, dunkler Teint wirkt dem aber etwas entgegegen und wird daher betont. Dafür wird mit einer olivefarbenen Foundation grundiert. Dieses Produkt deckt die vorhandenen Überpigmentierungen optimal ab. Anschließend arbeitet man den Aufheller sehr flächig unter den Augen ein. Er darf bis zu den Nasenflügeln hin auslaufen. Nach dem Abpudern mit losem Puder, passend zum Hautton, wird das Rouge plaziert. Die glänzende Farbnuance wird seitlich auf der unteren Wangenpartie aufgetragen. Der leichte Schimmer unterstützt die Modulation der Wangenpartie sehr gut.

Auch der Mund ist sehr plastisch geschminkt: Eine fast farblose Kontur wird mit dem blonden Eyebrow-Pencil gezogen. Man schattiert damit gleichzeitig die Mundwinkel ab. Ein perfektes Lippenfinish: Der Lipstick hellt die Mitte auf und kreiert einen frischen, leichten Look.

Die Augen sind hier das wichtigste Element: Zunächst wird mit Eye-Contour-Pencil in Dunkelbraun die Kontur am unteren Augenrand und oben entlang der Lidfalte (Banane) gezogen. Wichtig: Am unteren Augenrand wird die Kontur flach und gerade halten. Diese Konturen müssen unbedingt mit dem Pinsel aufgelöst werden. Danach Abpudern, um diese Vorarbeit zu fixieren. Anschließend wird Colour Shadow in Schokobraun mit dem Applikator aufgetragen. Bei großen Flächen wie in diesem Fall sollte man immer auf sanfte Übergänge zur Haut achten. Dazu wird mit dem Applikator die ganze Fläche nach oben und außen verlaufend abschattiert. Zum Schluß die Brauen vom Puder befreien, bürsten, und die Wimpern gut mit Schwarz tuschen. Fertig ist ein sehr aufregender, erotischer Look.

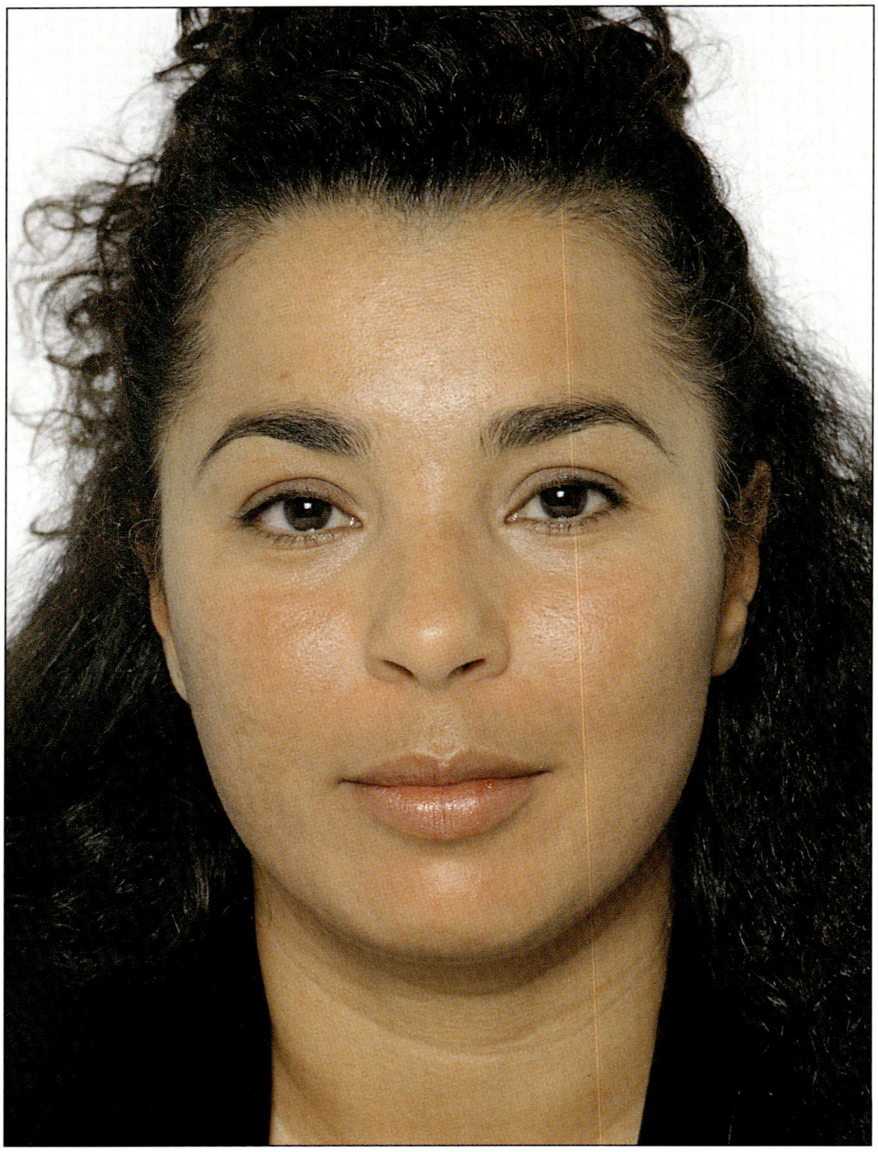

GESICHTSFORM:
eckige Kontur mit runden Formen

TEINTFARBE:
südländisch-goldenes Oliv mit Pigmentverschiebungen

FOUNDATION:
Kompaktes, deutlich gelbliches Oliv-Beige, Compact-Skin Nr. 03

AUFHELLER:
flächig unter dem Auge plaziert, Cover Cream Nr. 02

PUDER:
gelblich, auf den Hautton abgestimmt, Loose Powder Nr. 03

ROUGE:
warmes Braunrot, hier aus modischen Gründen glänzend, Shading Colour Nr. 16

BRAUE:
klassische, stark definierte Form, Eyebrow-Pencil Nr. 21 und Nr. 40

LIPPEN:
dunkle Kontur mit Eyebrow-Pencil Nr. 21 und mit hellem, glänzendem Lipstick Nr. 40

AUGEN:
sehr dunkel und flächig ausgearbeitet, mit dunkel eingelegter Lidfalte (Banane), Eye-Pencil Nr. 02 und Shading Colour Nr. 35

Make up TIP Bei dunkleren Teintfarben wie hier kann man mit starkpigmentierten Farben arbeiten!

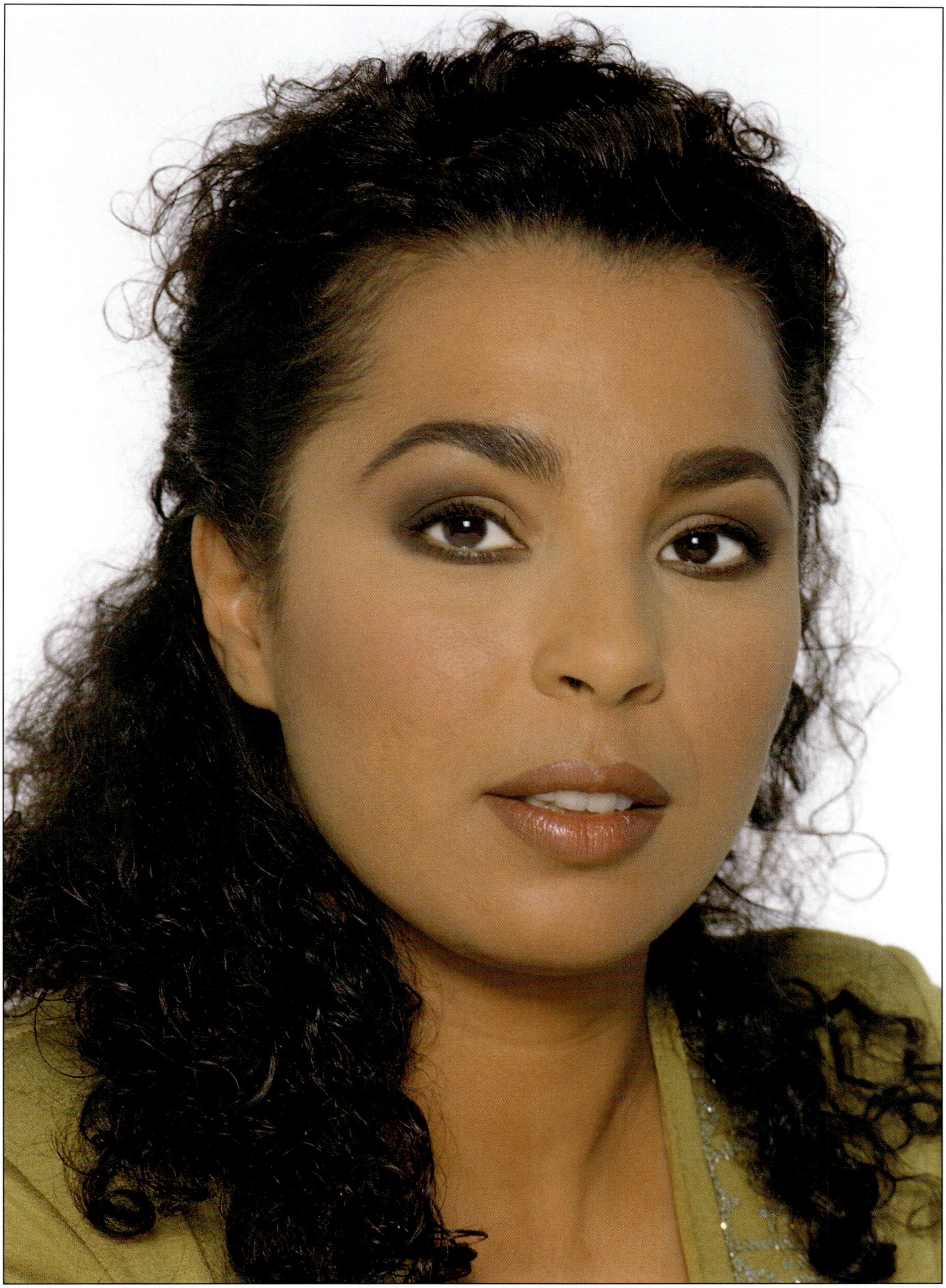

URSULA

Ursula ist ein interessanter Typ und unterstreicht dies mit einem ungewöhnlichen Haarschnitt. Da ihr Gesicht sehr deutliche Konturen aufweist, sollte sie das Make-up keinesfalls strenger machen, sondern eher weich zeichnen. Die tief liegenden Augen und der sehr schöne volle Mund bilden reizvolle Gegensätze.

Um Ursulas Gesicht gerecht zu werden, wird zunächst die Grundierung aufgetragen. Anschließend hellt man den gesamten Innenwinkel um das Auge sehr flächig auf. Je tiefer die Augen liegen, umso flächiger verläuft diese Aufhellung auch nach unten bis an die Nasenseitenwand. Der Mund wird ohne Kontur nur mit farbigem Lipgloss behandelt. Ton in Ton dazu sitzt ein helles leuchtendes Rouge klassisch auf dem gesamten Wangenknochen. Interessant sind die Augen: Der sichtbare Teil der Lider bleibt total hell, und das Überlid wird ebenso vollkommen mit einer dunkleren Nuance abschattiert. Auch unter dem Auge verläuft dieser dunklere Lidschatten, was dem Auge Größe gibt.

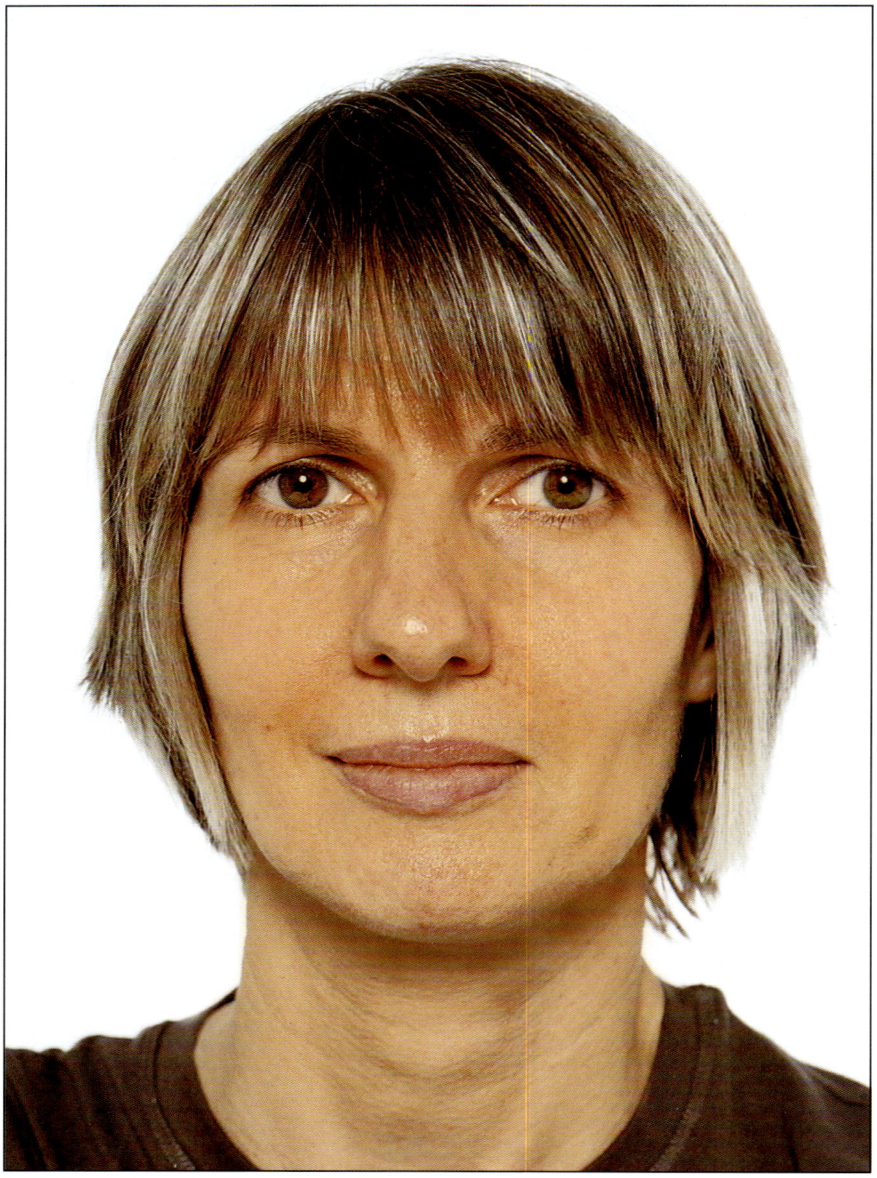

GESICHTSFORM:
klassisch Oval mit viel Struktur

TEINTFARBE:
beige, mit Unruhe durch Rötungen und leichte Sonnensprossen
FOUNDATION:
New Soft Focus Make-up Nr. 01 zum Weichzeichnen der Haut

AUFHELLER:
Cover Cream Nr. 01 dünn mit dem Pinsel auftragen

PUDER:
transparenter Loose Powder Nr. 01

ROUGE:
leuchtendes Flamingorot, hier Nr. 03 Rouge Modelé flächig aufgetragen

LIPPEN:
Ränder mit Make-up abgedeckt, ausschließend voll die Form ausgemalt mit Lipgloss Nr. 4 rose

AUGEN:
Lider und Innenwinkel mit Weiß Nr. 24 grundiert, dann Außenwinkel und Überlider mit einem leichtem Taupe, Farbe Nr. 40 ganz abschattiert, und zusätzlich die Reste von Rouge daraufgetupft. Nur Oberwimpern tuschen

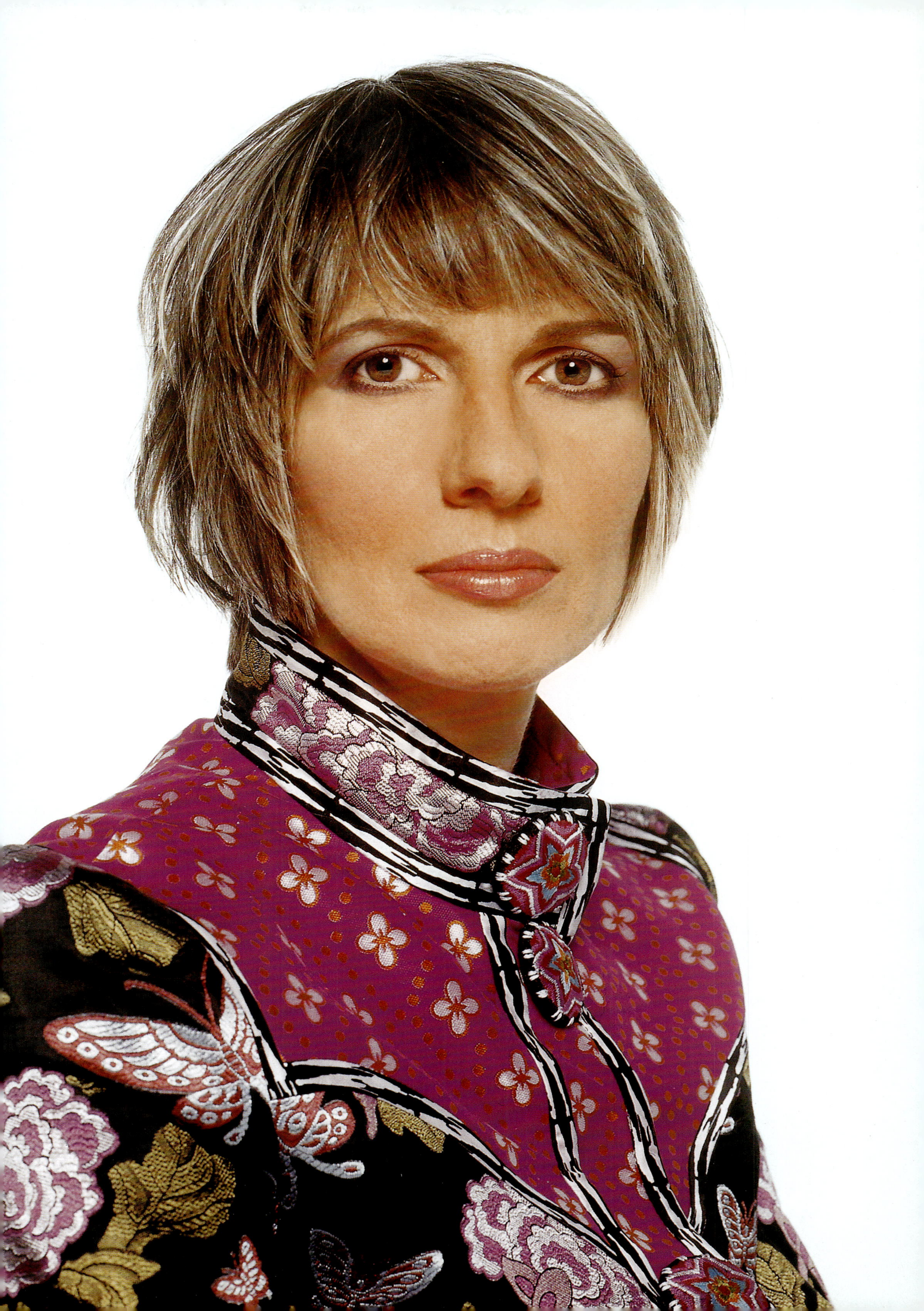

KATRIN

Katrin ist ein sportlich-lässiger Typ, der im Alltag meist ohne Make-up auskommt. Wenn sie jedoch geschminkt ist, hat das eine ungeheure Wirkung.

Die Foundation muß nicht zwingend flüssig sein. Katrin kann auch Kompakt- oder Puder-Make-up verwenden. Wichtig sind große flächige Aufhellungen, die für viel Licht in ihren – ein wenig zu kleinen – Augen sorgen. Weil Katrins Gesichtsform klar viereckig ist, setze ich das Wangenrouge sehr tief an. Mit dem Farbrest im Rougepinsel werden die Ecken an der Stirn abschattiert.

Die Augenbrauen werden mit Brauenpuder gefüllt, aber in ihrer Form nicht korrigiert.

Bei diesem sehr schönen Gesicht wird der Look ganz und gar von Augen und Mund bestimmt: Die Augen sind klein und weisen auf der ganzen Linie Überlider auf. Darum wird zuerst mit einem topazfarbenen Kajalstift die Augenkontur gemalt, der Schwerpunkt liegt dabei am äußeren Winkel des Auges. Mit einem Pinsel wird die Farbe außen unter dem Auge verwischt, so daß aus der Kontur eine Fläche wird. Diese Fläche fixiere ich mit einem goldbraunen Lidschattenpuder. Die Übergänge des Puders zur Haut sind deutlich sichtbar. Ein Verwischen des Lidschattens zum Überlid würde bei Katrin altmodisch wirken und dem Augen-Make-up die individuelle Note nehmen. Die Wimpern wurden nur am Oberlid getuscht.

Der Mund ist ebenfalls sehr groß und modern gemalt. Ich habe ihn an seiner äußeren weißen Kontur mit einem hellbraunen Konturenstift nachgezogen. Der nachfolgende peachfarbene Lippenstift ist eine Nuance heller. Das macht volle Lippen und die sind – zumindest im Moment – sehr gefragt.

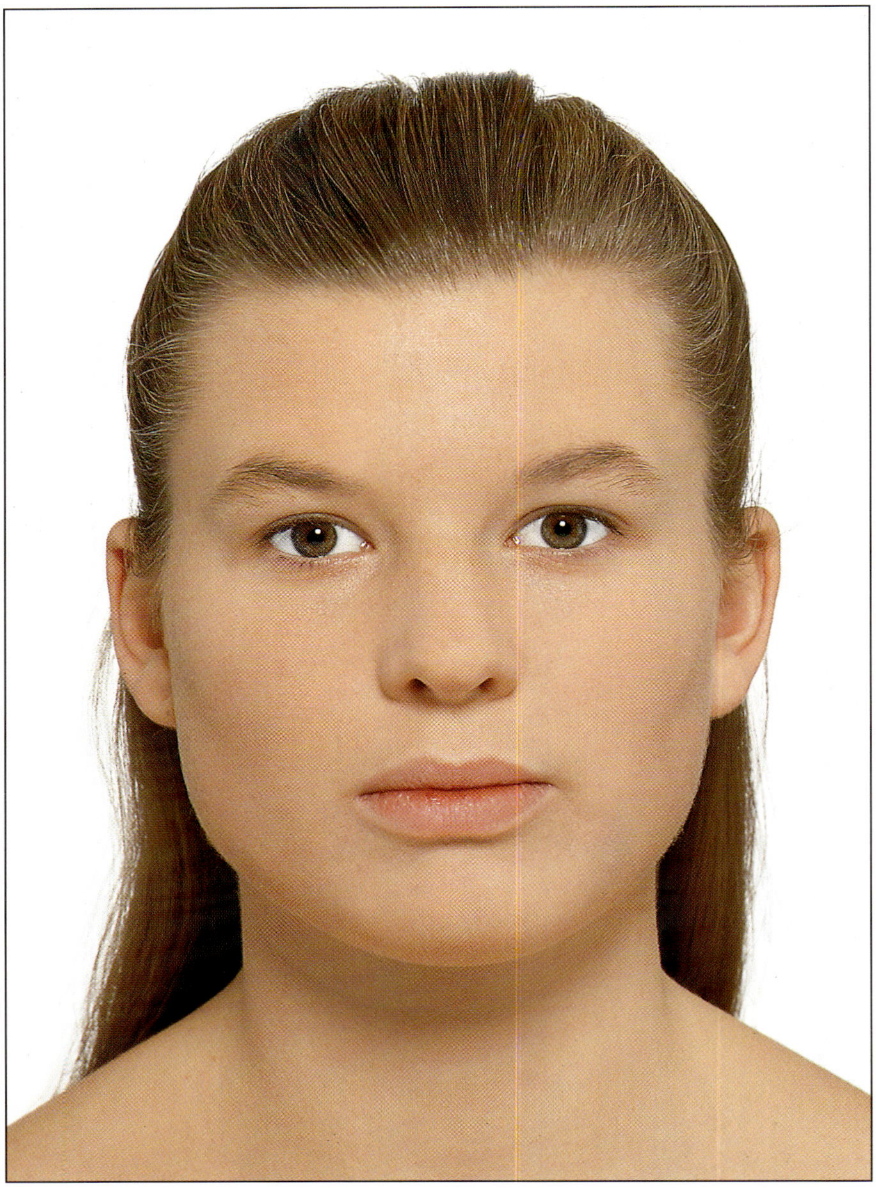

GESICHTSFORM:
viereckiger Prototyp

TEINTFARBE:
sehr hell, mit partienweiser Rötung

FOUNDATION:
blasses, honigfarbenes Make-up, Liquid Skin Nr. 01

AUFHELLER:
flächig unter dem Auge, Cover Cream Nr. 01

PUDER:
Transparentpuder, lose Form, Loose Powder Nr. 01

ROUGE:
matter Ton, seitlich am Wangenknochen, Shading Colour Nr. 31

BRAUE:
ohne Formveränderung mit Puder Nr. 20 nachgezogen

LIPPEN:
große, gute Form durch braunen Konturenstift deutlich machen, Lipliner Nr. 61 und Lipstick Nr. 30

AUGEN:
dunkle Umrandung sorgt für Intensität im Blick, Eye-Pencil Nr. 11 YSL und Shading Colour Nr. 18

Make up TIP Auf ein aufwendiges Augen-Make-up wird hier verzichtet. Statt dessen werden die Proportionen des Gesichts deutlich gemacht.

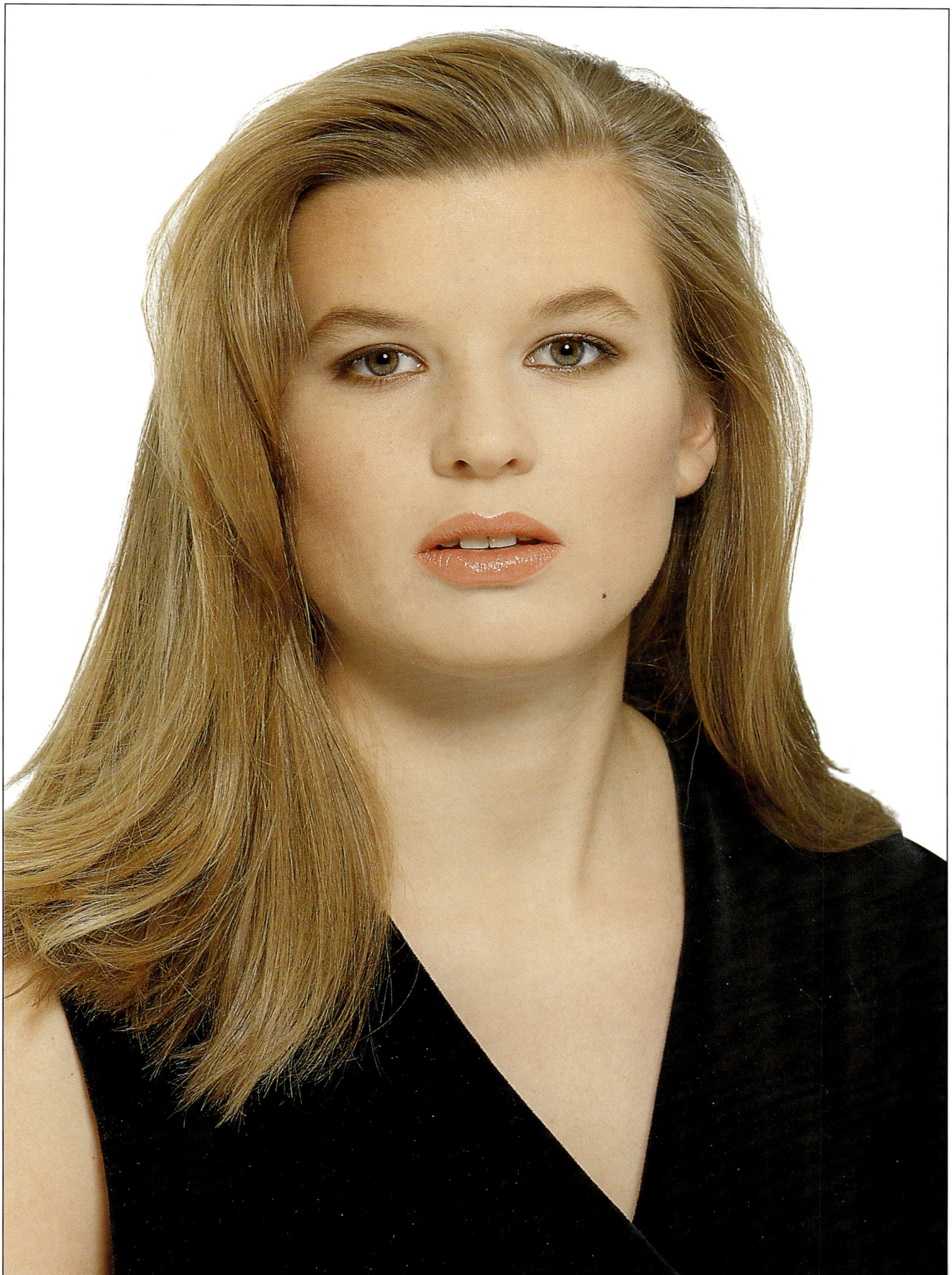

MARION

Marion ist eine hübsche Person mit sehr ausgeprägter Struktur. Sie ist sportlich, wirkt dadurch ein wenig massiv – man muss daher mit dem Make-up total reduzieren oder in die Vollen gehen! Gemäß ihrer sportiven Optik ist die Haut sehr aktiv und bräunt schnell. Marion ist niemals wirklich blass und sie weiß, dass sie mit wenig Aufwand schnell sehr gut aussehen kann.

Hier bietet sich eine dünne Liquid-Foundation an, die aber auch gegen eine Sport-Creme ausgetauscht werden könnte. Flächige Aufhellungen ebnen das Gesicht ein und bewirken, dass ein nachfolgendes Rouge erst perfekt zur Geltung kommt! Das Rouge sitzt hier – von außen nach innen aufgetragen – relativ tief angesetzt seitlich an Wangenknochen.

Der kräftige Mund in braun klärt den Hautton und macht ihn »sauber«. Die Augen sind hier rassig mit viel dunklem Kajal definiert und mit mattem Lidschatten in Schokobraun deutlich gemacht. So wirkt Marion weiblich und sinnlich zugleich!

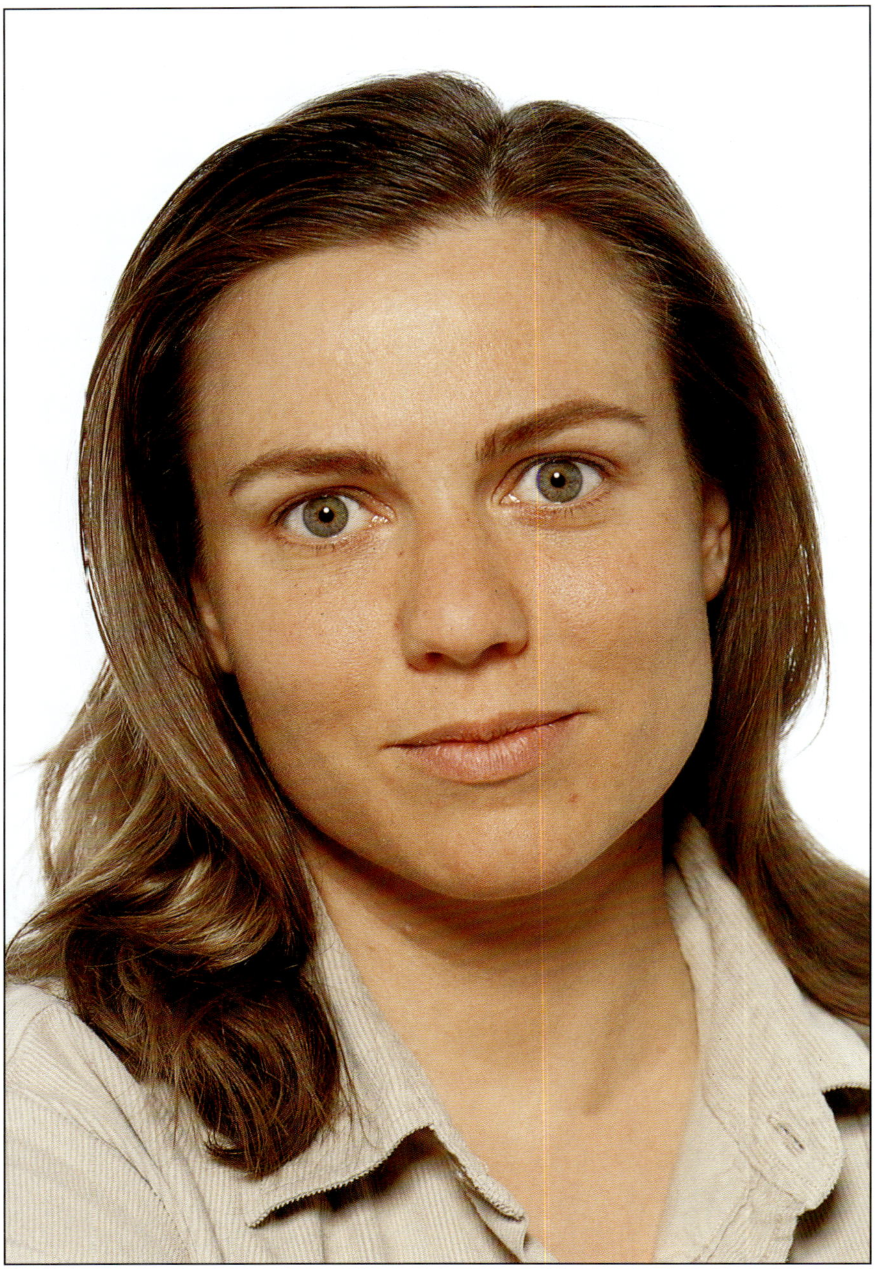

GESICHTSFORM:
eckig, mit Tendenz zur Fülle

TEINTFARBE:
intensiver Gelbton wurde hier mit Liquid Skin Nr. 03 behandelt

AUFHELLER:
Cover Cream Nr. 02, sollte nicht heller sein

PUDER:
Loose Powder Nr. 03, muss Ton in Ton mit der Foundation bleiben

ROUGE:
mattes Rouge, Rouge Modelé Nr. 01, damit sich der Wangenknochen gut formt

BRAUEN:
nur bürsten und die Form mit Eyebrow-Pencil Nr. 20 unterstützen

LIPPEN:
Kontur Nr. 62 und Cristall Kiss Lipstick Nr. 31. Der Glanz kommt durch ein wenig Lipgloss naturell 01 in der Mitte der Unterlippe

AUGEN:
erst dunkelbraunen Kajal 02 im Auge platzieren, zwischen den Unterwimpern mit Pinsel leicht auflösen. Oberlid mit Shaolin Colour Nr. 18 gleichmäßig abdecken und am Außenwinkel leicht nach außen ziehen. Oberwimpern sind schwarz getuscht

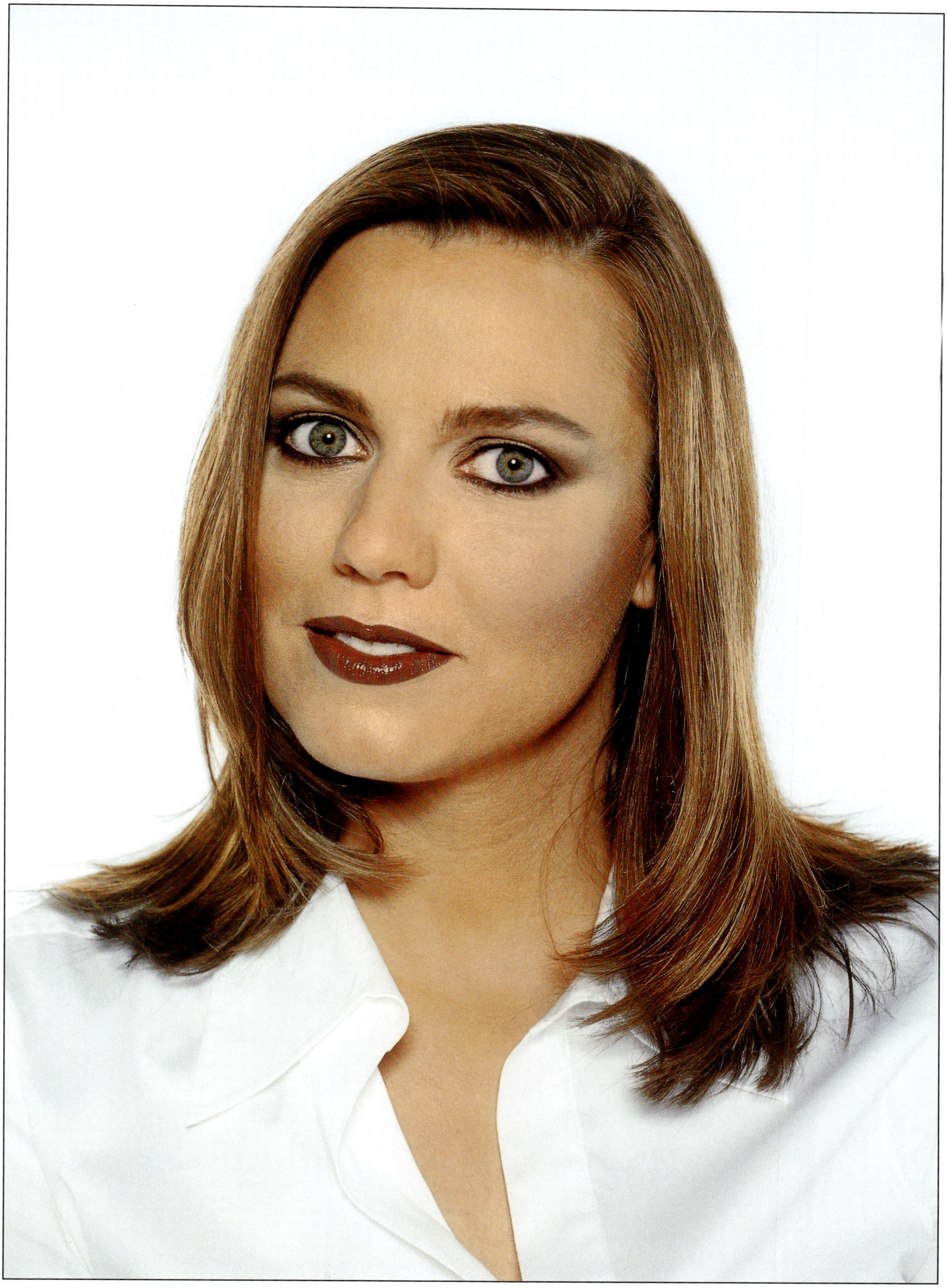

ROSWITHA

Roswitha hat ein schönes Gesicht mit sehr guten Formen. Diese sollte man durch das Make-up sichtbar machen. Sie braucht daher ein definiertes Make-up, das durch seine eindeutigen Farben lebt. Dadurch wird auch das Hautbild ruhiger erscheinen.

Frauen mit dieser Hautfarbe glauben oft nicht, dass sie mit eher kräftigen Tönen im Gesicht gut wirken. Selbstverständlich würde sie auch mit leichteren, »natürlichen« Farben gut wirken, aber spektakulär wird der Look nur durch kräftige Töne.

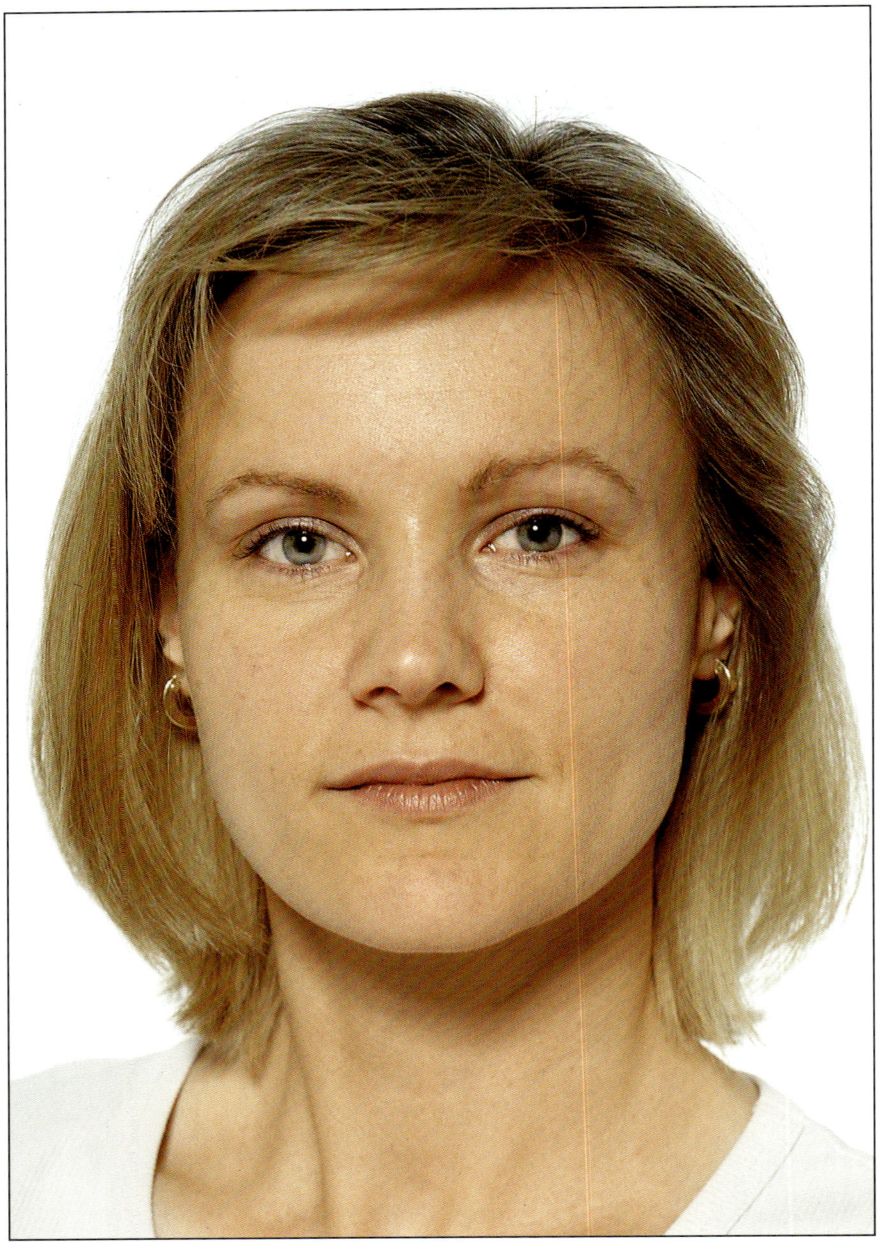

GESICHTSFORM:
große flächige, eckige Form mit viel Struktur

TEINTFARBE:
blasses Beige mit feinen Linien

FOUNDATION:
New Soft Focus Make-up Nr. 01 zum Weichzeichnen und gleichzeitigem Mattieren der Haut

AUFHELLER:
abgestimmt auf die helle Haut, Cover Cream Nr. 01 mit Augencreme gemischt

PUDER:
ebenso hell, Loose Powder Nr. 01, dünn aufgetragen

BRAUE:
nach leichtem Auszupfen der Unterkante die Haare im Bogen mit BLOND, Stift Nr. 20 nachgestrichelt

LIPPEN:
Konturenstift Rosenholzfarben Nr. 63 und die Form ausgemalt mit glänzend rotem Lipstick Nr. 49

AUGEN:
Oberlider mit mattem Blau 08 ganz ausmalen, bis in die Lidfalte hinein und sogar leicht darüber hinausverlaufen lassen. Unter den Augen ist modisches Violett Nr. 25 platziert, was sehr weit nach unten ausläuft. Um den Farben ihre Wirkung zu lassen, den Bereich unter der Braue und am Außenwinkel mit mattem Weiß Nr. 24 ausblenden. Wimperntusche schwarz

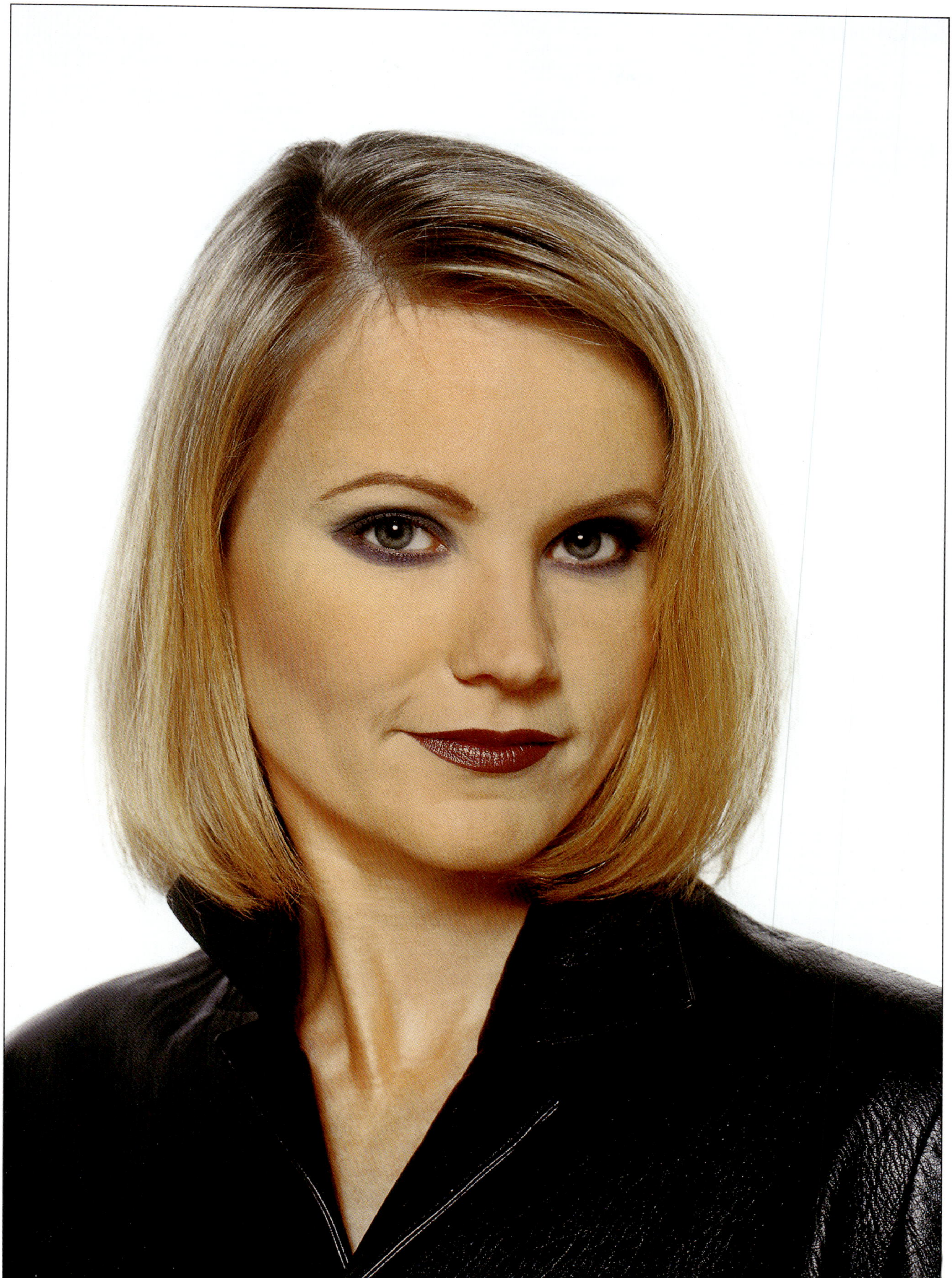

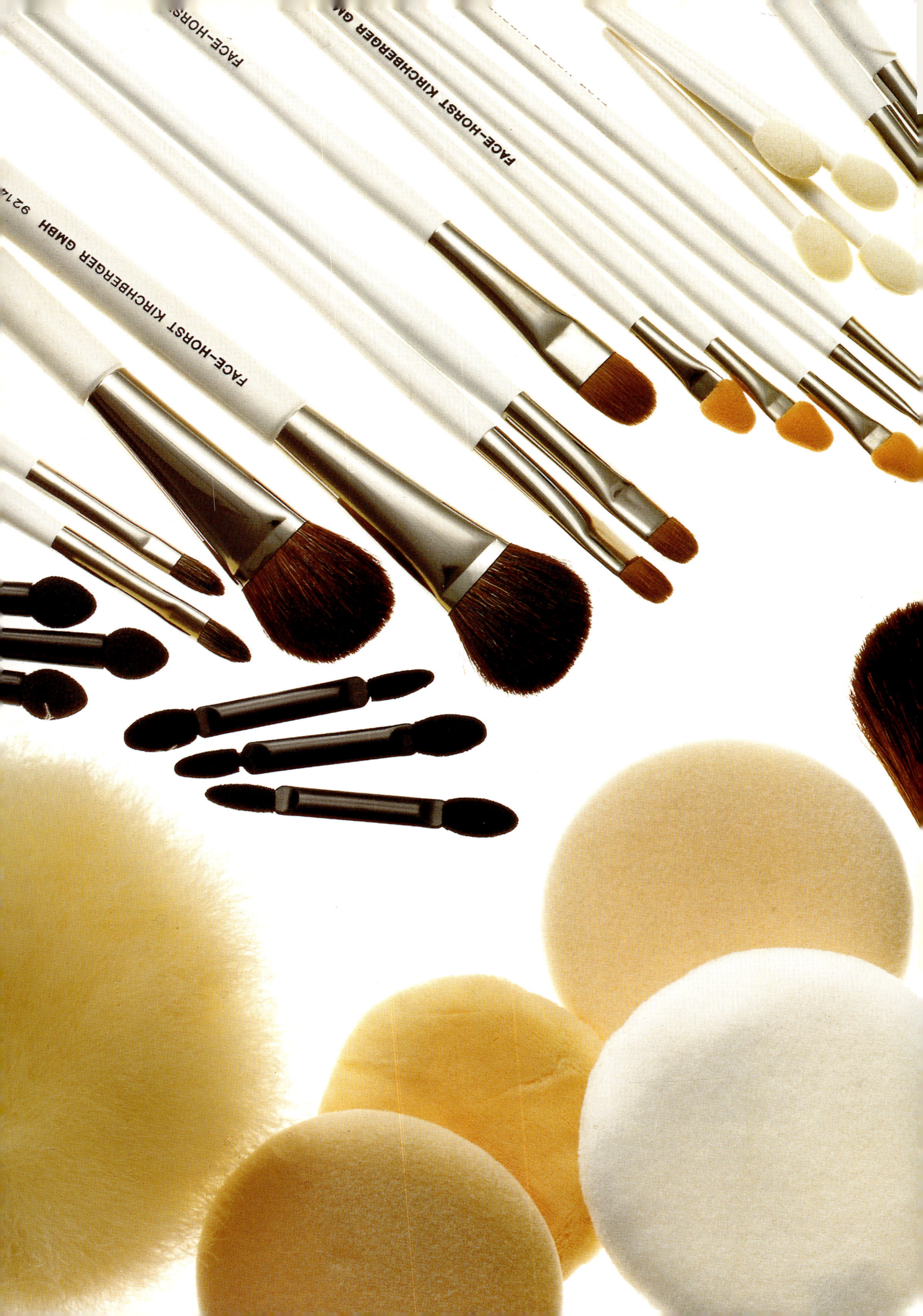
FACE-HORST KIRCHBERGER GMBH